新型冠状病毒肺炎
中医临证护理案例精选

主　编	林美珍	吴巧媚	林静霞		
主　审	彭刚艺	郭洁吾			
副主编	邓秋迎	凌传仁	陈二辉	张小培	刘杨晨　尤久红
	刘　宇	谭俊军			

编　委

胡佩欣	申　倩	赵经营	王慧欣	李　莉	刘竹韵
文　希	张利娟	雷丽芳	何文芳	梁桂兴	于凤跃
张明波	陈名桂	彭苏池	钱学先	何明坤	窦明鑫
曾思涛	谢志佳	黄超明	王军飞	胡常伟	苏达盛
徐少硕	陈维生	汪晓攀	胡燕娇	洪妙君	张　晶
陈海振	邱寅龙	赖中秋	张海怡	胡佳俊	黎德雄
王　新	梁立传	刘昶良	彭顺旺	郑万丰	林敬冬
邬志雄	宋梦西	廖嘉辉	李明铨	刘婉芬	李观康
房海辉	叶　波	吴泰福	张文举	陈汉利	周登威
邓秀红	王怡琨	潘丽丽	肖英超	刘真真	邓丽丽
陈惠超	萧　蕙	邱定荣	章志霞	魏　琳	丁美祝
周春姣	叶日春	黄绮华	林小丽	龚小珍	罗仕妙
胡喜燕	叶　红	朱　晶	关丽娟	刘敏华	张　勋
练柳兰					

人民卫生出版社

图书在版编目（CIP）数据

新型冠状病毒肺炎中医临证护理案例精选/林美珍，吴巧媚，林静霞主编. —北京：人民卫生出版社，2020.6

ISBN 978-7-117-30097-1

Ⅰ. ①新… Ⅱ. ①林… ②吴… ③林… Ⅲ. ①日冕形病毒－病毒病－肺炎－中医学－护理学－病案 Ⅳ. ①R248.1

中国版本图书馆 CIP 数据核字（2020）第 100486 号

人卫智网	**www.ipmph.com**	医学教育、学术、考试、健康，购书智慧智能综合服务平台
人卫官网	**www.pmph.com**	人卫官方资讯发布平台

新型冠状病毒肺炎中医临证护理案例精选

主　　编：林美珍　吴巧媚　林静霞
出版发行：人民卫生出版社（中继线 010-59780011）
地　　址：北京市朝阳区潘家园南里 19 号
邮　　编：100021
E - mail：pmph @ pmph.com
购书热线：010-59787592　010-59787584　010-65264830
印　　刷：北京顶佳世纪印刷有限公司
经　　销：新华书店
开　　本：710×1000　1/16　印张：23
字　　数：425 千字
版　　次：2020 年 6 月第 1 版　2020 年 6 月第 1 版第 1 次印刷
标准书号：ISBN 978-7-117-30097-1
定　　价：99.00 元
打击盗版举报电话：010-59787491　E-mail：WQ @ pmph.com
质量问题联系电话：010-59787234　E-mail：zhiliang @ pmph.com

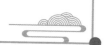

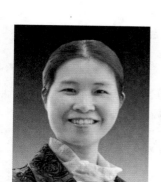

　　林美珍，主任护师，硕士生导师，广州中医药大学兼职教授，现任广东省中医院护理部主任、护理教研室主任。中华中医药学会护理专业委员会副主任委员，世界中医药学会联合会护理专业委员会副会长，广东省护理学会副理事长兼中西医结合护理专业委员会主任委员，广东省护士协会副会长兼中医护士分会会长，广东省中医药学会常务理事兼护理专业委员会副主任委员、标准化专业委员会常务委员，广东省医院协会医院护理管理分会常务委员。"岭南中医护理联盟""粤港澳大湾区中医、中西医结合护理联盟"项目负责人。《中西医结合护理》副主任编委，《护理学报》常务编委，《护理研究》《护理学杂志》编委。曾获"全国优秀护理部主任""广东省十佳优秀护理学科带头人""广东省卫生系统技术革新岗位能手"等称号。

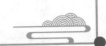
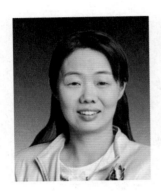

吴巧媚，主任护师，硕士生导师，现任广东省中医院重症医学科科护士长，兼任中医经典科科护士长。广东省中医药学会危重症监护专业委员会主任委员，广东省护理学会危重症监护专业委员会副主任委员，《护理学报》审稿专家。曾获"省港澳杰出护士""广东省好护士""广州市红十字会第八届南丁格尔式优秀护士"等称号。

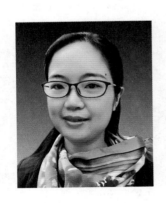

林静霞，护理学硕士，现任广东省中医院肾病大科科护士长。2015 年全国首批中医护理骨干人才，原广东省卫生厅与香港医院管理局联合培养老年及中风专科护士，中国中医药肾脏病防治联盟专家委员会常务委员兼中医特色技术专家委员会秘书长，广东省护士协会肾脏病分会副会长，广东省护理学会肾脏病护理专业委员会常务委员，广东省中西医结合学会肾病中医特色技术应用与推广专业委员会秘书兼常务委员，《护理学报》审稿专家。曾获"广东省中医系统优秀护士"称号。

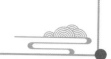

正当人们准备迎接 2020 年的时候，突如其来的一场疫病从武汉出发席卷而来。乍一听到这个消息，我心头一紧：医务人员又一次要首当其冲地直面生死考验了。这不禁让人回想起 2003 年的"非典"，那场没有硝烟的战争。当年，广东省中医院作为广州地区最早遭遇"非典"的医院，在抗击"非典"期间，我院虽有 77 名医务人员染病倒下，但没有一名医务人员退出，更没有拒收过一位患者。而医院急诊科护士长叶欣最后因不幸感染"非典"而离我们远去，但她那句"这里危险，让我来！"仍是当今时代的强音！

令人欣慰的是，十七年后，当新型冠状病毒肺炎从武汉向全国蔓延时，叶欣精神正鼓舞着我们一代代的中医护理人，让我们在生死考验面前无所畏惧、奋勇向前！当祖国需要我们的时候，当中华民族需要我们的时候，当患者需要我们的时候，中医人毫不犹豫，赶赴到抗击新型冠状病毒肺炎的最前线！

犹记得抗击"非典"中，国医大师邓铁涛曾鼓励我说："战胜'非典'，中医是个武器库。"中医药作为祖国医学宝库中的瑰宝，在维护人类健康与疾病作斗争中发挥着不可替代的重要作用。历经十多年，中医药已成为祖国重大公共卫生事件中的"常规军"。大量医疗实践显示，中医药以其内治法与外治法相结合，针药联用，形成组合拳，在不同疾病、疾病发展的不同阶段、不同环节发挥着独特的作用。

在这场抗疫中，中医护理人秉持中西医融合观念，在积极运用现代医学技术的同时，充分发挥中医药在救治新型冠状病毒肺炎的特色优势。在国家卫生健康委员会和国家中医药管理局出台的《新型冠状病毒肺炎诊疗方案（试行第五版、第五版修正版、第六版、第七版）》的指导下，从辨证论治到辨证施护，对疑似、确诊患者进行中医个体化治疗和护理，在降低病死率和危重症发生率、提高治愈率、加快患者康复等方面起到了显著的效果。

难能可贵的是，中医人在实践过程中，善于不断总结经验，为让更多后来的中医同道掌握辨证施护的要点，规范中医护理行为，提高中医护理效果，广东省中医院梳理制定了《新型冠状病毒肺炎中医护理方案》，在方案的指导下，一线中医护士以解决或减轻患者的临床症状为切入点,辨证施护,开展多项中医特色护理技术。在面对大量被发热、喘促、咳嗽、腹泻、焦虑、失眠等症状折磨得寝食难安的新型冠状病毒肺炎患者时,用耳穴贴压、刮痧、拔罐、穴位敷贴、穴位按压、功法等技术和方法,快速缓解了患者的不适症状。患者最直接的感受是"热退了,咳嗽减轻了,吃得下饭了,睡得好了",从痛苦的呻吟变成舒心的道谢,从不相信疗效到追着护士做治疗,中医护理人用自己精深的专业和独特的技能,帮助患者脱离了痛苦,加快了患者的康复。他们不仅是不畏生死的一线零距离悉心照护者,更是精益求精秉承"大医精诚"的中医护理人。

特别珍贵的是,第一线直面"疫病"的天使们,在健康和生命安全受到挑战的同时,要完成大量繁重的护理工作,仍然不忘研究和总结,写下了一个一个的医案。这本书的每一个医案,不仅是他们精湛护理技术的真实写照,更是他们大爱情怀的真诚流露。我借此机会对他们表示崇高的敬意及深深的谢意!

吕玉波

2020 年 3 月

前　言

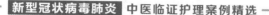

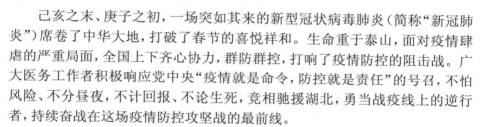

　　己亥之末、庚子之初，一场突如其来的新型冠状病毒肺炎（简称"新冠肺炎"）席卷了中华大地，打破了春节的喜悦祥和。生命重于泰山，面对疫情肆虐的严重局面，全国上下齐心协力，群防群控，打响了疫情防控的阻击战。广大医务工作者积极响应党中央"疫情就是命令，防控就是责任"的号召，不怕风险、不分昼夜，不计回报、不论生死，竞相驰援湖北，勇当战疫线上的逆行者，持续奋战在这场疫情防控攻坚战的最前线。

　　新冠肺炎疫情发生以来，习近平总书记多次强调，"坚持中西医并重""坚持中西医结合""坚持中西药并用"。中央应对新冠肺炎疫情工作领导小组要求，强化中西医结合，促进中医药深度介入诊疗全过程，及时推广有效方药和中成药。中西医结合，成为防控新冠肺炎总体战的主旋律。

　　在第二批国家援助湖北中医医疗队队长、国家中医药管理局应对新冠肺炎疫情防控工作专家组副组长、广东省中医院副院长张忠德教授和武汉雷神山医院感染三科六病区负责人、广东省中医院重症医学科大科主任、国医大师邓铁涛的弟子邹旭教授的带领下，广东省中医院54名护士加入驰援湖北抗疫队伍，打出一套中西医救治"组合拳"，成为中国战疫的亮丽风景和独特优势。

　　中医是一门在实践中发展的学科，在治疗、护理新冠肺炎患者的过程中，中医人都在思考如何发挥中医中药的特色作用，提高患者的治愈率，降低患者的死亡率。要更好地发挥中医药在治疗新冠肺炎过程中的作用，需要经验丰富的医护队伍。因为中医药诊疗的一个突出特点是要使用"组合拳"，辨证施治，这对于医护人员的专业要求极高。常言道，"三分治疗，七分护理"，不过在张忠德教授和邹旭教授看来，在救治新冠肺炎患者中应当"一分治疗，九分护理"。护理人员不仅要完成新冠肺炎患者每日的临床护理工作，还要照料患者的饮食起居。对于新冠肺炎患者来说，护理非常重要，护士不仅要关注患者的病情变化，还应对患者可能出现的腹泻、焦虑、失眠、纳呆等不适症状进行护理。在这些方面，中医的八段锦、耳穴贴压、刮痧、穴位敷贴等特色护理疗法，可以帮助患者进行情志调养，缓解患者的临床症状，对于帮助患者尽快康复至关重要。

广东省中医院在国家卫生健康委员会和国家中医药管理局出台的《新型冠状病毒肺炎诊疗方案（试行第五版、第五版修正版、第六版、第七版）》的指导下，在实践基础上梳理制定《新型冠状病毒肺炎中医护理方案》。我院援鄂抗疫护理团队积极对新冠肺炎患者开展中医特色护理技术的早期干预。抗疫一线的护士们，以解决或减轻患者的临床症状为切入点，结合患者证型进行辨证施护，开展多种中医特色护理技术，事实证明，中医药"组合拳"临床效果突出，中医特色护理技术非常受患者欢迎。这也与广东省中医院靠中医药特色优势的办院方向分不开，医院长期以来重视挖掘和整理中医特色疗法和适宜技术及安全、有效的民间特色疗法，这些都为我们抗击疫情打下了坚实的基础，并以中医人的实际行动，筑起了新冠肺炎患者康复的堡垒。

抗疫一线的护士们融通中西医护理学，充分发挥中医护理特色优势，为新冠肺炎患者制定最佳的护理方案，难能可贵的是，在繁忙的护理工作中，仍不忘研究和总结，收集经典的新冠肺炎临证护理案例。为进一步促进中医护理深度介入新冠肺炎的救治和康复工作，让更多的患者和护理同仁受益，广东省中医院护理团队结合一线护理天使们整理的宝贵案例及中医护理经验体悟，以辨证施护和中医个性化护理为主题，组织编写了这本《新型冠状病毒肺炎中医临证护理案例精选》。

本书力求立足传承与创新，注重中医临证护理思维能力、辨证施护能力与实践能力的培养，内容主要体现中医临床护理基础理论、基本知识和基本技能的运用。本书共四章：第一章为绪论；第二章为新型冠状病毒肺炎中医护理方案，对该病的常见证候要点、常见症状/证候施护、中医特色护理、健康指导和护理难点等方面做了详细的介绍；第三章为新型冠状病毒肺炎中医临证护理案例，以中医护理的整体观念和辨证施护为前提，通过对病案辨证层层揭开疾病的病因病机，重点阐述临证护理的思维方法与中医特色护理技术在具体病证中的应用；第四章为新型冠状病毒肺炎常用中医特色护理技术，内容注重技术性和规范性，具有较强的临床实用性。

本书主要有四大特色：一是图文并茂、生动形象，中医特色护理技术配有图片和流程图，各案例护理评价以图表的形式进行总结点评，使读者一目了然，读之不至乏味、枯燥，且触类旁通，有深化研讨之感。二是突出辨证施护，每个案例从生活起居、用药护理、情志调理、中医特色护理技术等方面重点阐述辨证施护的具体护理措施。三是注重临证护理思维，所有案例均设置了临证护理分析思路，通过案例引入临证护理思维方法，给出相应的护理措施，可培养读者理论联系实际的能动性。四是具体实用、贴近临床，所选案例均来源于临床,可充分调动读者的学习兴趣,加深其对知识的理解和记忆,促使其将书本知识更好地转化为临床实践应用。

本书在编写过程中坚持贴近临床,贴近岗位的原则,其适用面广,可供中医院、中西医结合医院、西医院中医科临床护士和中医护理爱好者查阅使用。本书既可为开展疫病的中医护理工作提供实践指导,也可为管理者设计和开展疫病的中医护理培训工作提供参考。

本书的出版是对新型冠状病毒肺炎中医护理工作的探索与经验总结。在此感谢一线直面疫病的护理天使们提供的宝贵医案,以及后续完善医案书写和常用中医护理技术的各位编委们的辛勤付出。同时,在编写过程中本书参考及引用了各类医学专著、文献以及一些知名学者的经验,在此对原作者及相关专家一并表示崇高的敬意和衷心的感谢。

限于编写时间和编者水平有限,不足之处在所难免,诚望各位专家和护理同仁在使用过程中提出宝贵建议,以便进一步修改和完善。

编写组

2020 年 3 月

目 录

新型冠状病毒肺炎 中医临证护理案例精选

第一章
绪　论

　　2019 年 12 月以来，以湖北省武汉市为暴发点的新型冠状病毒（2019 novel coronavirus, 2019-nCov）肺炎（简称"新冠肺炎"）被列为乙类传染病（甲类管理），随着疫情的蔓延，我国其他地区及境外也相继发现了此类病例。该病潜伏期一般为 3～7 天，最长为 14 天，临床表现为发热、干咳、乏力等；胸部 CT 表现为多发的磨玻璃影，进一步发展为呼吸窘迫综合征、休克、脓毒血症等，甚至死亡。国家《新型冠状病毒肺炎诊疗方案（试行第七版）》指出，2019-nCov 传染性强，潜伏期长，传染源为新型冠状病毒感染的患者，无症状感染者也可能成为传染源，主要经过呼吸道飞沫和接触传播，密闭场所、长时间暴露、高浓度的环境中存在经气溶胶传播的可能，还应注意粪便、尿对环境污染造成气溶胶或接触传播。到目前为止，尚无针对 2019-nCov 的有效药物，中医在轻症患者快速退热、缓解症状，防止轻症向重症转化，降低危重症患者的死亡率，以及恢复期和康复治疗中起到了非常重要的作用。

　　传染病是由各种病原体引起的能在动物与动物、人与动物、人与人之间相互传播的一类疾病。祖国医学将传染病归属为"疠""疫""瘴"等范畴。史家记录"疫"的表现和危害，最早始于《史记》。《史记·六国年表》载秦献公十六年（公元前 369 年）"民大疫"。《史记·南越列传》记录吕后派遣隆虑侯周灶征伐南越，然"会暑湿，士卒大疫，兵不能踰岭"。该列传篇末太史公曰："隆虑离湿疫，佗得以益骄。"这也是"湿疫"之说首次出现在史册中。

　　祖国历代皆有瘟疫的发生与记载。根据中医古籍出版社编辑出版的《中国疫病史鉴》统计，从西汉到清末，中国至少发生过 300 余次的大型瘟疫。李永宸教授研究，岭南地区 1911 年以前共发生瘟疫 991 次，大疫共有 282 次。疫病对社会造成了严重的危害。如魏曹植《说疫气》中所云："家家有强尸之痛，室室有号泣之哀，或阖门而殪，或举族而丧。"

　　在防治瘟疫过程中，中医对瘟疫的认识与诊治经验逐步完善。如《周礼·天官冢宰》载："疾医掌养万民之疾病，四时皆有疠疾。"《礼记·月令》载："孟春行秋令则其民大疫；季春行夏令，则民多疾疫，时雨不降，山林不收；仲夏行秋令，则草木零落，果实早成，民殃于疫；仲冬之月，日在斗……地气且泄，是谓发天地之房，诸蛰则死，民必疾疫，又随以丧。"可见早在秦汉之际，古人即已经认识到四时节气不正，气候变化无常时，容易发生疫病。

出土文献《睡虎地秦墓竹简·法律答问》有云："城旦，鬼薪疠，何论？当迁疠迁所。""疠迁所"是关于对患者进行强制收容较早的记载。《汉书·平帝纪》载："元始二年（公元 2 年）……民疾疫者，空舍邸第，为置医药。"这是我国目前最早可见记载的公立临时时疫医院。亦说明中国早在公元 2 年就对传染病采取了隔离措施。

中医经典医籍《素问·刺法论》提出了"天地迭移，三年化疫"的理论，至今指导着中医对瘟疫的预测。同篇亦记载："黄帝曰：余闻五疫之至，皆相染易，无问大小，病状相似，不施救疗，如何可得不相移易者？岐伯曰：不相染者，正气存内，邪气可干，避其毒气，天牝从来，复得其往，气出于脑，即不邪干。"以黄帝与岐伯对话的形式，讨论了瘟疫"皆相染易，无问大小，病状相似"的证候学特点；避疫的根本原理是"正气存内，邪气可干"；并已科学地认识到"避其毒气，天牝从来，复得其往"，即瘟疫从鼻窍传入体内，预防瘟疫中要守住鼻窍，把疫气阻挡在鼻外。

明末清初医学家吴又可在总结历代中医对瘟疫的诊疗经验基础上，著成瘟疫专书《温疫论》，创立了传染病病因学的"戾气学说"的新概念，提出了治疗传染病的较完整的学术见解。书中论曰："夫瘟疫之为病，非风、非寒、非暑、非湿，乃天地间别有一种异气所感。"阐述瘟疫的发生原因是：戾气从口鼻侵入人体，伏于募原，其邪在半表半里之间。吴又可对瘟疫的免疫性有相对准确的论述，其云："至于无形之气，偏中于动物者，如牛瘟、羊瘟、鸡瘟、鸭瘟，岂但人疫而已哉？然牛病而羊不病，鸡病而鸭不病，人病而禽兽不病，究其所伤不同，因其气各异。"在 17 世纪中叶细菌学出现之前，这些见解无疑是十分先进的。

清代著名医家刘奎所撰《松峰说疫》继承吴又可《温疫论》对病因与发病认识，强调治疫当先明辨瘟疫之名义，明确了瘟疫分类，创"瘟疫 - 寒疫 - 杂疫"三疫学说，开阔了瘟疫学派的视野，使中医学对温疫这一急性流行性感染病的认识达到了一个新的水平。

在历代瘟疫的防治中，中医发挥了重要作用，建立了一套比较完整的诊疗防治体系，形成了比较完善的理论与相对丰富的治法。在当代的流行性传染病的治疗中，中医也愈来愈凸显出自身的独到价值。

"三分治疗，七分护理"。中医护理同中医学一样有着悠久的历史，自从有了人类，有了疾病，就有了医和护，医护是同源的。河南安阳殷王墓中发掘出来的甲骨文中记载的"沐"字，很像人在盆中用水洗澡，表明当时人们已有定期沐浴的卫生习惯。可见在商代已有护理的意识；出土医学文献《马王堆简帛·胎产书》一书中记载胎产的护理措施，其云："一月名曰流刑，食饮必精，酸羹必熟，毋食辛腥，是谓哉贞；二月始膏，毋食辛臊，居处必静，男子勿劳，百节皆病，是谓始藏。三月始脂，果隋宵效，当是之时，未有定仪，见物而化，是故君公大人，毋使侏儒，不观沐猴，不食姜，不食兔羹……"我国目前最早的医学理论专著《黄帝内经》，系统地总结了古代医学成就和护理经验，对人体的生理、病理变化及疾病的诊断、治疗和护理等方面作了较全面的阐述，初步奠定了中医护理的理论基础，其中一些护理理论在当下仍然具有指导意义，如："法于阴阳，和于术数，食饮有节，起居有常，不妄作劳""苍天之气，清静则志意治，顺之则阳气固，虽有贼邪，弗能害也，此因时之序""谨和五味，骨正筋柔，气血以流，腠理以密，如是则骨气以精"，从起居、情绪、饮食等各方面，论述了护理的原则。一代医圣张仲景在《伤寒论》中，明确提出了服药当注意"将息与禁忌"，这是目前最早关于服药护理的记载。唐代医家王焘在《外台秘要》中记载有《将息禁忌论》，此是中医护理学的专篇论述。清代钱襄著《侍疾要语》一书，是在现存古代中医文献中，最早较全面论述中医护理的专书，对于生活、饮食、疾病等护理内容，有较为详细的阐述。如对于疾病的护理，提醒须经常注意观察患者的病情变化："夜间侍奉者，非特夜不解衣，且亦不可暂时交睫，方能静听声息，知今宵较昨宵是增是减。或亲命使睡，只可虚掩帐子，危坐帐中，闻声即起。"《侍疾要语》对于药物加工、调制、饮用等服药护理亦有所论及。虽然中医护理没有成为独立专科，但中医的护理方法、经验和理论大量散载于浩瀚的中医历史文献之中，值得认真参考。

中医护理是以中医理论为指导，以调养为特色的护理知识，包括调理和护理两种医护手段。医护工作者指导患者调摄、养慎、避忌，以调动患者的积极因素，以患者为主体，如调七情、适寒温、病后调护等。这些护理内容除了在常规疾病中应用外，在传染病护理方面也起到了不可替代的作用。在新冠肺炎疫情期间，我院前线中医护理同行们在充分辨证的基础上，采用中医特色护理技术、中医导引术、中药服用护理、起居护理、情志护理、膳食护理、康复指导等多方面进行综合疗护，起到了重要的作用。

（一）中医特色护理技术

根据新冠肺炎抗疫一线中医护理同仁们的反馈，中医刮痧疗法、导引、耳穴贴压、穴位敷贴、穴位按摩等疗法对新冠肺炎患者的症状改善效果明显。

刮痧疗法，历史悠久，源远流长。较早记载这一疗法的是元代医家危亦林在公元1337年撰写的《世医得效方》。刮痧使体内的痧毒，即体内的病理产物得以外排，从而达到治愈痧证的目的。早在明代医学家张凤逵《伤暑全书》中，对于痧证的病因、病机、症状就有具体的描述。他认为，毒邪由皮毛而入的时候，就可以阻塞人体的脉络，阻塞气血，使气血流通不畅；毒邪由口鼻吸入的时候，就阻塞络脉，使络脉的气血不通。这些毒邪越深，郁积得越厉害，那么它就越剧烈，发作如燎原之势，对于这种情况，就必须采取急救的措施，也就是必须用刮痧放血的方法来治疗。运用刮痧疗法，将刮痧器皿在表皮经络穴位上进行刮治，直到刮出皮下出血凝结成像米粒样的红点为止。通过发汗使汗孔张开，痧毒（也就是病毒）随即排出体外，从而达到治愈的目的。

在我国古老的导引术中，八段锦是流传最广，对导引术发展影响最大的一种。八段锦之名出北宋洪迈《夷坚志》："政和七年，李似矩为起居郎。……尝以夜半时起坐，嘘吸按摩，行所谓八段锦者。"八段锦是一项传统健身运动，其动作精练，运动强度适中，整个运动以动静自然的态势，将机体调整到相对平衡的状态，可柔筋健骨、养气壮力，协调五脏六腑之功能。此外，八段锦属有氧运动范畴，可调理气息，舒畅情志，畅通肺经、顾护肾气，久练亦可抗疫祛病、强身健体。新冠肺炎疫情期间八段锦被广泛应用于临床康复。疫毒邪气袭表，新冠肺炎患者表现以湿为主，八段锦通过八个动作疏通经络或脏腑，调整受邪后的人体状态，达到强健身体、流畅气血的效果，从而提升人体阳气以及代谢功能，增强自身对抗湿毒的能力。在综合治疗的基础上，抗疫一线的护士们指导患者使用中医导引术例如八段锦结合康复功能锻炼，循序渐进，促进康复。实践证明中医引导术可以改善患者预后、增强体质，提高其回归社会的适应能力。

耳穴贴压是在耳医学全息理论指导下，通过对人体组织器官在耳部投影点的刺激达到平衡阴阳、调理脏腑的作用。穴位敷贴是根据患者的症状在对应的经络、穴位上进行相应的药物刺激，以达到治疗疾病、改善症状的目的。

穴位按摩疗法起源于原始社会，到殷商时期，已成为民间最常用的医护手段之一。如《枕中记·导引》记载："常以两手拭面，令人面有光泽，斑皱不生。""顺发摩项良久，摩手以浴面目，久久令人明目，邪气不干。"头部和腹部穴位按摩在改善新冠肺炎患者失眠、乏力、胃肠道症状等方面也有良好的疗效。

上述几种疗法在新冠肺炎患者中的应用及疗效，也充分肯定了中医护理的优势和特色。

（二）中药服药护理

中药服药方法对临床疗效而言，至关重要，中药汤剂的服药方法正确合理，往往会得到较好的效果，正如徐灵胎所言："药之效与不效，全在乎此。……方虽中病，而服之不得其法，则非特无功，而反有害，此不可不知也。"《伤寒论》中对桂枝汤的煎药方法、服药方法、注意事项、药后观察及饮食宜忌均有详细记载："适寒温，服一升。服已须臾，啜热稀粥一升余，以助药力。温覆令一时许，遍身絷絷微似有汗者益佳，不可令如水流漓，病必不除。若一服汗出病差，停后服，不必尽剂；若不汗，更服，依前法；又不汗，后服小促其间，半日许，令三服尽；若病重者，一日一夜服，周时观之。服一剂尽，病证犹在者，更作服；若汗不出，乃服至二三剂。禁生冷、黏滑、肉面、五辛、酒酪、臭恶等物。"作为《伤寒论》第一方，用这么大篇幅来讲服药的护理，也充分说明服药护理对疾病的重要性。《太平圣惠方》中具体阐述了根据不同性质的药物，选择不同的服药时间、服饵之法；补泻之用，加减之宜，皆根据患者之实情，灵活变通，不得千篇一律；并强调"药气"和"食气"的关系；对饵汤、助药、作息等也有较详细的阐述。此次疫情中，我们为新冠肺炎患者辨证后，按中医证型给予对证的中药分次温服，并进行相应的服药护理和观察。例如 1 剂"清肺排毒汤"分 2 次，各于早、晚餐后 40min 服用，用药后加服大半碗大米汤，津液亏虚者多服至一碗；轻型至普通型患者，每剂药分 2 次，各于早、晚餐后 40min 服用；重型、危重型患者，每剂药分 2～4 次与餐间隔半小时以上服用；病情危重或腹胀纳差患者，则遵医嘱少量频服或鼻饲。结合中药护理与患者实际情况灵活处理，可起到事半功倍的效果。

（三）生活起居护理

《黄帝内经》云："人以天地之气生，四时之法成。"人是大自然的产物，人类要想获得健康，生活起居必须适应自然界的变化，才能加快病情的康复及减少疾病的发生。《周礼·天官冢宰》所记载的医事制度中，医师（卫生行政官员）之下设有士、府、史、徒等专职人员，"徒"就兼有护理职能，负责看护患者。当时对个人卫生、环境卫生、饮食卫生、精神卫生等已开始关注。夏商两代，人们已提出了"疾病，内外皆扫，……加新衣"的关于起居环境和适时添衣的护理措施。人们对改善环境卫生的认识亦开始提高，如民宅周围注意排除积水和污水，晒扫居处、灭虫等以保持环境的整洁，这就是生活起居护理的雏形。对新型冠状病毒感染的患者的生活起居护理更加严格，由于新型冠状病毒主要经飞沫和接触传播，故应保持房间通风状态，可悬挂中药香囊，内纳辛香燥湿类药物，助除湿辟秽，也可用苍术等药物或用艾条熏燃，辟秽去污，净化空气。每位患者均应戴口罩，起居有时，慎避风寒。切忌熬夜，保证充足睡眠，处处顾护阳气。

（四）情志护理

本次疫情发展迅速，传播范围广，部分新冠肺炎患者会有害怕的情绪，担心自身疾病进展与转归，表现出精神紧张，忧愁哀伤，情志过极，而出现中、重度焦虑，从而影响患者的睡眠，对疾病的恢复有一定影响。

中医认为情绪刺激或情志过极可导致人体气血失调，气机不和，脏腑功能紊乱，情志内伤导致心神耗伤，心气心血不足，心失所养，表现为焦虑、进而影响睡眠。中医学把情志等精神心理变化归属于心，心主藏神，人的情志等心理变化首先影响心神。如《素问·灵兰秘典论》称："心者，君主之官也，神明出焉。"《灵枢·邪客》谓："心者，五脏六腑之大主也，精神之所舍也。"人体的情志变化可因于内因，也可受到外因的影响。在综合治疗的基础上，抗疫一线的护士们采用中医心理护理的方法对患者进行劝慰疏导，以帮助患者保持内在的平衡，宁心安神。中医心理调护强调心神内守之道，新冠肺炎疫情期间可鼓励患者放空自己或观察自己，指导患者平心静志，避免七情过激和外界不良刺激，消除患者的紧张心理，树立战胜疾病的信心和勇气，以利于疾病的好转或康复。同时根据患者的具体辨证选择五行音乐疗法、开天门、耳穴贴压等，做好疾病健康知识宣教，增强救治信心。

（五）饮食护理

民以食为天，对于患有传染性疾病的患者来说，正确合理的饮食也是非常重要的。商周以来，随着农副产品种类的增加和烹调技术的改进，人们对食补、食护也日益重视起来。《周礼·天官冢宰》载："以五味、五谷、五药养其病"，"凡疗疡，以五毒攻之，以五气养之，以五药疗之，以五味节之。凡药，以酸养骨，以辛养筋，以咸养脉，以甘养肉，以滑养窍。"《素问·脏气法时论》指出："毒药攻邪，五谷为养，五果为助，五畜为益，五菜为充，气味合而服之，以补益精气。"这些都证明了早在古代，人们已经把饮食与调理滋养身体和医治疾病联系起来。这无疑为后世食护和食治日益受到关注和最终形成专门学科开创了先河，对于后世中医临证饮食调护具有一定的指导意义。新冠肺炎疫情期间，由于隔离区的特殊情况，患者饮食较难个性化，辨证施膳较难做到，但是在后期出院的居家调理中，可运用食物四气五味、脏腑归经等理论和中医食疗方法，制订相应的康复食疗药膳，有助于巩固治疗效果，提高生活质量。

新型冠状病毒是一个新的病毒类型，它所感染的患者临床表现多样，针对此类患者的护理也正处于摸索阶段。我们在国家卫生健康委员会和国家中医药管理局出台的《新型冠状病毒肺炎诊疗方案（试行第五版、第五版修正版、第六版、第七版）》的指导下，进行辨证施护，对疑似、确诊患者进行中医个体化治疗和护理，通过对新冠肺炎患者中医护理经验的梳理，按临床常见症状精心挑选并整理了新冠肺炎中医临证护理案例，同时还编入了已经过多轮专家论证的新冠肺炎中医护理方案以及新冠肺炎常用的中医特色护理技术操作规范，供广大护理同仁参考。

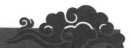

第二章
新型冠状病毒肺炎中医护理方案

第一节　常见证候要点

一、轻型

1. 寒湿郁肺证　发热，乏力，周身酸痛，咳嗽，咳痰，胸紧憋气，纳呆，恶心，呕吐，大便黏腻不爽。舌质淡胖有齿痕或淡红，苔白厚腐腻或白腻。

2. 湿热蕴肺证　低热或不发热，微恶寒，乏力，头身困重，肌肉酸痛，干咳少痰，咽痛，口干不欲多饮，或伴有胸闷脘痞，无汗或汗出不畅，或见呕恶纳呆，便溏或大便黏滞不爽。舌淡红，苔白厚腻或薄黄。

二、普通型

1. 湿毒郁肺证　发热，咳嗽痰少，或有黄痰，憋闷气促，腹胀，便秘不畅。舌质暗红，舌体胖，苔黄腻或黄燥。

2. 寒湿阻肺证　低热，身热不扬，或未热，干咳，少痰，倦怠乏力，胸闷，脘痞，或呕恶，便溏。舌质淡或淡红，苔白或白腻。

三、重型

1. 疫毒闭肺证　发热面红，咳嗽，痰黄黏少，或痰中带血，喘憋气促，疲乏倦怠，口干苦黏，恶心不食，大便不畅，小便短赤。舌红，苔黄腻。

2. 气营两燔证　大热烦渴，喘憋气促，谵语神昏，视物错瞀，或发斑疹，或吐血，衄血，或四肢抽搐。舌绛少苔或无苔。

四、危重型

内闭外脱证　呼吸困难，动辄气喘或需要机械通气，伴神昏，烦躁，汗出肢冷。舌质紫暗，苔厚腻或燥。

五、恢复期

1. 肺脾气虚证　气短，倦怠乏力，纳差呕恶，痞满，大便无力，便溏不爽。舌淡胖，苔白腻。

2. 气阴两虚证　乏力，气短，口干，口渴，心悸，汗多，纳差，低热或不热，干咳少痰，舌干少津。

第二节　常见症状/证候施护

一、发热

1. 保持病室整洁安静，空气清新流通，温暖舒适，避免潮湿。

2. 患者衣被适温透气，恶寒者注意保暖。体温37℃以上者遵医嘱密切监测生命体征、血氧饱和度等，记录变化规律。

3. 重型、危重型患者体温趋势与病情严重程度往往不一致，结合患者呼吸频率、血氧饱和度或计算氧合指数，询问患者呼吸感受、神志变化等以便及时发现重型指征。

4. 伴有恶寒表现的发热，或辨证为郁闭病机的发热，不适合擦浴、冰敷等物理降温措施，必要时给予暖袋有助于缓解症状；重症气营两燔证发热可视体温趋势，酌情采取擦浴、冰敷等降温措施。

5. 因发热易耗伤津液，导致口干、少津、食欲下降，且易并发口腔感染，故应做好口腔护理，如患者有明显舌红少津，指导患者用甘草荷叶水或金银花泡水漱口，每日三餐前后及睡前均可使用。

6. 遵医嘱使用发汗解表药时，密切观察体温变化及汗出情况，有条件的可药后加服米汤或热粥助汗，舌干、津液亏虚者也可适当多服。药后汗出及时擦干，更换衣服，切忌汗出当风，同时避免汗出过多耗伤正气。

7. 耳穴贴压。主穴选交感、肾上腺、肺、脑干、丘脑等。配穴选贲门、脾、胃、膀胱、腹、大肠、三焦等。指导或协助患者正确按压，每天3～4次，每次需3～5min，点按至全耳发热为度。

8. 刮痧疗法。选择刮痧疗法开腠理，疏通经络以退热，可选择督脉、膀胱经项背段范围，起自后发际上1寸，止于胸椎第三节棘突下，左右两侧覆盖肩井，重点穴位为大椎、大杼、风门、风池、风府、肺俞等。刮痧1次需20～30min，以痧透为宜。根据辨证，同一部位5～7天痧退可再行治疗。注意刮具按规范消毒处理。

9. 刺络放血。选择刺络放血泄热，助邪有出路，体温38.5℃以上实施以泄热降温。选穴为耳尖、耳轮 3、中指指腹、曲池等。注意做好消毒隔离及自身防护，放血量以每穴 5～10 滴为宜。

10. 中药沐足。寒、湿在表，郁而发热患者，可用艾叶、川椒、桂枝等药物沐足配方，通过中药沐足达到解表开郁，祛寒除湿的作用，开郁散寒，热随汗解。

11. 饮食上以顾护脾胃为原则，以患者脾胃受纳和运化能力为评估首要条件，酌情选择营养膳食，改善营养状况，增强抵抗力。宜小米粥、陈皮薏米怀山粥等。寒湿患者发热宜散寒祛湿食物如紫苏、京葱、生姜等；湿热患者发热宜清热利湿食物如土茯苓、赤小豆等。大热烦渴伤津者协助给予生津解渴之品，如乌梅、萝卜等。忌滋腻厚味，如糯米、肥肉等；忌生冷寒凉，如寒凉性水果等。

二、干咳

1. 减少环境的不良刺激，如室内外大温差空气交替、烟尘刺激等。

2. 观察咳嗽程度、持续时间等规律，观察有无痰声、呕恶、喘促、发绀等伴随症状。根据"肺与大肠相表里"的理论，保持大便通畅，有助于降气止咳，故应观察每日大便次数、性状。

3. 指导患者咳嗽时做好防护，以纸巾遮掩口鼻，咳嗽后向内折叠丢弃，避免飞沫污染。每日清洁口腔 2 次，清除口腔异味。

4. 指导患者咳嗽时取坐卧位弯腰放松腹部，如有痰液黏稠难咳，指导患者有效咳痰。在心肾功能正常的情况下，适当增加饮水量，痰液黏稠无力咳出者可行机械吸痰，对使用呼吸机辅助通气患者，应加强气道湿化。

5. 咳嗽剧烈或持续性咳嗽，尤其夜间影响睡眠者，遵医嘱给予止咳药物，可含服清咽润喉、生津止渴作用的含片，也可频饮少量温开水，以减轻咽喉部的刺激，用药期间注意观察药物疗效及其他症状变化。咳嗽间歇期间，可按摩合谷、尺泽、天突、膻中、太溪等穴位以缓解症状，每穴点按 2～3min，点按以局部感觉酸胀为度。

6. 中医运动调护。八段锦"两手托天理三焦""调理脾胃臂单举"等动作，均可有助降逆止咳；练习六字诀等呼吸吐纳术，有助于收敛肺气、助肾收纳。练习缩唇呼吸，每次 10～20min，每日锻炼 2 次。

7. 穴位敷贴。辨证为寒湿类型的患者，姜汁调天灸粉，贴敷天突、定喘、肺俞、脾俞等穴位以宣肺祛寒湿止咳。如无皮肤特殊过敏情况，可贴敷 30～60min，每日 1 次。

8. 中药热熨。可选择芥子、紫苏子、莱菔子、吴茱萸四药炒（加）热后热熨大椎、定喘、肺俞等穴位，必要时再加上中脘、神阙，起到宣肺降逆的作用。

9. 耳穴贴压。可选肺、神门、气管、支气管、平喘、枕等穴位，结合患者的其他症状和辨证，配以脑干、胸、皮质下、肾等穴位。耳穴贴压前按摩全耳，以调动气血。

10.刮痧疗法。以刮拭督脉、足太阳膀胱经、手太阴肺经为主，重点穴为大椎、大杼、风门、肺俞、列缺、尺泽、天突至膻中，从而达到发汗解表、宣通气血、舒筋活络的目的。如年老体虚者，宜先稳定上焦，先刮心经、心包经、肺经。做好刮具消毒处理。

11.饮食以清淡、易消化为原则，避免油腻、辛辣刺激及寒凉之品，少食多餐。可适当食用止咳健脾益肺的食疗方，如陈皮山药粥、生姜杏仁煲猪肺等。

三、乏力

1.保持病室整洁安静，空气清新流通，温暖舒适。

2.观察乏力同时周身酸痛、困重疲乏等症状的持续时间、是否加重。加强巡视和生活护理，做好患者安全防护，在高龄体弱患者乏力明显的情况下，给予防跌倒、防压疮等防护。

3.音乐疗法。可播放宁心安神的轻音乐，以舒缓患者的心情，有利于疾病康复。

4.中医运动调护。中医认为，久卧伤气，对于疲乏倦怠患者，除了卧床休息，保持体力外，要适当活动，以不觉劳累为宜。练习八段锦、六字诀等，调整经络及五脏六腑的气血运行，改善乏力症状。操作时间和频率根据患者具体情况而定，以不觉疲惫为宜。

5.耳穴贴压。取交感、肾、肝、口、脾、三焦、神经系统皮质下、身心穴（耳前）等穴位以改善患者乏力症状。按摩全耳有利于周身气血流畅。

6.艾灸疗法。肌表因寒、湿邪气困阻，出现酸软、强痛、乏力明显等症状，艾灸上脘、中脘、神阙、大椎、风门、肺俞、脾俞、足三里等穴位。必要时可使用灸盒、灸箱施灸。注意防护安全，患者使用氧疗时注意用氧安全。

7.中药沐足。辨证为寒湿证型患者，可用艾叶、川椒、桂枝等药物沐足配方，通过中药沐足达到解表开郁，祛寒除湿的作用，寒湿郁闭解除，乏力症状减轻。

8.饮食宜少量多餐，清淡易消化吸收，以粥水类顾护脾胃，如陈皮小米粥、米汤水等，可适当加入益气类药材，如黄芪、党参等。

四、胃肠不适（恶心、呕吐、纳呆、脘痞、腹胀、大便黏腻不爽或便溏或便秘）

1.加强基础护理，如呕吐者用淡盐水或漱口水漱口，做好口腔护理，去除异味；体质虚弱或神志不清者呕吐时应将头偏向一侧，以防呕吐物误入气管，引起窒息；腹泻者做好肛周皮肤护理等。

2. 观察胃肠不适各种症状的性质及特征，如呕吐物的性质和量、大便的次数和量、腹胀纳呆的程度等。

3. 遵医嘱用药，观察药物疗效。

4. 中医运动调护鼓励患者多运动，以促进肠蠕动，减轻腹胀。病情较轻者鼓励下床活动或打太极拳等，每日 20～30min。病情较重者指导其在床上进行翻身、四肢活动、坐式八段锦、六字诀等主动运动，或协助其行四肢被动运动。

5. 穴位按摩。协助患者自中脘→左天枢→气海→右天枢为一圈，沿此圈按顺时针方向按揉推摩约 5min；再点按以上四穴，每穴 30 次，每日 2～3 次，促进恢复胃肠功能。腹胀便秘者可加按天枢、脾俞、大肠俞等穴位。

6. 穴位敷贴。以神阙为主，配中脘、天枢、足三里、上巨虚、下巨虚等穴位为辅，虚寒证患者可选生姜汁调吴茱萸粉，热证患者可选大黄粉调蜂蜜行穴位敷贴。

7. 耳穴贴压。主穴：神门、交感、脾、消化系统皮质下。恶心呕吐配胃、肝、胆、贲门、神经系统皮质下。腹泻便溏配枕、肾、直肠、大肠、乙状结肠。腹胀纳呆配胃、腹、腹胀区、迷走神经。便秘配肺、三焦，以促进肠蠕动。由于耳穴具有双向调节的作用，故胃肠症状都可使用上述穴位。

8. 中药热熨。选择芥子、紫苏子、莱菔子、吴茱萸四药炒（加）热后热熨，大椎、定喘、肺俞，必要时再加上中脘、神阙，起到宣肺降逆、健运脾胃的作用。

9. 中药灌肠。可选择中药灌肠改善腑气不通患者的大便秘结症状，常用大承气汤、小承气汤等小剂量保留灌肠，起到荡涤肠腑，稳定肠内菌群的作用。

10. 饮食以时时顾护胃气为主，宜少量多餐，选择清淡易消化吸收的食物，可选用蔬菜、水果、山药、小米、陈皮、百合等。恶心呕吐者可含服或咀嚼生姜片；纳呆、脘痞、腹胀、便秘者可进食促进胃肠动力及富含膳食纤维的食物，如绿叶菜、菱角、藕、粗粮、萝卜等，必要时遵医嘱使用缓泻药；大便黏腻不爽属胃肠湿热者，食材中可加入莲藕、菊花等清热利湿类食物；便溏者主要是脾胃寒湿较重，食材中可加入生姜、花椒等热性食物；禁食易导致反酸嗳气的食物，如甜食、豆制品、红薯等；忌滋腻厚味，如糯米、肥肉；忌生冷寒凉食物。

五、焦虑恐惧

疫情为六淫致病为主。但因新冠肺炎传染性强，家庭聚集性发病多见，患者往往产生焦虑恐惧，进而致病，因此医心与治病同样重要。

1．保证作息时间规律，伴有不寐者白天尽量不要睡觉，夜晚按时入睡，睡前不做任何分散注意力的事情。

2．中医心理调护强调"精神内守"之道，可鼓励患者放空自己或观察自己，舒缓各种不良情绪；做好患者心理调护，耐心与患者沟通，告知患者该疾病可防可控可治，多数为轻症病例，鼓励患者听取专家和正规消息渠道的信息发布，切不可莫名恐慌，人云亦云。

3．分享成功救治案例，鼓励力所能及的自理，以增强患者信心。通过音频、视频、熟悉物件等保持患者与亲属的联络，给予其足够的社会心理支持，提高医疗护理配合程度。

4．五行音乐疗法。可根据患者的具体辨证选择合适的五行音乐配合治疗。代表曲目有角调式《胡笳十八拍》、徵调式《紫竹调》、宫调式《十面埋伏》、商调式《阳春白雪》、羽调式《梅花三弄》，具体聆听时间视个人病情而定。

5．中医运动调护。八段锦、易筋经等可对肢体关节拉伸延展，起到定志安神、提高免疫力的作用。可视各人体力和病情情况，每日锻炼2～3次，每次20～30min；可配合五行音乐同时进行，至全身微微汗出为度。

6．穴位按摩。头部按摩印堂、太阳、头维等穴位，系统手法称为"头部按摩开天门法"；还可选膻中、合谷、太冲等具有舒缓情绪作用的穴位，有条件者可选背部神堂、魄户、魂门、意舍、志室等穴，以点按轻揉手法刺激，达到定志安神作用。头部诸穴按摩共15～20min，其他每穴按摩2～3min，每天2～3次。

7．耳穴贴压。主穴：枕、脾、神门、神皮、神衰点、神衰区（前后）等，配穴心、脑干、快活穴、身心穴等；失眠者配合肝、胃、多梦区（后）等，以缓解焦虑恐惧情绪，改善睡眠障碍。睡前1h不按压刺激。

8．刮痧疗法。阳气不足易出现恐慌焦虑，不良情绪又遏制阳气有序升发，可予刮拭督脉、足太阳膀胱经等阳经循行所过的肌肤，以促进阳气升发，如头部、项背部、腰背部等，缓解不良情绪。膻中、合谷、太冲等穴为调整气机的常用要穴，除背部刮痧外，可配穴使用，促进气机运行。

六、呼吸困难

1．根据呼吸困难的程度及伴随症状，取适宜体位，如高枕卧位、半卧位或端坐位，必要时安置床上桌，以利患者休息，鼓励患者缓慢深呼吸，以减轻呼吸困难症状。

2．密切观察患者呼吸困难的程度、持续时间及有无短期内突然加重的征象，评价缺氧的程度。观察有无皮肤红润、温暖多汗、球结膜充血、搏动性头痛等二氧化碳潴留的表现。

3．密切观察生命体征、血氧饱和度变化，遵医嘱给予氧疗，根据血气分析结果调整吸氧的方式和浓度，以免引起二氧化碳潴留，必要时给予高流量呼吸治疗仪或无创呼吸机辅助通气。通过中医综合手段干预，改善患者机体功能，减少呼吸机的使用或缩短呼吸机治疗时间。

4. 耐心做好预先告知，使用辅助通气前，给予充分沟通宣教，协助患者克服恐惧心理，给予充分陪伴，帮助患者逐渐适应。对于躁动患者必要时采取保护性约束。

5. 中医运动调护。指导患者进行呼吸功能锻炼，常用的锻炼方式有缩唇呼吸、腹式呼吸、六字诀等，吐浊纳新，改善呼吸疲劳状态。能离床者，按照"起床三部曲"指导患者床边坐、站、原地踏步等活动；卧床者，根据耐受程度，指导患者握拳、举臂、抬腿等床上活动，预防卧床并发症。

6. 穴位按摩。"腑气通则肺气降"，接受辅助通气患者腹胀更易导致呼吸困难加重，应根据病情指导或协助患者保持大便通畅，予腹部顺时针按摩及相关穴位点按，如天枢、足三里等穴，以促进胃肠运化，促进矢气排便；膻中、列缺、内关、气海、足三里等穴位有协同降逆平喘的作用。腹部诸穴按摩15～20min，其余穴位每穴点按2～3min，每天2～3遍。

7. 穴位敷贴。遵医嘱执行药物穴位敷贴治疗，可采用醋调大黄、姜黄、蝉蜕、僵蚕等药物配伍贴脐，助气机恢复升降出入；或采用醋调大黄、芒硝、枳实、莱菔子等药物配葶苈子等药物贴肺俞、定喘、膻中、涌泉等穴位，助平喘止咳减轻呼吸困难。

8. 呼吸困难严重时适时改变进食方式，采用少量频服，必要时予留置胃管辅助进食。药膳以汤汁形式进食，弃去汤渣，避免增加脾胃负担。

9. 遵医嘱执行相关药物，观察药后呼吸困难改善情况与不良反应。

第三节　中医特色护理

一、用药护理

1. 内服汤剂

（1）服药时间：轻型、普通型分2次，早、晚餐后半小时服用，服"清肺排毒汤"类药物后宜加服热粥，津液亏虚者可增加服用量。重型、危重型，每剂药分2～4次与餐间隔半小时以上，少量频服或鼻饲。

（2）药后汗出及时观察，切忌汗出当风，同时避免汗出过多耗伤正气。

（3）服药温度：药物均应温服，药温在43～50℃之间，自理患者可按其起居习惯准备，鼻饲患者按鼻饲规范。

（4）服药剂量：轻型、普通型患者1次药量100～150ml；重型、危重型患者 1 次药量约 100ml；如为老年患者，或有心力衰竭、肾衰竭等限制水液摄入者，或腹胀明显服药困难者，可浓煎至 50ml 1 次。

（5）药后护理：方中有麻黄、桂枝、细辛等解表发散药物，药后亦可进热稀粥或白米汤助汗，同时慎避风寒或添衣覆被以助汗出，汗出遍身漐漐即可，不可过汗伤津；干咳咽痛明显可在药物尚热气蒸腾时熏吸口鼻部；若汗出量多身热唇干，则根据尿色尿量，痰色痰量，适时补充水分，可以乌梅冰糖水或生甘草煎水代茶饮，有助于除热生津。

（6）药后观察：观察服药后热势、干咳、乏力、胃肠不适等症状的变化，对热退后是否反复、咳嗽及乏力缓解情况、腹胀纳差是否改善、大便的情况、生命体征变化等，做好观察与及时汇报，并配合医师处理。

2. 内服中成药　详见《国家中医药管理局中医护理方案（试行）通则》。

3. 中药注射剂　详见《国家中医药管理局中医护理方案（试行）通则》。

二、特色技术

1. 耳穴贴压
2. 穴位敷贴
3. 穴位按摩
4. 刮痧疗法
5. 艾灸疗法
6. 刺络放血
7. 中药灌肠
8. 中药热熨
9. 中药沐足
10. 中医运动调护

第四节　健康指导

一、生活起居

1. 该病作为急性呼吸道传染病已纳入《中华人民共和国传染病防治法》规定的乙类传染病，按甲类传染病管理。该病主要经呼吸道飞沫和密切接触传播，在相对封闭的环境中长时间暴露于高浓度气溶胶情况下存在经气溶胶传播的可能，且人群普遍易感。故疑似及确诊病例应在具备有效隔离条件和防护条件的定点医院隔离治疗，疑似病例应单人单间隔离治疗，确诊病例可多人收治在同一病室。

2．房间保持通风状态，可悬挂中药香囊，内纳辛香燥湿类药物，助除湿辟秽，也可用苍术等药物或用艾条熏燃，辟秽去污，净化空气。每位患者均应戴口罩，起居有时，慎避风寒。

3．中医认为人体容易受到寒邪侵袭的地方有脘腹部、颈后部、双肩部、双膝部、双足部，应加强诸处的保暖防护。汗出及时擦干，尤其是退热汗出期间，避免再次着凉复感。

4．切忌熬夜，早睡早起，保证充足睡眠，勿过度使用电子产品，处处顾护阳气。

5．适当运动有利于增强体质，指导患者进行中医特色的自我保健方法，如练八段锦、呼吸操，配合按摩合谷、尺泽、足三里、太冲等穴位。

6．指导患者养成每天定时排便的习惯，保持大便通畅，排便时勿过于用力屏气，出现排便不畅及早干预。

二、饮食指导

中医讲"五谷为养，五果为助，五畜为益，五菜为充，气味和而服之，以补益精气"。以新冠肺炎中医辨证分型为依据，以顾护患者脾胃为原则，根据患者脾胃运化能力进行辨证加减，选择清淡易消化，品种多样化的膳食。新冠肺炎患者以寒湿、湿温为主要病机，饮食总体要求以健脾益肺为主，忌滋腻厚味，忌生冷寒凉，忌燥热生风。

1．轻型寒湿郁肺证　宜散寒祛湿食物，如生姜、京葱、芫荽、黑豆等；可食用药膳方，如五虎汤、葱白粥、葱姜红糖水等，以解表散寒、行气化湿。

2．轻型湿热蕴肺证　宜清热宣肺食物，如牛蒡、豆豉、菊花、赤小豆等；可食用药膳方，如杏仁薏米粥、杏仁猪肺菜干汤、菊花百合饮等，以扶正祛邪、清热利湿。

3．普通型湿毒郁肺证　宜解毒祛湿宣肺食物，如土茯苓、薏苡仁、茵陈等；可食用药膳方，如薏米蒲公英祛湿饮、土茯苓薏米粥，茵陈鲫鱼汤等，以健脾化湿、清热解毒、培土生金。虚寒体质人群不宜过多饮用。

4．普通型寒湿阻肺证　宜散寒祛湿宣肺食物，如紫苏叶、陈皮、茯神等；可食用药膳方，如紫苏汤、陈皮扁豆饮等，以散寒解表、健脾祛湿。

5．重型疫毒闭肺证　宜解毒宣肺食物，如绿豆、金银花、鱼腥草、杏仁等；可食用药膳方，如鱼腥草绿豆饮、陈皮杏仁茯苓煲瘦肉等，清热解毒、祛湿宣肺。根据病情选择进食方式，必要时管饲。

6．重型气营两燔证　宜退热生津、补气护营食物，如雪梨、白茅根、沙参等；可食用药膳方，如石斛瘦肉汁、麦乌梅饮、银耳百合莲子汤等，除热止渴、生津润燥。根据病情选择进食方式，必要时管饲。

7. 危重型内闭外脱证　留置胃管予扶正固脱、养阴生津食物，如黄芪、莲子、党参等；可食用药膳方，如莲子芡实糜、人参瘦肉汁等，引气归元、扶正固脱。

8. 恢复期肺脾气虚证　宜健脾补肺食物，如小米、怀山药、党参、黄芪等；可食用药膳方，如参苓粥、山药莲子粥、小米红枣粥、黄芪乌鸡汤等，以益气固表、平补三焦、健脾升阳以益肺。

9. 恢复期气阴两虚证　宜补气滋阴食物，如参麦蛋羹、蜂蜜大枣饮、黄芪山药羹等，养阴益气、健里固虚。

以上各期推荐膳食，脾胃情况欠佳，以及重症、危重症患者，只予汤和粥水，不食汤渣，以减轻胃肠负担。日常饮水或汗出后饮水，应饮温水，且要少量多次饮用，避免湿邪缠绵。

三、情志护理

1. 指导患者和家属了解本病的发生、发展及转归，做好疾病健康知识宣教，增强救治信心。通过给患者提供及时信息反馈，加强病情沟通，使患者保持情绪稳定，勿过悲过思影响病势。

2. 加强巡视观察，尽早发现患者情绪低落情况，鼓励家属多给予患者心理支持。鼓励病友间多沟通交流疾病防治经验，提高认识，增强治疗信心。

3. 指导情志不畅患者采用移情相制疗法，转移其注意力，淡化、消除不良情志；针对患者焦虑或抑郁的情绪变化，可采用暗示疗法或顺情从欲法。

4. 根据病情选择适合的五行音乐，改善患者情绪状态。

5. 中医养生功法，如八段锦、六字诀对肢体关节的拉伸以及对气机调畅的疏导，对改善舒缓观察期不良情绪颇有帮助。

6. 穴位按摩法也有助于情绪调节，选合谷、太冲、百会等穴位，每穴按摩3～5min。

四、出院指导

1. 按诊疗方案要求进行出院后管理。定点医院要做好与患者居住地基层医疗机构间的联系，共享病历资料，及时将出院患者信息推送至患者辖区或居住地居委会和基层医疗卫生机构。

2. 患者出院后，建议应继续进行14天的隔离管理和健康状况监测，佩戴口罩，有条件的居住在通风良好的单人房间，减少与家人的近距离密切接触，分餐饮食，做好手卫生，避免外出活动。

3. 建议在出院后第2周和第4周到医院随访、复诊。

4. 日常饮食注意清淡，保持健康的饮食方式，避免生冷寒凉损伤脾胃阳气。

5. 保持情绪稳定积极乐观,用一两样适合的兴趣爱好调剂居家生活。

6. 选择合适的运动锻炼方式,尤其推荐中医八段锦,运动量适中,保健功效明显。

7. 掌握健康起居要点,保持规律作息,尽量避免伤神耗气的作息方式,如长时间使用电子设备、熬夜之后睡懒觉等。

8. 关注身体变化,如大便是否通畅、夜眠是否正常、周身有无不适等,如有外感初起症状,居家可用穴位按摩、刮痧、艾灸、沐足、拔罐等方法尝试干预,具体方案和非处方中成药使用可联系咨询基层医疗卫生机构。同时可尝试红糖姜葱汤、五虎汤等食疗方,或当地正规医疗机构预防汤。

第五节　护 理 难 点

一、患者对中医护理的疗效信心不足,理解和配合待提高。

解决思路:

1. 加强中华传统文化宣传,加强中医文化宣传。治疗用药前充分沟通,用形象生动的讲解达到健康宣教的目的;各项健康指导应充分说明中医内涵,增进患者理解。

2. 特色疗法技术宜从无创技术过渡到微创技术,如先尝试穴位按摩,再实施刮痧疗法等,保持患者较好的舒适治疗体验。

3. 特色技术实施后,以解决患者突出症状为宗旨,观察聆听患者反馈。疗效反馈好的,继续巩固信心;疗效欠佳的,通过护理查房、医师指导、护患沟通后,继续实施,跟踪观察。

二、病毒传染性强,护理人员在严密防护下执行特色疗法有一定难度。

解决思路:

1. 根据症状特点、循证经验,认真分析疗法优势,选择疗效好、操作简便、耗时少的项目。

2. 经过临床实践,及时观察总结疗效,随证调整选穴配伍或手法技法。

3. 做好相关中医护理用物的消毒工作,预防交叉感染。

附：新型冠状病毒肺炎中医护理效果评价表

医院： 科室： 出院日期： 住院天数：

患者姓名： 性别： 年龄： ID： 文化程度：

证候诊断：寒湿郁肺证□ 湿热蕴肺证□ 湿毒郁肺证□ 寒湿阻肺证□ 疫毒闭肺证□ 气营两燔证□ 内闭外脱证□ 肺脾气虚证□
气阴两虚证□ 其他：

一、护理效果评价

主要症状	主要辨证施护方法	中医护理技术	护理效果
发热□	1. 病情观察□ 2. 氧 疗□ 3. 用药护理□ 4. 生活护理□ 5. 其他护理措施：	1. 耳穴贴压□ 应用次数：___ 次，应用时间：___天 2. 刮痧疗法□ 应用次数：___ 次，应用时间：___天 3. 刺络放血□ 应用次数：___ 次，应用时间：___天 4. 中药沐足□ 应用次数：___ 次，应用时间：___天 5. 饮食调护□ 应用次数：___ 次，应用时间：___天 6. 其他：___ 应用次数：___ 次，应用时间：___天 （请注明，下同）	好 □ 较好 □ 一般 □ 差 □
干咳□	1. 体 位□ 2. 病情观察□ 3. 用药护理□ 4. 防护指导□ 5. 其他护理措施：	1. 穴位敷贴□ 应用次数：___ 次，应用时间：___天 2. 中药热熨□ 应用次数：___ 次，应用时间：___天 3. 耳穴贴压□ 应用次数：___ 次，应用时间：___天 4. 刮痧疗法□ 应用次数：___ 次，应用时间：___天 5. 运动调护□ 应用次数：___ 次，应用时间：___天 6. 其他：___ 应用次数：___ 次，应用时间：___天	好 □ 较好 □ 一般 □ 差 □
乏力□	1. 病情观察□ 2. 氧 疗□ 3. 生命体征监测□ 4. 用药护理□ 5. 其他护理措施：	1. 运动调护□ 应用次数：___ 次，应用时间：___天 2. 耳穴贴压□ 应用次数：___ 次，应用时间：___天 3. 艾灸疗法□ 应用次数：___ 次，应用时间：___天 4. 中药沐足□ 应用次数：___ 次，应用时间：___天 5. 其他：___ 应用次数：___ 次，应用时间：___天	好 □ 较好 □ 一般 □ 差 □

续表

主要症状	主要辨证施护方法	中医护理技术	护理效果
胃肠不适□	1. 生活护理□ 2. 病情观察□ 3. 用药护理□ 4. 其他护理措施：	1. 穴位按摩□ 应用次数：＿＿ 应用时间：＿＿天 2. 穴位敷贴□ 应用次数：＿＿ 应用时间：＿＿天 3. 耳穴贴压□ 应用次数：＿＿ 应用时间：＿＿天 4. 中药热熨□ 应用次数：＿＿ 应用时间：＿＿天 5. 中药灌肠□ 应用次数：＿＿ 应用时间：＿＿天 6. 饮食调护□ 应用次数：＿＿ 应用时间：＿＿天 7. 运动调护□ 应用次数：＿＿ 应用时间：＿＿天 8. 其他：＿＿	好　□ 较好□ 一般□ 差　□
焦虑恐惧□	1. 生活护理□ 2. 心理护理□ 3. 用药护理□ 4. 其他护理措施：	1. 运动调护□ 应用次数：＿＿ 应用时间：＿＿天 2. 穴位按摩□ 应用次数：＿＿ 应用时间：＿＿天 3. 耳穴贴压□ 应用次数：＿＿ 应用时间：＿＿天 4. 刮痧疗法□ 应用次数：＿＿ 应用时间：＿＿天 5. 其他：＿＿	好　□ 较好□ 一般□ 差　□
呼吸困难□	1. 生活护理□ 2. 体　位□ 3. 氧　疗□ 4. 病情观察□ 5. 用药护理□ 6. 心理护理□ 7. 其他护理措施：	1. 运动调护□ 应用次数：＿＿ 应用时间：＿＿天 2. 穴位按摩□ 应用次数：＿＿ 应用时间：＿＿天 3. 穴位敷贴□ 应用次数：＿＿ 应用时间：＿＿天 4. 饮食调护□ 应用次数：＿＿ 应用时间：＿＿天 5. 其他：＿＿	好　□ 较好□ 一般□ 差　□
其他 □（请注明）	1. 2. 3.		好　□ 较好□ 一般□ 差　□

二、护理依从性及满意度评价

评价项目	患者对护理的依从性			患者对护理的满意度		
	依从	部分依从	不依从	满意	一般	不满意
穴位按摩						
穴位敷贴						
耳穴贴压						
艾灸疗法						
中药灌肠						
刮痧疗法						
刺络放血						
中药热熨						
中药沐足						
运动调护		/				
健康指导		/				
签 名	责任护士签名：			上级护士或护士长签名：		

三、对本病中医护理方案的评价：实用性强□ 实用性较强□ 实用性一般□ 不实用□

改进意见：

四、评价人（责任护士）姓名：　　　　　技术职称　　　　　完成日期

护士长签字：

第三章
新型冠状病毒肺炎中医临证护理案例

第一节 发 热

案例1

一、病例简介

曹某，女，44岁，身高156cm，体重61kg。

入院日期：2020年2月9日。

发病节气：立春。

主诉：低热伴咳嗽乏力10天。

现病史：患者10天前出现低热，体温在37.4℃左右，伴咳嗽，全身乏力，纳呆，4天前症状加重，出现气喘，活动后明显。2月5日新型冠状病毒核酸检测阳性，2月6日胸部CT提示肺部感染，2月8日胸部CT提示肺部感染较前进展，2月9日以"新型冠状病毒肺炎"收入院。

入院症见：患者神清，声微懒言，喘促，少许咳嗽，干咳为主，肢倦乏力，纳呆，夜眠差，二便调。舌体胖大，色淡红，苔黄腻边有齿痕，脉滑数。

T：37.0℃，P：120次/min，R：23次/min，BP：127/88mmHg。

既往史：患者经常居留武汉，既往体健，无重大疾病史，否认家族病病史，否认药物、食物过敏史。

相关实验室检查：

项目	正常值	2月9日	2月16日	3月5日
C反应蛋白（mg/L）	<3	56.72↑	3.94↑	1.43
白细胞总数（×10⁹/L）	3.3～9.6	4.65	12.0↑	8.5

续表

项目	正常值	2月9日	2月16日	3月5日
中性粒细胞百分数（%）	50～70	77.2↑	84.8↑	75.9↑
淋巴细胞百分数（%）	20～40	16.6↓	9.8↓	21.2
二氧化碳分压（mmHg）	35～46	40	/	/
氧分压（mmHg）	71～104	82	/	/
血液酸碱度	7.35～7.45	7.42	/	/
全血剩余碱（mmol/L）	−3～3	−0.2	/	/
新型冠状病毒核酸检测	阴性	阳性	/	阴性

其他检查：2020年2月16日胸部CT检查示双肺多发感染病变（图3-1-1-1）。2020年3月3日胸部CT检查示双肺野多发斑片状模糊影，肺部感染灶较前吸收（图3-1-1-2）。

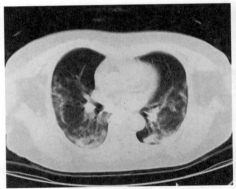
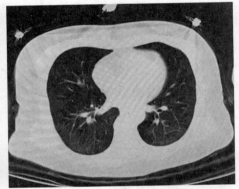

图3-1-1-1　2020年2月16日胸部CT　　　图3-1-1-2　2020年3月3日胸部CT

护理评估：

一般护理评估	生命体征	T：37.0℃；P：120次/min；R：23次/min；BP：127/88mmHg
专科评估	呼吸系统	视：呼吸运动急促 触：语颤正常，无胸膜摩擦感 叩：双肺呼吸音清；肺下界下移 听：双肺呼吸音稍粗，左下肺可闻及少量湿啰音
其他系统评估	循环系统	心前区无隆起，心界不大，心率120次/min，律齐，各瓣膜听诊区未闻及病理性杂音

续表

其他系统评估	消化系统	腹平软,肠鸣音正常,大便质软
	泌尿 / 生殖系统	无异常
	内分泌系统	无异常
	神经系统	无异常
量表评分	食欲视觉模拟评分(VAS)	5 分
	乏力视觉模拟评分(VAS)	6 分
	喘促视觉模拟评分(VAS)	6 分
	GAD-7 焦虑量表评分	14 分
	St.Mary's 医院睡眠问卷评分	19 分

中医护理评估:

评估内容	评估结果				
望诊	望神	少神		一问寒热	无恶寒发热
	望面色	红黄隐隐		二问汗	无汗出
	望形	形体偏胖		三问头身	肢倦乏力
	望态	形态自如		四问便	二便调
	望舌	舌体胖大,色淡红,苔黄腻边有齿痕(图 3-1-1-3)	问诊	五问饮食	纳呆
	望皮肤	无异常		六问胸腹	胸闷喘促
	望排泄物	无异常		七问聋	无耳鸣耳聋
闻诊	闻声音	声微懒言,气喘		八问渴	口不渴
	闻气味	无异常		九问睡眠	眠差(睡后易醒)
切诊	脉诊	脉滑数		十问妇科	无异常

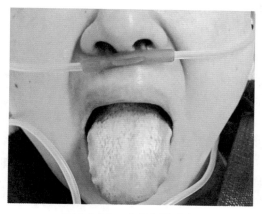

图 3-1-1-3　患者入院舌象

诊断：

中医诊断：疫病（湿毒郁肺证）

西医诊断：新型冠状病毒肺炎

诊疗经过：参照《新型冠状病毒肺炎诊疗方案》，西医予抗炎、抗病毒等治疗，中医以清热宣肺，利湿解毒，辟秽化浊为法，辨证给予中药方药配合中医特色护理技术治疗。经过中西医结合治疗，患者症状好转。

二、辨证思路

新型冠状病毒肺炎当属中医"疫病"范畴。病因为感受"疫疠"之气，患者久居寒湿之地，感受湿邪，邪由口鼻而入，表邪未解，入里化热，引起发热；湿邪内袭于肺，肺失宣降，故见气喘，咳嗽；脾喜燥恶湿，湿邪困脾，脾阳不升，营卫不和，见身体困乏，脾运受损，胃气不降引起纳呆。

本病病机为湿毒郁肺，病性属实，病位在肺，与脾相关，治疗当清热宣肺，利湿解毒。

三、主要护理问题

1. 发热　与疫毒外感，湿邪内蕴有关。

2. 气喘　与毒邪郁肺，肺失宣发肃降有关。（参照《新型冠状病毒肺炎中医护理方案》，以下简称《护理方案》）

3. 焦虑　与情志过极，心失所养有关。（参照《护理方案》）

4. 乏力　与肺气受损，湿邪困脾有关。（参照《护理方案》）

5. 纳呆　与湿邪困脾，脾不运化，胃失和降有关。（参照《护理方案》）

6. 不寐　与湿毒困脾，脾失运化，心神受扰有关。（参照《护理方案》）

四、临证护理

【病情变化】

患者持续低热近半月，体温在37.4℃左右，2月9日入院时体温为37.0℃，入院当天14：00患者突起高热伴微畏寒，困倦加重，周身疼痛，测量体温为39.0℃。

【分析思路】

本患者初起表现为低热不恶寒或微恶寒，是湿邪困厄气机，不能疏散，郁积而化热引起，湿性黏滞，病后缠绵，故持续低热。入院后患者突起高热伴微恶寒，困倦加重，周身疼痛，舌体胖大，色淡红，苔黄腻、边有齿痕，脉滑数，是疫毒传变加快，热毒炽盛所致，治疗当打开郁闭，振奋阳气，以祛湿泄热。

根据患者的症状和情况选择刮痧疗法。

本案例患者刮痧治疗选择：督脉总督一身之阳经，膀胱经统领一身之阳气，所以首取督脉、膀胱经和阳明经经穴以打开郁闭，振奋阳气。本病病位在肺，属于湿毒郁肺所致发热，"经络所过，主治所及"，所以取手太阴肺经同治，重点穴位：大椎、大杼、膏肓、神堂、曲池、合谷、鱼际。

方义：选择督脉、膀胱经进行刮拭，督脉总督一身之阳经，疏通督脉可振奋一身阳气，逐邪外出，达到清热利湿的功效；膀胱经统领一身之阳气，主阳气的化生与输布，同时可补充中焦的脾胃之气，疏通膀胱经有助于湿毒排出，促进健脾化湿。大椎穴位于督脉，乃诸阳之会，可通一身之阳气，大杼、膏肓、神堂乃膀胱经穴，可通调五脏六腑之功能，同时大杼宣肺、膏肓养阴、神堂安神，四穴同用为刮痧治疗各病的主要部位。曲池、合谷分别为手阳明大肠经的合穴和原穴，能清泻阳明和气分、血分的热证；鱼际可以泻肺火，退郁热，具有良好的宣肺清热功效。

【护理措施】

（一）生活起居

保持病室整洁安静，空气清新流通，温暖舒适，避免潮湿，患者衣被适温透气。因发热易耗伤津液，导致口干少津、食欲下降，且易并发口腔感染，故予每日 2 次口腔护理，并指导患者每日三餐前后及睡前用适量金银花泡水漱口。不可妄投寒凉之品，恐湿邪冰伏难祛，故不适合擦浴、冰敷等物理降温措施，患者宜热饮热食。

（二）用药护理

指导患者按时服用中药汤剂，1 剂 1 次，早晚 2 次，温服，密切观察体温变化及汗出情况，药后汗出及时擦干，更换衣服，切忌汗出当风，同时避免汗出过多耗伤正气。

（三）情志调理

患者担心疾病的预后，比较焦虑。护理人员耐心与患者沟通，告知该疾病可防可控可治，并与患者分享成功救治出院案例；同时鼓励患者放空自己，舒缓不良情绪。

（四）中医特色护理技术

刮痧

（1）选穴部位：督脉和膀胱经项背腰段范围，手太阴肺经、手阳明大肠经经穴部位。重点穴位：大椎、大杼、膏肓、神堂、曲池、合谷、外关、鱼际。

（2）操作方法：协助患者取坐位，充分暴露患者背部并注意保暖。将润滑油涂抹于刮痧部位，均匀抹平，刮痧时利用指力和腕力调整刮痧板角度，使刮痧板与皮肤之间的角度约为 45°，力度徐而和，以受刮者能忍受为度。每个部位一般刮 20～30 次,局部刮痧一般 5～10min,从上至下刮擦,保持方向单一。刮痧以皮肤红热为度,对不出痧或出痧较少的部位不强求出痧。刮痧时先刮督脉和膀胱经上的大椎、大杼、膏肓、神堂四穴,刮透后由上往下刮拭督脉和膀胱经(图 3-1-1-4)。然后予患者更换体位,予刮拭手上肺经和大肠经经穴部位,从肩关节处经络所过由上往下刮,从手指末端带出,再在重点穴位上做适当加强。

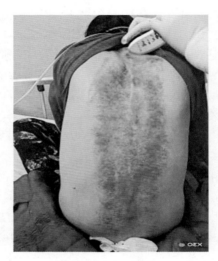

图 3-1-1-4 刮痧

(3)疗效观察:刮痧 30min 左右,患者皮肤呈现出大片红、紫色痧点,患者诉说"全身感觉轻松了好多",叮嘱患者刮痧后注意保暖,饮用一杯温开水,刮痧后 4h 内避免吹风和淋浴,避免感受风寒,刮痧结束 30min 后,复测体温38.3℃。叮嘱患者适量饮用温水,4h 后再次为其复测体温时,患者已经安然入睡,次日晨测量患者体温 36.9℃。

(4)注意事项:操作过程中患者应注意保暖,避风避寒,密切观察患者局部皮肤情况,询问有无不适感,若有不适及时调整。刮痧后 4～6h 后方可沐浴,慎避风寒生冷。做好消毒隔离工作,用过的铜砭刮痧板在 100℃的沸水中持续煮沸 5min 后,沥干晾至常温待用。

【护理评价】

刮痧结束 30min 后,复测患者体温为 38.3℃。4h 后再次为其复测体温时,患者已经安然入睡,次日(2 月 10 日)晨测量患者体温 36.9℃,2 月 10 日至出院患者未再出现发热,体温波动于 36.0～37.2℃(图 3-1-1-5)。

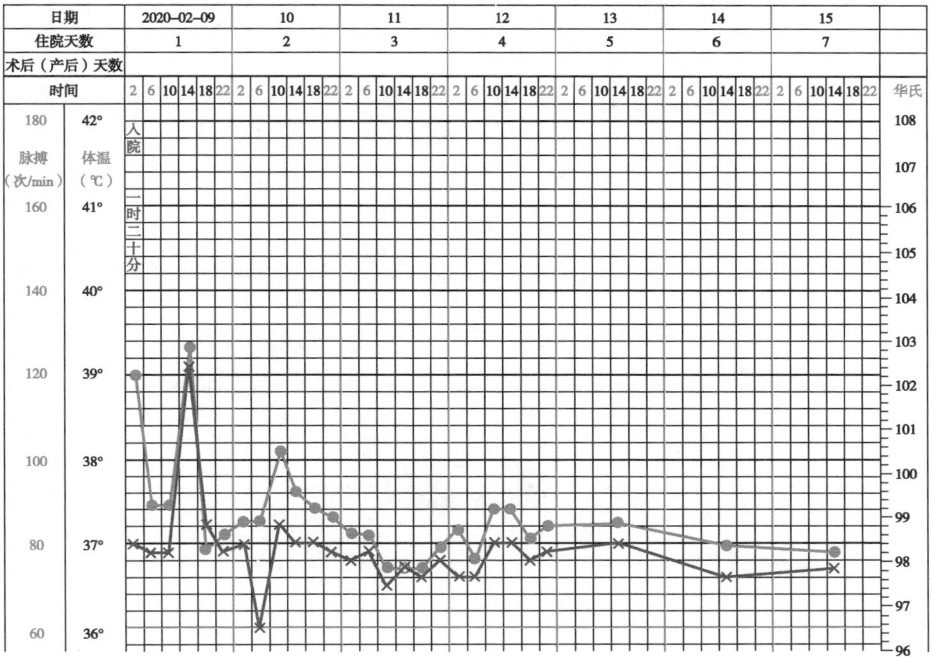

日期	2020-02-09	10	11	12	13	14	15	
住院天数	1	2	3	4	5	6	7	
术后（产后）天数								
时间	2 6 10 14 18 22	2 6 10 14 18 22	2 6 10 14 18 22	2 6 10 14 18 22	2 6 10 14 18 22	2 6 10 14 18 22	2 6 10 14 18 22	华氏

图 3-1-1-5　体温变化图

五、出院指导及延续护理

（一）出院小结

患者神清、精神可，无发热，无明显喘促，无咳嗽咳痰，纳、眠尚可，二便调，双肺呼吸音粗，未闻及明显啰音，新型冠状病毒核酸检测阴性。符合新型冠状病毒肺炎的出院标准，3 月 7 日予出院。

（二）指导要点及延续护理

1. 定点医院要做好与患者居住地基层医疗机构间的联系，共享病历资料，及时将出院患者信息推送至患者辖区或居住地居委会和基层医疗卫生机构。

2. 患者出院后，建议应继续进行 14 天的隔离管理和健康状况监测，佩戴口罩，有条件的居住在通风良好的单人房间，减少与家人的近距离密切接触，分餐饮食，做好手卫生，避免外出活动。

3. 建议在出院后第 2 周和第 4 周到医院随访、复诊。

4. 指导患者出院后按时服用新冠肺炎恢复期 2 号方，水煎服，每日 1 剂，分 2 次服用，药物均应温服。

5．房间保持通风状态，可悬挂中药香囊，内纳辛香燥湿类药物（石菖蒲、苍术、山银花等），助除湿辟秽。

6．慎起居，适寒温。脘腹部、颈后部、双肩部、双膝部、双足部是患者容易受到寒邪侵袭的地方，应加强诸处的保暖防护，汗出及时擦干。

7．切忌熬夜，早睡早起，保证充足睡眠，勿过度使用电子产品，处处顾护阳气。

8．适当运动有利于增强体质，提供八段锦学习视频，指导患者进行八段锦练习。

9．饮食上宜解毒祛湿宣肺食物，如土茯苓、薏苡仁、茵陈等；可食用药膳方，如薏米蒲公英祛湿饮、土茯苓薏米粥、茵陈鲫鱼汤等，以健脾化湿、清热解毒、培土生金。

案例 2

一、病例简介

李某，女，54 岁。

入院日期： 2020 年 1 月 31 日。

发病节气： 大寒。

主诉： 间断咳嗽、咳痰 1 月余，加重伴发热、气喘胸闷半月。

现病史： 患者入院前 1 月出现间断咳嗽、咳痰，半月前开始出现发热，体温最高 38.5℃，伴胸闷、心慌、气短，1 月 29 日胸部 CT 提示"双肺多发感染性病变，纵隔多发肿大淋巴结；双侧胸腔积液，以左侧为明显"。结合流行病学史，1 月 31 日以"新型冠状病毒肺炎"收入院。

入院症见： 患者神清，精神欠佳，咳嗽，痰少痰液清稀，气短、喘息，起病以来肢倦乏力，饮食睡眠欠佳，二便调。舌质淡暗，苔白、薄腻，脉浮紧。

T：37.0℃，P：98 次 /min，R：24 次 /min，BP：140/80mmHg。

既往史： 患者经常居留武汉，有关节炎病史，否认高血压、糖尿病、冠心病史，否认传染病史，否认药物、食物过敏史。

相关实验室检查：

项目	正常值	2 月 1 日	2 月 10 日	3 月 3 日
C 反应蛋白（mg/L）	<3	5.52↑	3.94↑	2.98
白细胞总数（×10⁹/L）	3.3～9.6	1.67↓	3.02↓	7.32
中性粒细胞百分数（%）	50～70	78.6↑	89.6↑	71.80↑
淋巴细胞百分数（%）	20～40	19.4↓	7.2↓	28.1
新型冠状病毒核酸检测	阴性	阳性	/	阴性

其他检查： 2020 年 2 月 9 日胸部 CT 检查示双肺多发感染性病变，纵隔多发肿大淋巴结；双侧大量胸腔积液（左侧大量，右侧少量）。

护理评估：

一般护理评估	生命体征	T：37.0℃；P：98 次 /min；R：24 次 /min；BP：140/80mmHg
专科评估	呼吸系统	视：呼吸运动急促 触：语颤减弱，无胸膜摩擦感 叩：浊音；肺下界下移 听：双肺呼吸音稍粗，未闻及湿啰音
其他系统评估	循环系统	心前区无隆起，心界不大，心率 98 次 /min，律齐，各瓣膜听诊区未闻及病理性杂音
	消化系统	腹平软，肠鸣音正常，大便调
	泌尿 / 生殖系统	无异常
	内分泌系统	无异常
	神经系统	无异常
量表评分	食欲视觉模拟评分（VAS）	6 分
	咳嗽视觉模拟评分（VAS）	6 分
	乏力视觉模拟评分（VAS）	5 分
	St.Mary's 医院睡眠问卷评分	16 分
	GAD-7 焦虑量表评分	13 分

中医护理评估：

评估内容		评估结果			
望诊	望神	少神	问诊	一问寒热	无恶寒发热
	望面色	红黄隐隐		二问汗	无汗出
	望形	形体正常		三问头身	肢倦乏力
	望态	形态自如		四问便	二便调
	望舌	舌质淡暗，苔白、薄腻（图 3-1-2-1）		五问饮食	纳呆
	望皮肤	无异常		六问胸腹	胸闷喘促
	望排泄物	痰少，痰液清稀		七问聋	无耳鸣耳聋
闻诊	闻声音	咳嗽有声，呼吸急促		八问渴	口不渴
	闻气味	无异常		九问睡眠	眠差（多梦）
切诊	脉诊	脉浮紧		十问妇科	已绝经

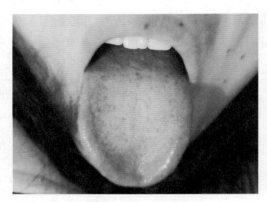

图 3-1-2-1　患者入院舌象

诊断：

中医诊断：疫病（寒湿阻肺证）

西医诊断：新型冠状病毒肺炎

　　诊疗经过：参照《新型冠状病毒肺炎诊疗方案》，西医予抗炎、抗病毒等治疗，中医以解表祛邪、宣肺理气、祛寒化湿为法，辨证给予中药方药配合中医特色护理技术。经过中西医结合治疗，患者症状好转。

二、辨证思路

　　新型冠状病毒肺炎当属中医"疫病"范畴。病因为感受"疫疬"之气，患者久居寒湿之地，感受寒湿之邪，寒湿袭表，阻遏卫阳，故见发热恶寒、无汗出；寒邪直中，客于肺系，故见咳嗽，喘促，稀白痰；脾喜燥恶湿，湿邪困脾，脾阳不升，营卫不和，见肢倦乏力，脾运受损，胃气不降引起纳呆。

　　本病病机为寒湿袭肺，壅遏脾胃，病性属实，病位在肺，与脾、胃相关，故辨证为"寒湿阻肺证"，治疗当以解表祛邪、宣肺理气、祛寒化湿为法。

三、主要护理问题

1. 发热　与外感寒湿之邪，寒湿袭表，阻遏卫阳有关。

2. 咳嗽　与寒邪直中，客于肺系，肺失宣发肃降有关。（参照《护理方案》）

3. 乏力　与肺气受损，湿邪困脾有关。（参照《护理方案》）

4. 焦虑　与情志过极，心失所养有关。（参照《护理方案》）

5. 纳呆　与湿邪困脾，脾不运化，胃失和降有关。（参照《护理方案》）

6. 不寐　与寒湿困脾，脾失运化，心神受扰有关。（参照《护理方案》）

四、临证护理

【病情变化】

患者入院当天及入院后第 1 天,体温波动于 36.8～37.4℃,入院后第 2 天(2 月 2 日)患者突起高热,体温最高达 38.6℃,遵医嘱予退热药物后,患者汗出,体温降至正常,2 月 4 日体温复起,体温最高达 38.0℃(图 3-1-2-2)。

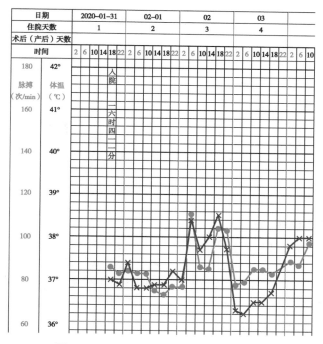

图 3-1-2-2　1 月 31 日至 2 月 4 日体温单

【分析思路】

患者久居寒湿之地,感受寒湿之邪,寒湿袭表,阻遏卫阳,故见恶寒发热,湿邪性黏,致病后常缠绵难愈,所以患者在服用退热药物后热退而复起。此时患者发热畏寒,无汗出,困倦加重,少许口干口苦,纳呆,舌淡暗,苔白、薄腻,脉浮紧,是寒湿袭肺,壅遏脾胃所致,故护理上应以解表祛邪、宣肺理气、祛寒化湿为法。

根据患者的症状和情况可选择刮痧疗法。刮痧技术以调气为首,调动人体的气血运动,所刮之处能引邪出表,加速人体内污物毒素的排出,调动人体的自愈力。

本案例患者刮痧治疗选择:督脉总督一身之阳经,膀胱经统领一身之阳气，同时膀胱经也是人体最大的排毒通道，所以首取督脉和膀胱经经穴以振奋阳气，祛邪外出，达到利湿散寒的功效。本病病位在肺，"经络所过，主治所及"，所以取手太阴肺经同治。重点穴位：大椎、大杼、膏肓、神堂。

方义：选择督脉、膀胱经进行刮拭，督脉总督一身之阳经，疏通督脉可振奋一身阳气，祛邪外出，达到清热利湿的功效；膀胱经统领一身之阳气，主阳气的化生与输布，同时可补充中焦的脾胃之气，疏通膀胱经有助于湿毒排出，促进健脾化湿。大椎穴位于督脉，乃诸阳之会，可通一身之阳气，大杼、膏肓、神堂乃膀胱经穴，可通调五脏六腑之功能，同时大杼宣肺、膏肓养阴、神堂安神，四穴同用为刮痧治疗各病的主要部位。

【护理措施】

（一）生活起居

保持病室整洁安静，空气清新流通，温暖舒适，避免潮湿，患者衣被适温透气；做好口腔护理，每日2次。

（二）用药护理

指导患者按时服用益气温阳、行气化湿中药汤剂，不拘时少量频服，温服。密切观察体温变化及汗出情况，药后汗出及时擦干，更换衣服，切忌汗出当风。

（三）情志调理

患者平时与老伴同住，感情笃深，分离后思念老伴，担心其隔离的起居生活，护理人员帮助患者通过视频连线、语音通话等方式保持其与老伴的联络，及时了解对方的现状，相互鼓励支持；同时告知患者该疾病可防可控可治，耐心与患者沟通，舒缓其不良情绪。

（四）中医特色护理技术

刮痧

（1）选穴部位：督脉和膀胱经项背腰段范围，手太阴肺经经穴部位。重点穴位：大椎、大杼、膏肓、神堂。

（2）操作方法：协助患者取坐位，充分暴露患者背部并注意保暖。将润滑油涂抹于刮痧部位，均匀抹平，刮痧时利用指力和腕力调整刮痧板角度，使刮痧板与皮肤之间的角度约为45°，力度徐而和，以受刮者能忍受为度。每个部位一般刮20～30次，局部刮痧一般5～10min，从上至下刮擦，保持方向单一。刮痧以皮肤红热为度，对不出痧或出痧较少的部位不强求出痧。刮痧时先刮督脉和膀胱经上的大椎、大杼、膏肓、神堂四穴，刮透后由上往下刮拭督脉和膀胱经（图3-1-2-3）。然后予患者更换体位，予刮拭手上肺经经穴部位，从肩关节处经络所过由上往下刮，从手指末端带出。

（3）疗效观察：刮痧45min左右，患者皮肤呈现鲜红色点片状痧象

（图 3-1-2-3），患者汗出，诉说"感觉整个人好转了大半，身体有点发凉"，及时帮助患者清洁刮痧部位，更换干净衣物，叮嘱患者刮痧后注意保暖，饮用一杯温开水，刮痧后 4h 内避免沐浴，避免感受风寒，刮痧结束 30min 后，复测体温 37.6℃。4h 后复测体温为 36.9℃。

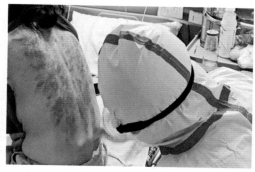

图 3-1-2-3　刮痧

（4）注意事项：操作过程中患者应注意保暖，避风避寒，密切观察患者局部皮肤情况，询问有无不适，若有不适及时调整。做好消毒隔离工作，用过的铜砭刮痧板在 100℃的沸水中持续煮沸 5min 后，沥干至常温待用。使用过的刮痧板（非铜砭）则使用 2 000mg/L 的含氯消毒液进行浸泡，浸泡消毒 1h 后，再用清水冲洗干净，沥干待用。

【护理评价】

刮痧结束 30min 后，复测患者体温为 37.6℃。4h 后复测体温为 36.9℃，刮痧当天（2月4日）患者未再发热（图 3-1-2-4）。

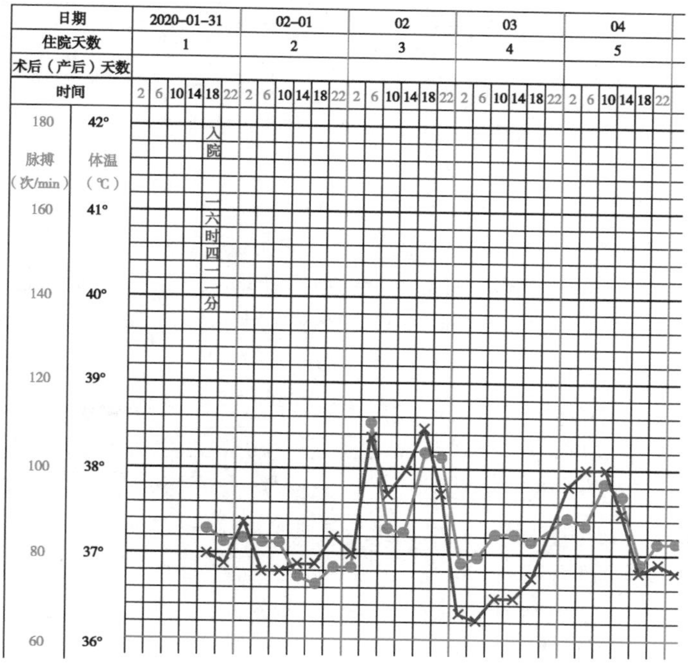

日期	2020-01-31		02-01		02		03		04	
住院天数	1		2		3		4		5	
术后（产后）天数										
时间	2 6 10 14 18 22	2 6 10 14 18 22	2 6 10 14 18 22	2 6 10 14 18 22	2 6 10 14 18 22					

图 3-1-2-4　刮痧后当天体温变化图

【病情变化】

刮痧后第 1 日（2 月 5 日）患者体温持续波动于 36.8～37.8℃，刮痧后第 2 日（2 月 6 日）患者体温持续波动于 38.0℃左右（图 3-1-2-5）。

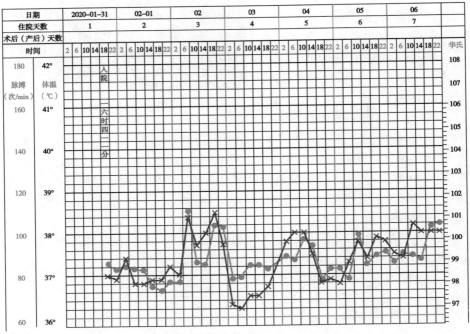

图 3-1-2-5　2 月 5—6 日体温变化图

【分析思路】

此时患者仍有低热伴恶寒、肢倦乏力、纳呆症状，导致患者情绪紧张，患者舌淡暗，苔白、薄腻，脉沉细数，是湿寒积滞所致，湿邪性黏，致病后缠绵难愈，所以反复发热。持续的低热会对身体造成耗损，不利于疾病康复，故护理上当继续以散寒祛湿为法，及时干预。

护理上采用刮痧技术具有良好的退热作用，但湿邪连绵，出现反复发热情况，患者情绪忧虑，担心病情，故根据患者的症状和情况选择耳穴贴压技术配合治疗。主穴选择肾上腺、脑干、肺、交感、内分泌，配穴选择脾、三焦、膀胱。肾上腺具有扶正祛邪，退热消炎，发表通腑和祛湿的作用；脑干具有养血益阴，镇静息风，益脑安神，止咳退热的作用；肺能够运行气血；交感能够滋阴清热，益心安神，行气降逆，利水解毒；内分泌能够培精益气，通络祛邪；脾能够调养阴血，宣肺健脾，除湿固脬；三焦能够利水化浊；膀胱能够清热利水，行气固脬，疏经解表。诸穴合用可起到散寒解表，理气除湿，调补肺脾之虚，化生正气以和邪的作用。

此外,患者病程较长,对疾病认识不足,担心预后,情绪忧虑,忧伤脾,脾失健运,脾虚不能生血,以致阴血不足,无以敛阳亦可引起发热,所以护理上可选择倾听雄伟宽宏,中和温厚,悠扬和谐的宫调式音乐,以调和脾胃。

【护理措施】

（一）生活起居

保持病室整洁安静,空气清新流通,温暖舒适,避免潮湿,患者衣被适温透气;做好口腔护理。

（二）用药护理

指导患者继续按时服用益气温阳、行气化湿中药汤剂,不拘时少量频服,温服。密切观察体温变化及汗出情况,药后汗出及时擦干,更换衣服,切忌汗出当风。

（三）情志调理

继续帮助患者取得家人的支持,同时与患者一起,根据患者的喜好,从宫调式音乐中选择《月儿高》《平湖秋月》《花好月圆》供患者倾听,每日2～3次,每次30min左右,以调和脾胃,舒缓情绪。

（四）中医特色护理技术

耳穴贴压

（1）选穴部位:主穴选择肾上腺、脑干、肺、交感、内分泌,配穴选择脾、三焦、膀胱。

（2）操作步骤:用75%的乙醇消毒耳穴局部,待干后将王不留行籽贴于左耳选定耳穴处,并给予适当按压（揉）,使患者有热、麻、胀、痛的感觉,即"得气"。指导并协助患者正确按压,每日按压3～5次,每次每个穴位按压1～2min,按至全耳发热为度,每3日左右耳更替贴敷。

（3）疗效观察:耳穴贴压后次日（2月7日）晨患者体温降至37.6℃,无恶寒,之后当天体温波动于37.0～37.4℃;耳穴贴压后第2日（2月8日）和第3日（2月9日）患者体温波动于36.0～37.0℃,未再出现发热。因住院用药治疗和刮痧治疗发热后,患者存在发热反复现象,故2月10日,去掉左耳耳穴贴压更换右耳继续予以耳穴贴压治疗至2月13日。至出院患者未再出现发热（图3-1-2-6）。

（4）注意事项:操作过程中注意观察患者局部皮肤情况,询问有无不适感,若有不适及时调整;留置期间应防止胶布脱落或污染,若有脱落或污染及时更换;每次按压耳穴时,用拇指和示指的指腹置于患者耳郭的正面和背面,相对按压,至出现热、麻、胀、痛等感觉,示指和拇指可边压边左右移动,或做圆形移动,一旦找到敏感点,则持续对压20～30s。

【护理评价】

耳穴贴压后次日（2月7日）晨患者体温降至37.6℃，无恶寒，之后当天体温波动于37.0～37.4℃；2月8号至出院患者体温波动于36.0～37.0℃，未再出现发热（图3-1-2-6），患者焦虑情绪亦得到舒缓。

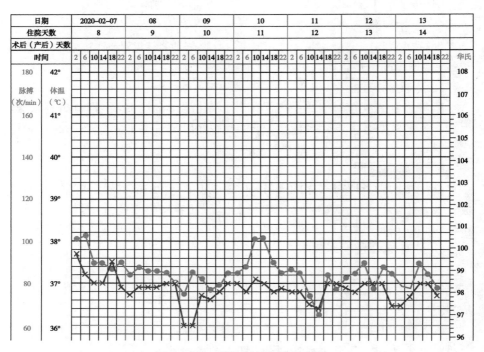

图3-1-2-6　耳穴贴压后体温变化

五、出院指导及延续护理

（一）出院小结

患者精神可，无发热，无恶寒，无咳嗽、咳痰，无气短、喘息，纳、眠可，二便调。双肺呼吸音稍粗，未闻及明显啰音，新型冠状病毒核酸检测阴性，符合新型冠状病毒肺炎的出院标准，3月8日患者予出院。

（二）指导要点及延续护理

1. 定点医院要做好与患者居住地基层医疗机构间的联系，共享病历资料，及时将出院患者信息推送至患者辖区或居住地居委会和基层医疗卫生机构。

2. 患者出院后，建议应继续进行14天的隔离管理和健康状况监测，佩戴口罩，有条件的居住在通风良好的单人房间，减少与家人的近距离密切接触，分餐饮食，做好手卫生，避免外出活动。

3. 建议在出院后第 2 周和第 4 周到医院随访、复诊。

4. 指导患者出院后按时、按量服药。患者平常喜欢喝果汁、饮料等，重点交代患者，服药时用温开水送服，不能用牛奶、果汁等饮料送服。

5. 患者患有关节炎，肢体的支撑力下降，容易发生跌倒，告诉患者要有预防跌倒的意识，嘱其保持居住环境整洁明亮，听见电话铃响时，不要慌张，从容接听；进出浴室、浴缸时，使用握把协助身体移动；经过湿滑地面时，要避开，绕道通过；进入昏暗的房间时，要先开灯再进入，预防跌倒发生。

6. 房间保持通风状态，可悬挂中药香囊，内纳辛香燥湿类药物（石菖蒲、苍术、山银花等），助除湿辟秽。

7. 慎起居，适寒温。患者的脘腹部、颈后部、双肩部、双膝部、双足部是容易受到寒邪侵袭的地方，应加强诸处的保暖防护，汗出及时擦干。

8. 切忌熬夜，早睡早起，保证充足睡眠。

9. 适当运动有利于增强体质，提供八段锦学习视频，指导患者进行八段锦练习。

10. 宜散寒祛湿宣肺食物，如紫苏叶、陈皮、茯神等；可食用药膳方，如紫苏汤、陈皮扁豆饮等，以散寒解表、健脾祛湿。

案例 3

一、病例简介

程某，女，34 岁。

入院日期：2020 年 2 月 20 日。

发病节气：雨水。

主诉：低热 25 天。

现病史：患者于 2020 年 1 月 27 日外出后出现发热，最高体温 38.5℃，恶寒，偶有咳嗽，少许气短，无明显乏力、全身肌肉疼痛等不适。患者予自行隔离 5 天后无发热，偶有咳嗽，遂至当地医院就诊，新型冠状病毒核酸检测阳性，诊断为"新型冠状病毒感染"后予隔离治疗，隔离 14 天后出院。2 月 18 日复检新型冠状病毒核酸阳性，于 2020 年 2 月 20 日以"新型冠状病毒肺炎"收入院。

入院症见：患者神清，精神略疲倦，发热微恶寒，偶有咽痒，咳嗽不显，口渴欲饮，活动后少许气短，少许汗出，乏力，纳呆，眠可，二便调。舌质淡红，苔白微腻，右脉浮，左脉迟弦。

T：37.5℃，P：61 次 /min，R：20 次 /min，BP：115/88mmHg。

既往史：患者经常居留武汉，既往体健，无重大疾病史，配偶患有新型冠状病毒肺炎，现于外院隔离观察，否认药物、食物过敏史。

相关实验室检查：

项目	正常值	2月21日	2月22日	2月25日
白细胞总数（×10⁹/L）	3.3～9.6	6.13	/	/
中性粒细胞百分数（%）	50～70	61.9	/	/
淋巴细胞百分数（%）	20～40	27.2	/	/
新型冠状病毒核酸检测	阴性	阳性	阴性	阴性

白细胞总数（$×10^9$/L）

其他检查： 2020 年 2 月 21 日胸部 CT 检查示双肺未见明显肺炎征象（图 3-1-3-1）。

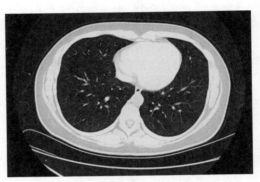

图 3-1-3-1　2020 年 2 月 21 日胸部 CT

护理评估：

一般护理评估	生命体征	T：37.5℃；P：61 次 /min；R：20 次 /min；BP：115/88mmHg
专科评估	呼吸系统	视：活动后少许气短 触：语颤正常，无胸膜摩擦感 叩：双肺正常清音 听：双肺呼吸音无异常
其他系统评估	循环系统	心前区无隆起，心界不大，心率 61 次 /min，律齐，各瓣膜听诊区未闻及病理性杂音
	消化系统	腹平软，肠鸣音正常
	泌尿 / 生殖系统	无异常
	内分泌系统	无异常
	神经系统	无异常
量表评分	食欲视觉模拟评分（VAS）	5 分
	乏力视觉模拟评分（VAS）	3 分

中医护理评估：

评估内容			评估结果			
望诊	望神	少神	问诊	一问寒热	发热，微恶寒	
	望面色	面色淡红		二问汗	少许汗出	
	望形	形体正常		三问头身	偶有咽痒，乏力	
	望态	形态自如		四问便	二便调	
	望舌	舌质淡红，苔白微腻（图3-1-3-2）		五问饮食	纳呆	
	望皮肤	无异常		六问胸腹	无异常	
	望排泄物	无异常		七问聋	无耳鸣耳聋	
闻诊	闻声音	咳嗽不显，活动后少许气促		八问渴	口渴欲饮	
	闻气味	无异常		九问睡眠	眠可	
切诊	脉诊	右脉浮，左脉迟弦		十问妇科	无异常	

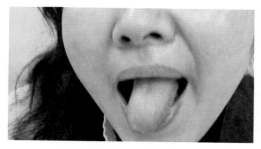

图 3-1-3-2 患者舌象图

诊断：

中医诊断：疫病（寒湿郁肺证）

西医诊断：新型冠状病毒肺炎

诊疗经过：参照《新型冠状病毒肺炎诊疗方案》，西医予抗炎、抗病毒等治疗，中医以祛湿散寒、宣肺开闭为法，辨证给予中药方药配合中医特色疗法治疗。经过中西医结合治疗，患者症状好转。

二、辨证思路

新型冠状病毒肺炎当属中医"疫病"范畴。病因为感受"疫疠"之气，患者久居寒湿之地，感受寒湿外邪，寒湿外邪初起侵犯肺卫，正邪交争，邪胜正伤，引起发热微恶寒、口渴欲饮，活动后少许气短，咽痒，咳嗽；表邪未尽，累及脾土，致脾失健运，故精神疲倦，乏力，纳呆。患者舌淡红，苔白微腻，右脉浮，左脉迟弦为有寒湿表邪。

本病病机为寒湿邪毒犯肺，病性属实，病位在肺，与脾相关，故辨证为"寒湿郁肺证"，治疗当以祛湿散寒、宣肺开闭为法。

三、主要护理问题

1. 发热　与外邪犯肺，肺卫失宣有关。
2. 纳呆　与表邪未尽，累及脾土，致脾失健运有关。（参照《护理方案》）
3. 乏力　与表邪未尽，累及脾土，致脾失健运有关。（参照《护理方案》）

四、临证护理

患者低热25天，2月20日入院时体温为37.5℃，入院当天22：00患者诉发热微恶寒，测量体温为38.3℃（图3-1-3-3）。

【分析思路】

患者表现为低热微畏寒，舌淡红，苔白微腻，右脉浮，左脉迟弦，是寒湿外邪侵犯肺卫，正邪交争，邪胜正伤，引起发热，护理上应以祛湿散寒、宣肺开闭为法。

十二经脉皆上络于耳，耳者宗脉之所聚也，通过刺激耳穴能够起到行气活血，疏通经络，调理阴阳气血，扶正祛邪的作用。主穴选择肾上腺、脑干、肺、交感、内分泌，配穴选择脾、三焦、膀胱。肾上腺具有扶正祛邪、退热消炎、发表通腑和祛湿的作用；脑干具有养血益阴，镇静息风，益脑安神，止咳退热的作用；肺能够运行气血；交感能够滋阴清热，益心安神，行气降逆，利水解毒；内分泌能够培精益气，通络祛邪；脾能够调养阴血，宣肺健脾，除湿固腠；三焦能够利水化浊；膀胱能够清热利水，行气固腠，疏经解表。诸穴合用可起到散寒解表，理气除湿，调补肺脾之虚，化生正气以和邪的作用。

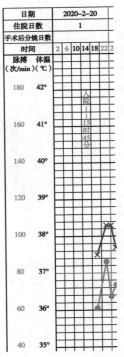

图3-1-3-3　入院当天体温变化图

【护理措施】

（一）生活起居

保持病室整洁安静，空气清新流通，温暖舒适，避免潮湿，患者衣被适温透气；做好口腔护理，每日2次。

（二）用药护理

指导患者按时服用中药，颗粒剂冲服，一剂分早晚 2 次，热水冲服。密切观察体温变化及汗出情况，药后汗出及时擦干，更换衣服，切忌汗出当风。

（三）情志调理

患者配偶确诊新型冠状病毒肺炎，现于外院隔离观察，患者担心其配偶的病情及疾病的预后。护理人员耐心与患者沟通，告知该疾病可防可控可治，并与患者分享成功救治出院案例，鼓励患者多与其配偶沟通交流，相互鼓励，相互支持；同时鼓励患者放空自己，舒缓不良情绪。

（四）中医特色护理技术

耳穴贴压

（1）选穴部位：主穴选择肾上腺、脑干、肺、交感、内分泌，配穴选择脾、三焦、膀胱。

（2）操作步骤：用 75% 的乙醇消毒耳穴局部，待干后将王不留行籽贴于左耳选定耳穴处，并给予适当按压（揉），使患者有热、麻、胀、痛的感觉，即"得气"。指导并协助患者正确按压，每天按压 3～5 次，每次每个穴位按压 1～2min，按至全耳发热为度，每 3 天左右耳更替贴敷。

（3）疗效观察：耳穴贴压 4h 后为其测量体温为 37.7℃，次日（2 月 21 日）晨测量患者体温为 36.9℃，当天未有发热（图 3-1-3-4）。

（4）注意事项：操作过程中注意观察患者局部皮肤情况，询问有无不适感，若有不适及时调整；留置期间应防止胶布脱落或污染，若有脱落或污染及时更换；每次按压耳穴时，用拇指和示指的指腹置于患者耳郭的正面和背面，相对按压，至出现热、麻、胀、痛等感觉，示指和拇指可边压边左右移动，或做圆形移动，一旦找到敏感点，则持续对压 20～30s。

【护理评价】

耳穴贴压 4h 后为其复测体温为 37.7℃，次日（2 月 21 日）晨测量患者体温为 36.9℃，当天未有发热，体温波动于 36.9～37.0℃（图 3-1-3-4）。

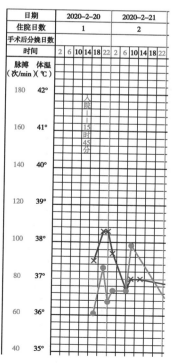

图 3-1-3-4　耳穴贴压后次日体温变化图

【病情变化】

耳穴贴压后第2日（2月22日）13：30时，患者诉发热，测体温为38.1℃（图3-1-3-5）。

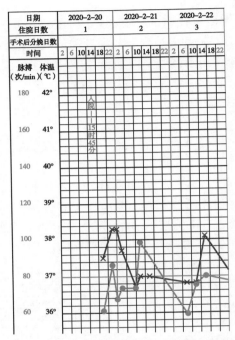

图 3-1-3-5　耳穴贴压后第 2 日体温变化图

【分析思路】

本患者入院首日发热时，在耳穴贴压治疗后，汗出而体温降至正常，今体温降后复热伴畏寒，舌淡红，苔白微腻，脉沉细数，是湿寒疫毒辄复，正邪交争，邪胜正伤所致。护理上当继续予以祛湿散寒、宣肺开闭以退热。

根据患者的症状和情况可配合选择中药沐足，利用"汗法"由外治之。中药沐足已有数千年历史，早在《黄帝内经》就有记载："寒气升，泡脚驱寒，消百病。"足部既是足三阴经（脾经、肝经、肾经）的起始点，又是足三阳经（胃经、胆经、膀胱经）的终止点，是经络最集中的地方，对应着全身的经络反射区，可以调节人体各部分的功能。中药沐足在中医药理论的指导下，选配适宜的中草药，加工制成中药沐足液，进行足部浸沐，中药有效成分在热水的热力帮助下，可通过刺激足部经络，促使药物从皮肤吸收进入到人体血液循环，透过经络传导，进而输布到全身脏腑，从而达到改善体质、调理身体、治疗疾病的效果。

外治之理即内治之理,故选用荆防败毒散加减方进行中药沐足。荆防败毒散加减方由麻黄、荆芥、防风、羌活、独活、前胡、茯苓、枳壳、桔梗、甘草等10味中药组成。方中麻黄辛温,能宣肺气,开腠理,散风寒,与荆芥、防风同用,可增强发汗解表力量以退热;羌活、独活,发汗散寒,祛风除湿止痛;桔梗、枳壳一升一降,利气宽胸;前胡降气祛痰,配枳壳、桔梗又可加强宣肺止咳祛痰之效;茯苓、甘草和中健脾,以除生痰之源,甘草调和诸药。诸药合用,共奏发汗散寒,祛风祛湿,宣肺止咳的功效。

【护理措施】

(一)生活起居

保持病室整洁安静,空气清新流通,温暖舒适,避免潮湿,患者衣被适温透气;发热易耗伤津液,导致口干少津,易并发口腔感染,所以需指导患者做好口腔护理,同时嘱其用甘草荷叶水漱口,每日三餐前后及睡前均可使用。

(二)用药护理

继续指导患者按时服用中药,颗粒剂冲服,一剂分早晚2次,热水冲服。密切观察体温变化及汗出情况。

(三)情志调理

耐心解答患者的疑问,继续鼓励患者多与其配偶沟通交流,相互鼓励,相互支持;同时鼓励患者放空自己,舒缓不良情绪。

(四)中医特色护理技术

中药沐足

(1)沐足药物:麻黄6g,荆芥10g,防风10g,羌活15g,独活15g,前胡10g,茯苓10g,枳壳10g,桔梗6g,甘草6g。

(2)操作步骤:将荆防败毒散加减方煎汤,取沐足器,套上一次性塑料袋,将已配制好的中药沐足液倒入沐足器中,将双足架于沐足盆上,使药液蒸气熏蒸双足,待温度降至40℃左右,将双足浸泡在药液中,以沐足液能浸没脚踝10cm以上为宜,每次沐足20~30min,操作完毕,清洁局部皮肤,协助着衣,安置舒适体位。

(3)疗效观察:中药沐足后患者诉说"热热的,身上出了一身汗",协助患者及时擦干汗液,叮嘱患者注意保暖,适量饮用温开水,沐足结束后1h,复测体温为37.5℃,再次叮嘱患者适量饮用温水,4h后再次为其复测体温为37.3℃,当天未再发热。之后继续为患者沐足2日(2月23日,2月24日),每日1次,患者未再发热,至出院患者体温波动于36.5~37.2℃(图3-1-3-6)。

(4)注意事项:做好消毒隔离工作,操作过程中患者应注意保暖,避风避寒,密切观察患者局部皮肤情况,询问有无不适感,若有不适及时调整。

【护理评价】

中药沐足结束后 1h，测体温为 37.5℃，4h 后为其复测体温为 37.3℃，之后患者未再发热，至出院患者体温波动于 36.5～37.2℃（图 3-1-3-6）。

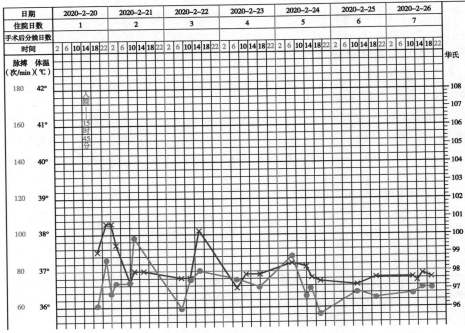

图 3-1-3-6　中药沐足后体温变化图

五、出院指导及延续护理

（一）出院小结

患者神清、精神可，无发热，无恶寒，无咽痒，无咳嗽，无口渴，无明显活动后气短，纳、眠可，二便调，新型冠状病毒核酸检测阴性。符合新型冠状病毒肺炎的出院标准，3 月 9 日予出院。

（二）指导要点及延续护理

1. 定点医院要做好与患者居住地基层医疗机构间的联系，共享病历资料，及时将出院患者信息推送至患者辖区或居住地居委会和基层医疗卫生机构。

2. 患者出院后，建议应继续进行 14 天的隔离管理和健康状况监测，佩戴口罩，有条件的居住在通风良好的单人房间，减少与家人的近距离密切接触，分餐饮食，做好手卫生，避免外出活动。

3. 建议在出院后第 2 周和第 4 周到医院随访、复诊。

4. 指导患者出院后按时服用宣肺汤颗粒剂,一天 2 次温水冲服。

5. 房间保持通风状态,可悬挂中药香囊,内纳辛香燥湿类药物(石菖蒲、苍术、山银花等),助除湿辟秽。

6. 慎起居,适寒温。注意加强脘腹部、颈后部、双肩部、双膝部、双足部的保暖防护。

7. 切忌熬夜,早睡早起,保证充足睡眠。

8. 适当运动有利于增强体质,提供八段锦学习视频,指导患者进行八段锦练习。

9. 宜散寒祛湿食物,如生姜、京葱、芫荽、黑豆等;可食用药膳方,如五虎汤、葱白粥、葱姜红糖水等,以解表散寒、行气化湿。

第二节 咳 嗽

案例 1

一、病例简介

陈某,女,32 岁,体重 50kg。

入院日期:2020 年 1 月 28 日。

发病节气:大寒。

主诉:发热 8 天,伴咳嗽胸闷 2 天。

现病史:患者 8 天前无明显诱因开始出现发热,体温波动于 37.9～38.0℃,感乏力,全身酸痛、食欲减退。2020 年 1 月 21 日,遂至武汉某医院就诊,查血常规及胸部 CT 未见明显异常,自服退烧药后,患者自觉体温正常,但较频繁咳嗽,伴少量白稀痰。2020 年 1 月 25 日再次至医院就诊,查血常规未见异常,胸部 CT 结果示肺部感染,予抗炎、抗病毒治疗后,患者仍咳嗽,感肌肉酸痛,伴解不成形大便,2 次 / 日,今为进一步治疗,以"新型冠状病毒肺炎"收入院。

入院症见:患者神疲,倦怠,无发热,微恶寒,咳嗽伴少量白稀痰,肌肉酸痛,乏力,纳呆、眠差,大便黏腻,小便清长。舌淡红,苔白厚腻,脉濡。

T:37℃,P:93 次 /min,R:20 次 /min,BP:111/73mmHg。

既往史:患者 9 个月前有剖宫产手术史,否认高血压、糖尿病、心脏病、肝炎、肺结核等病史,无药物、食物过敏史,无烟、酒等不良嗜好。居住武汉,有类似疾病家族聚集史。

心理状态：焦虑评分为 15 分。

相关实验室检查：

项目	正常值	1月29日	2月11日
C反应蛋白（mg/L）	<3	18.64↑	5.86↑
白细胞总数（×10⁹/L）	3.3～9.6	3.36	6.24
中性粒细胞百分比（%）	50～70	47.50↓	/
淋巴细胞百分比（%）	20～40	41.00↑	28.3
血清淀粉样蛋白A（mg/L）	<10	47.17↑	/
新型冠状病毒核酸检测	阴性	阳性	阴性

其他检查：2020 年 2 月 10 日胸部 CT 示双肺多发磨玻璃样病变（图 3-2-1-1）。

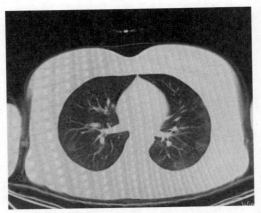

图 3-2-1-1　2020 年 2 月 10 日患者胸部 CT

护理评估：

一般护理评估	生命体征	T：37℃；P：93 次 /min；R：20 次 /min；BP：111/73mmHg
专科评估	呼吸系统	视：呼吸运动正常 触：语颤正常，无胸膜摩擦感 叩：双肺呼吸音清；肺上下界无异常 听：双肺呼吸音稍粗，未闻及明显干湿啰音
其他系统评估	循环系统	心前区无隆起，心界不大，心率 93 次 /min，律齐，各瓣膜听诊区未闻及病理性杂音
	消化系统	腹平软，肠鸣音正常，大便黏腻不爽

续表

其他系统评估	泌尿/生殖系统	发育正常,小便清长
	内分泌系统	无异常
	神经系统	无异常
量表评分	咳嗽视觉模拟评分(VAS)	7分
	乏力视觉模拟评分(VAS)	2分
	GAD-7 焦虑量表评分	15分 (中度焦虑状态)
	St.Mary's 医院睡眠问卷评分	16分

中医护理评估:

评估内容			评估结果		
望诊	望神	少神	问诊	一问寒热	无发热,微恶寒
	望面色	面色萎黄		二问汗	无汗出
	望形	形体适中		三问头身	肌肉酸痛、乏力
	望态	体态自如		四问便	大便黏腻,小便清长
	望舌	舌淡红,苔白厚腻 (图 3-2-1-2)		五问饮食	纳呆
	望皮肤	无异常		六问胸腹	无胸腹痞满
	望排泄物	大便黏腻,小便清长,痰色白质稀量少		七问聋	无耳聋耳鸣
闻诊	闻声音	语音低微,咳声低微		八问渴	口不渴
	闻气味	无异常		九问睡眠	眠差
切诊	脉诊	脉濡		十问妇科	无异常

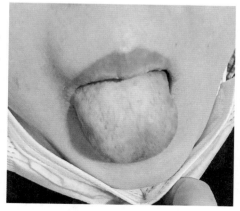

图 3-2-1-2　患者入院舌象

诊断：

中医诊断：疫病（寒湿郁肺证）

西医诊断：新型冠状病毒肺炎

诊疗经过： 参照《新型冠状病毒肺炎诊疗方案》，西医予抗炎、抗病毒、止咳治疗；中医以祛湿散寒、解表达邪、宣肺止咳为法，辨证给予中药方药配合中医特色护理技术。经过中西医结合治疗，患者症状明显好转。

二、辨证思路

新型冠状病毒肺炎当属中医"疫病"范畴。寒湿阻滞是疫病早期之机，患者为年轻女性，因劳逸失常，外感寒湿之邪，卫表不固，故见恶寒；湿邪郁肺，肺失宣降，肺气上逆而作，故见咳嗽；肺宣降无力，累及脾土，脾失健运，水湿不化，聚湿生痰，故见咳痰；脾失健运，故见肌肉酸痛、乏力、纳呆、大便黏腻；舌淡红，苔白厚腻，脉濡，皆为寒湿郁肺之征。

本病病机为寒湿内蕴，病性属实，病位在肺，与脾相关，故辨证为"寒湿郁肺证"，治以"祛湿散寒、解表达邪、宣肺止咳"为法。

三、主要护理问题

1. 咳嗽　与寒湿犯肺、肺失宣降、气机上逆有关。
2. 纳呆　与湿困脾胃、脾胃运化失司有关。（参照《护理方案》）
3. 肌肉酸痛　与肺宣降无力，累及脾土，致脾胃运化失司有关。（参照《护理方案》）

四、临证护理

1月28日患者入院时咳嗽伴少量白稀痰，咳嗽视觉模拟评分（VAS）为7分。

【分析思路】

该患者感受疫疠邪气而染病，寒湿之邪侵袭肺系，肺失宣降，肺气上逆，故见咳嗽。寒邪、湿邪均为阴邪，易损伤机体阳气，治疗当以祛湿散寒、解表达邪、宣肺止咳为法。结合中药热熨疗法，使药入经络、行气血、营阴阳，从而达到温经散寒、健脾祛湿、宣肺止咳的目的。

热熨药物主要选择芥子、紫苏子、莱菔子、吴茱萸。芥子性味辛温，入肺、胃二经，温能发散，故有利气豁痰、温中开胃之功；紫苏子主气，具有降气消痰、止咳平喘、润肠的功效；吴茱萸具有散寒止痛、降逆止呕的功效；莱菔子用于消食除胀、祛痰降气。四药炒（加）热后热熨起到温肺祛寒、降气化痰的作用。热熨穴位选取大椎、定喘、肺俞、中脘。大椎属督脉，又是手足三阳、督脉的交会穴，主要功用为振奋阳气，解表祛邪，主治一切外感表证；定喘能止咳平喘,通宣理肺;肺俞为足太阳膀胱经背部的腧穴,是肺气转输、输注之处,有解表宣肺、肃降肺气的作用。此外,卫外之气源自脾胃,由于中脘属奇经八脉之任脉,有补中气、理中焦、化滞和中之功,中药热熨此穴能打开胃气,祛湿效果更佳。中药热熨以上穴位,对患者起疏通腠理,促进肺气舒畅的作用,从而缓解患者咳嗽的症状。

【护理措施】

(一)生活起居

病室保持清洁、安静,避免探视,注意保暖,避免再次邪袭肺卫。

(二)用药护理

中药宜分2次,早、晚餐后半小时温服。

(三)情志调理

做好心理疏导,使患者保持心情平和,从容而处;帮助患者克服对疾病的恐惧,为患者讲解疾病相关知识,减少因对疾病的未知造成的恐惧焦虑,增强患者战胜疾病的信心。

(四)专科护理

1. 观察咳嗽程度、持续时间等,观察痰液的性状,痰声,有无喘促、发绀等伴随症状。

2. 患者咳嗽时指导其做好防护,以纸巾遮掩口鼻,咳嗽后向内折叠丢弃于黄色感染性垃圾桶中,避免飞沫污染。每日清洁口腔2次,清除口腔异味。

3. 咳嗽剧烈或持续性咳嗽,可含服有清咽润喉、生津止渴作用的含片,也可频饮少量温开水,以减轻咽喉部的刺激。

(五)中医特色护理技术

中药热熨疗法 选取大椎、定喘、肺俞,协助患者采取坐位,将中药炒(加)热,温度控制在50~70℃为宜,隔着一次性治疗巾进行热熨,注意询问患者温度是否合适。开始时,手法轻而快速地以推熨、滚烫方法来回热熨大椎、定喘、肺俞,约10min,热熨至毛孔打开,汗出为佳;随着药包温度降低,用力增强,速度渐慢。待药包温度下降到合适温度(患者可以耐受为宜),嘱患者平卧,把药包平敷在大椎、定喘、肺俞下,约10min。另外,再用一个中药包,隔着一次性治疗巾在中脘热熨10min,待药包温度下降,把药包敷在中脘,以理中焦,增强祛湿效果。年老及感觉障碍者不宜超过50℃,以免烫伤。热熨治疗后患者要注意避风寒,4h内不能湿水或洗澡,防止外邪入侵。

【护理评价】

1月30日,患者咳嗽咳痰较前好转,以干咳为主,咳嗽视觉模拟评分(VAS)由7分降至5分;2月4日,无明显咳嗽,咳嗽视觉模拟评分(VAS)为0分(图3-2-1-3)。

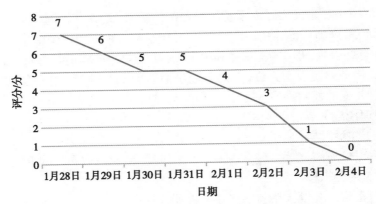

图 3-2-1-3　患者咳嗽视觉模拟评分（VAS）

五、出院指导及延续护理

（一）出院小结

患者神清，精神可，无发热恶寒，无咳嗽咳痰，无肌肉酸痛乏力，纳、眠可，二便调，新型冠状病毒核酸检测阴性。符合新型冠状病毒肺炎的出院标准，2 月 12 日患者予出院。

（二）指导要点及延续护理

1. 定点医院要做好与患者居住地基层医疗机构间的联系，共享病历资料，及时将出院患者信息推送至患者辖区或居住地居委会和基层医疗卫生机构。

2. 患者出院后，建议应继续进行 14 天的隔离管理和健康状况监测，佩戴口罩，有条件的居住在通风良好的单人房间，减少与家人的近距离密切接触，分餐饮食，做好手卫生，避免外出活动。

3. 建议在出院后第 2 周和第 4 周到医院随访、复诊。

4. 起居有常，顺应四时，随季节气候的变化而增减衣物，特别注意颈部（天突）及肩背部（定喘、肺俞）的保暖，避免受凉感冒。注意劳逸结合，合理安排休息与活动。

5. 饮食宜解表达邪、宣肺祛湿之品，如紫苏、生姜、葱白、薏苡仁、山药等。

案例 2

一、病例简介

元某，女，56 岁，体重 60kg。

入院日期： 2020 年 1 月 30 日。

发病节气：大寒。

主诉：发热伴反复咳嗽约 12 天。

现病史：患者约 12 天前无明显诱因间断低热，伴反复咳嗽，咳少量白痰，无明显胸闷、喘息、腹泻、呕吐、肌肉酸胀等，在武汉某医院就诊，1 月 21 日行胸部 CT 检查提示"肺部斑片状阴影"，在该院行抗炎、抗病毒治疗后自觉症状改善不明显，仍有低热，间有胸闷症状，今日以"新型冠状病毒肺炎"收入院。

入院症见：患者神疲，恶寒发热，体温 37.7℃，咳嗽伴少量白稀痰，肢体酸楚，乏力，纳呆，眠欠佳，二便调。舌淡红，苔微白腻，脉浮。

T：37.7℃，P：90 次 /min，R：20 次 /min，BP：130/76mmHg。

既往史：否认高血压、糖尿病、心脏病、肝炎、肺结核等病史，无食物、药物过敏史，无烟、酒等不良嗜好。居住武汉，有类似疾病家族聚集史。

心理状态：焦虑评分为 15 分。

相关实验室检查：

项目	正常值	1 月 31 日	2 月 4 日	2 月 17 日
C 反应蛋白（mg/L）	<3	33.72 ↑	/	1.16
白细胞总数（×10⁹/L）	3.3～9.6	3.92	5.07	5.16
中性粒细胞百分比（%）	50～70	75.60 ↑	72.30 ↑	/
淋巴细胞百分比（%）	20～40	18.70 ↓	16.6 ↓	32.9
血清淀粉样蛋白 A（mg/L）	<10	263.08 ↑	/	/
钾离子（mmol/L）	3.5～5.3	3.20 ↓	/	/
新型冠状病毒核酸检测	阴性	阳性	/	阴性

其他检查：2020 年 2 月 8 日胸部 CT 示双肺多发磨玻璃样病变（图 3-2-2-1），2020 年 2 月 17 日胸部 CT 示感染灶较前减轻（图 3-2-2-2）。

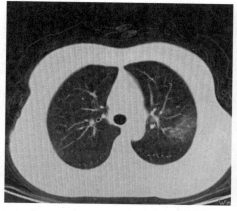
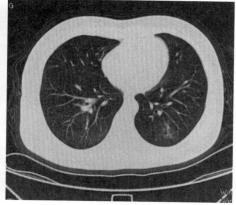

图 3-2-2-1　2020 年 2 月 8 日患者胸部 CT　　图 3-2-2-2　2020 年 2 月 17 日患者胸部 CT

护理评估：

一般护理评估	生命体征	T: 37.7℃；P: 90 次 /min；R: 20 次 /min；BP: 130/76mmHg
专科评估	呼吸系统	视：呼吸运动正常 触：语颤正常，无胸膜摩擦感 叩：双肺呼吸音清；肺上下界无异常 听：双肺呼吸音稍粗，可闻及少许湿啰音
其他系统评估	循环系统	心前区无隆起，心界不大，心率 90 次 /min，律齐，各瓣膜听诊区未闻及病理性杂音
	消化系统	腹平软，肠鸣音正常，大便调
	泌尿 / 生殖系统	发育正常，小便调
	内分泌系统	无异常
	神经系统	无异常
量表评分	咳嗽视觉模拟评分（VAS）	7 分
	乏力视觉模拟评分（VAS）	3 分
	GAD-7 焦虑量表评分	15 分（中度焦虑状态）
	St.Mary's 医院睡眠问卷评分	16 分

中医护理评估：

评估内容			评估结果		
望诊	望神	少神	问诊	一问寒热	恶寒发热
	望面色	面色萎黄		二问汗	无汗出
	望形	形体正常		三问头身	肢体酸楚，乏力
	望态	体态自如		四问便	二便调
	望舌	舌淡红，苔微白腻（图 3-2-2-3）		五问饮食	纳呆
	望皮肤	无异常		六问胸腹	无胸腹痞满
	望排泄物	痰色白，质稀量少		七问聋	无耳聋耳鸣
闻诊	闻声音	语声低微，咳声低微		八问渴	口不渴
	闻气味	无异常		九问睡眠	眠欠佳
切诊	脉诊	脉浮		十问妇科	已绝经

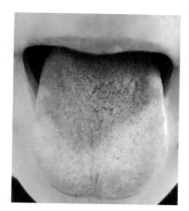

图 3-2-2-3　患者入院舌象

诊断：

中医诊断：疫病（寒湿郁肺）

西医诊断：新型冠状病毒肺炎

诊疗经过：参照《新型冠状病毒肺炎诊疗方案》，西医予抗炎、抗病毒、止咳、纠正电解质紊乱等治疗；中医以祛湿散寒、解表达邪、宣肺止咳为法，辨证给予中药方药配合中医特色护理技术。经过中西医结合治疗，患者症状明显好转。

二、辨证思路

新型冠状病毒肺炎当属中医"疫病"范畴。寒湿阻滞是疫病早期之机，患者外感寒湿疫毒之邪，卫表不和，故见恶寒发热；邪袭于肺，肺失宣降，肺气上逆，故见咳嗽；湿邪累及脾土，致脾失健运，水湿不化，聚湿生痰，故见咳痰；脾失健运，故见肢体酸痛、乏力、纳呆；舌淡红，苔微白腻，脉浮，皆为寒湿郁肺之征。

本病病机为寒湿内蕴，病性属实，病位在肺，与脾相关，故辨证为"寒湿郁肺证"，治以"祛湿散寒、解表达邪、宣肺止咳"为法。

三、主要护理问题

1. 发热　与感受寒湿疫毒之邪，卫表不和有关。（参照《护理方案》）
2. 咳嗽　与肺失宣降、肺气上逆有关。
3. 纳呆　与湿邪困脾、脾运化失常有关。（参照《护理方案》）

四、临证护理

1月30日患者入院时咳嗽，咳少量白稀痰，咳嗽视觉模拟评分（VAS）为7分。

【分析思路】

寒湿之邪侵袭肺卫,致肺失宣降,脾失健运,水湿不化,聚湿生痰,故见咳嗽、咳痰。寒湿之邪入侵,引起脏腑气机紊乱,阴阳失调,需祛湿散寒、解表达邪、宣肺止咳,以扶正祛邪,从而缓解咳嗽症状。结合患者症状,根据中医脏腑-经络相关理论,可选择天灸疗法,因其刺激体表穴位,通过经络的传导和调整,可纠正脏腑阴阳的偏衰,改善患者经络气血的运行,从而达到扶正祛邪的目的。天灸疗法基本药物为芥子、细辛、甘遂、延胡索,配伍运用以达温肺止咳、化饮、驱散寒邪和活血行气之功,其药性透过皮肤屏障,由表入里,激发经络之气,温通经络、调畅气机。

针对本例患者寒湿郁肺的表现,天灸疗法可选用手太阴肺经、足太阳膀胱经以及足阳明胃经的穴位进行贴敷。天突穴属任脉,能宽胸理气、通利气道、降痰宣肺;定喘穴属经外奇穴,有止咳平喘之效;肺俞是足太阳膀胱经的腧穴,具有调补肺气、补虚清热的作用;脾俞属足太阳膀胱经的腧穴,有利湿升清、健脾和胃之效;足三里为足阳明胃经的主要穴位之一,有燥化脾湿、生发胃气之功。贴敷以上穴位能达到祛湿散寒、解表达邪、宣肺止咳的作用。

此外,患者因寒湿郁肺,耗气伤阳,肺脾两虚,可配合穴位按摩,激发经络之气,以达到通经活络、调整人体功能、祛邪扶正的目的。可选用合谷、尺泽、膻中、天突等穴位,合谷能宣肺理气,疏风解表,调汗泄热;尺泽能清宣肺气,泻火降逆;膻中能阻挡邪气、宣发正气;天突长于宣肺止咳、调理气机、理气降逆。按摩以上穴位以达到宣肺止咳的疗效。

【护理措施】

(一)生活起居

病室保持清洁、安静,避免探视,注意保暖,避免再次邪袭肺卫。

(二)用药护理

中药宜分2次,早、晚餐后半小时温服。

(三)情志调理

嘱患者保持心情舒畅,采取说理开导、移情易性等方法对患者进行情志护理,同时让患者家属每天电话问候,加强与患者的沟通。

(四)专科护理

1. 观察患者咳嗽的程度、持续时间,观察痰液的色、质、量变化及痰声,观察有无喘促、发绀等伴随症状。

2. 患者咳嗽时指导其做好防护,以纸巾遮掩口鼻,咳嗽后向内折叠丢弃于黄色感染性垃圾桶中,避免飞沫污染。每日清洁口腔2次,清除口腔异味。

3. 咳嗽剧烈或持续性咳嗽,可含服有清咽润喉、生津止渴作用的含片,也可频饮少量温开水,以减轻咽喉部的刺激。

（五）中医特色护理技术

1. 天灸疗法　取芥子、细辛、甘遂、延胡索按 4∶4∶1∶1 比例共研细末，以老姜汁调和成花生米大小的药膏，用穴位贴贴于天突、定喘、肺俞、脾俞，每次贴药 30～60min，以皮肤温热发红为度。敷药处出现热、凉、麻、蚁行感或轻中度疼痛属于正常现象，如出现烧灼或针刺样剧痛，或皮肤瘙痒时应停止贴敷，以温水清洁贴敷部位。

2. 穴位按摩　咳嗽间歇期间，选取合谷、尺泽、天突、膻中进行按摩以缓解症状。顺时针旋转点按，力度适中，以局部感觉酸胀、有热感、皮肤微红为度，不宜空腹进行，每穴点按 2～3min，每天 1～2 次。按摩时注意保暖。

【护理评价】

2 月 1 日，患者咳嗽、咳痰较前好转，咳嗽视觉模拟评分（VAS）由 7 分降至 5 分；2 月 6 日，咳嗽视觉模拟评分（VAS）为 0 分（图 3-2-2-4）。

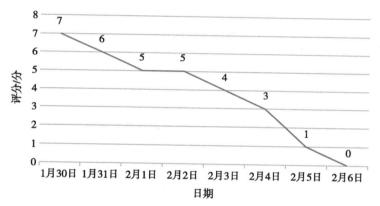

图 3-2-2-4　患者咳嗽视觉模拟评分（VAS）

五、出院指导及延续护理

（一）出院小结

患者神清，精神可，无恶寒发热，无咳嗽无痰，无肢体酸痛乏力，纳、眠可，二便调，新型冠状病毒核酸检测阴性。符合新型冠状病毒肺炎的出院标准，2 月 17 日患者予出院。

（二）指导要点及延续护理

1. 定点医院要做好与患者居住地基层医疗机构间的联系，共享病历资料，及时将出院患者信息推送至患者辖区或居住地居委会和基层医疗卫生机构。

2. 患者出院后，建议应继续进行 14 天的隔离管理和健康状况监测，佩戴口罩，有条件的居住在通风良好的单人房间，减少与家人的近距离密切接触，分餐饮食,做好手卫生,避免外出活动。

3. 建议在出院后第 2 周和第 4 周到医院随访、复诊。

4. 起居有常,顺应四时,随季节气候的变化而增减衣物,特别注意颈部(天突穴)及肩背部(定喘穴、肺俞穴)的保暖,避免受凉感冒。注意劳逸结合,合理安排休息与活动。

5. 饮食宜祛湿散寒、宣肺止咳之品,如紫苏、葱白、薏苡仁、陈皮山药粥、生姜杏仁煲猪肺等。

案例3

一、病例简介

杨某,女,68 岁,体重 55kg。

入院日期: 2020 年 2 月 5 日。

发病节气: 立春。

主诉: 咳嗽 10 天,发热 2 天。

现病史: 患者 10 天前开始出现咳嗽伴鼻塞、流清涕,无咽痒、全身酸痛、乏力等不适。1 月 27 日患者在武汉某医院行胸部 CT 平扫加三维重建提示双肺多发感染病灶,予头孢(具体不详)等对症治疗,患者咳嗽无明显好转,并逐渐出现喘促,于 2 月 2 日到某院就诊,新型冠状病毒核酸检测阳性,患者近 2 天间断发热,2 月 5 日以"新型冠状病毒肺炎"收入院。

入院症见: 患者神疲体倦,间断发热,干咳,活动后喘促,纳呆,眠稍差,大便黏腻,小便调。舌淡红,苔微黄腻,脉滑。

T: 38.3℃,P: 88 次 /min,R: 26 次 /min,BP: 122/77mmHg。

既往史: 患者 6 年前行甲状腺结节手术治疗,5 年前行腰椎间盘突出手术治疗,否认心脏病、高血压、糖尿病、肝炎、肺结核等病史,无烟、酒等不良嗜好。居住武汉,有类似疾病家族聚集史。

心理状态: 焦虑评分为 15 分。

相关实验室检查:

项目	正常值	2月6日	2月8日	2月11日	2月24日
C 反应蛋白(mg/L)	<3.0	54.99↑	/	3.94↑	1.43
白细胞总数(×10⁹/L)	3.3～9.6	4.91	/	12.03↑	10.60↑
中性粒细胞百分比(%)	50～70	72.80↑	/	84.80↑	75.90↑
淋巴细胞百分比(%)	20～40	18.60↓	/	9.80↓	18.70↓
血清淀粉样蛋白 A(mg/L)	<10	253.86↑		8.16	<5.00
血液酸碱度	7.35～7.45	7.52↑	7.45	/	/

续表

项目	正常值	2月6日	2月8日	2月11日	2月24日
氧分压（mmHg）	71～104	186↑	214↑	/	/
二氧化碳分压（mmHg）	35～46	37	41	/	/
全血剩余碱（mmol/L）	−3～3	6.90↑	4.10↑	/	/
钾离子（mmol/L）	3.5～5.3	3.08↓	/	4.3	
新型冠状病毒核酸检测	阴性	阳性	/	/	阴性

其他检查：2020年2月16日胸部CT示双肺多发感染性病变，双侧少许胸腔积液（图3-2-3-1）。

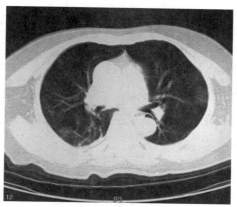

图3-2-3-1　2020年2月16日患者胸部CT

护理评估：

一般护理评估	生命体征	T：38.3℃；P：88次/min；R：26次/min；BP：122/77mmHg
专科评估	呼吸系统	视：呼吸运动急促 触：语颤正常，无胸膜摩擦感 叩：双肺呼吸音清；肺上下界无异常 听：双肺呼吸音稍粗，双肺可闻及散在湿啰音
其他系统评估	循环系统	心前区无隆起，心界不大，心率88次/min，律齐，各瓣膜听诊区未闻及病理性杂音
	消化系统	腹平软，肠鸣音正常，大便黏腻
	泌尿/生殖系统	发育正常，小便调
	内分泌系统	甲状腺结节手术史
	神经系统	无异常

续表

量表评分	咳嗽视觉模拟评分（VAS）	7分
	乏力视觉模拟评分（VAS）	4分
	GAD-7焦虑量表评分	15分（中度焦虑状态）
	St.Mary's医院睡眠问卷评分	19分

中医护理评估：

评估内容	评估结果				
望诊	望神	少神	问诊	一问寒热	发热，无恶寒
	望面色	面色萎黄		二问汗	无汗出
	望形	形体适中		三问头身	神疲体倦
	望态	体态自如		四问便	大便黏腻，小便调
	望舌	舌淡红，苔微黄腻（图3-2-3-2）		五问饮食	纳呆
	望皮肤	无异常		六问胸腹	憋闷喘促
	望排泄物	无痰，大便黏腻，小便调		七问聋	无耳聋耳鸣
闻诊	闻声音	活动后喘促，干咳，咳声低微无力		八问渴	口不渴
	闻气味	无异常		九问睡眠	眠稍差（难入眠）
切诊	脉诊	脉滑		十问妇科	已绝经

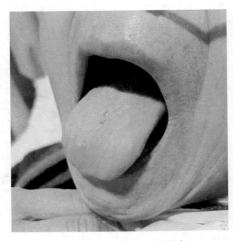

图3-2-3-2 患者入院舌象

诊断：

中医诊断：疫病（湿热蕴肺证）

西医诊断：新型冠状病毒肺炎

诊疗经过：参照《新型冠状病毒肺炎诊疗方案》，西医予以抗炎、抗病毒、纠正电解质紊乱、护胃等治疗；中医以宣畅气机、清热化湿为法，辨证给予中药方药配合中医特色护理技术。经过中西医结合治疗，患者症状明显好转。

二、辨证思路

新型冠状病毒肺炎当属中医"疫病"范畴。病因为感受"疫疠"之气，因患者素体阳盛，湿热内蕴于肺，发而为病。患者感受湿邪，致卫表不和郁久化热，故见发热；湿主黏腻重浊，易阻遏气机，热主躁动向上，湿热壅阻肺气，肺失宣降，肺气上逆，故见咳嗽；湿热蕴肺，肺失宣降，发为喘促；脾主运化水湿，喜燥恶湿，湿困脾胃，使脾胃运化失司，升降失常，故见纳呆。舌淡红，苔微黄腻，脉滑皆为湿热蕴肺之征。

本病病机为湿热疫毒内蕴，病性属实，病位在肺，与脾、胃相关，故辨证为"湿热蕴肺证"。治以宣畅气机、清热化湿为法。

三、主要护理问题

1．喘促　与肺失宣降、肺气上逆有关。（参照《护理方案》）

2．发热　与素体阳盛，湿热内蕴于肺有关。（参照《护理方案》）

3．咳嗽　与湿热壅阻肺气，肺失宣降、肺气上逆有关。

四、临证护理

2月5日患者入院时干咳频繁，咳嗽视觉模拟评分（VAS）为7分。

【分析思路】

患者咳嗽由外邪疫毒所引起，表现为咳嗽，以干咳为主，夹有湿热邪气，故见舌淡红，苔微黄腻，脉滑，证属湿热蕴肺，主要考虑为湿毒外感，内犯于肺，肺气壅实，清肃失司；加之患者年过六旬，脏器俱虚，湿邪犯肺，肺失宣降，肺气上逆，发为咳嗽，治疗当以宣畅气机、清热化湿为法。结合患者症状，可选择虎符铜砭刮痧疗法，使邪热之气从体表排出，达到发汗解表、宣通气血、舒筋活络的目的。

本案例患者刮痧治疗选择：本患者乃肺气壅实，清肃失司，以干咳为主，治疗应以宣肺理气为主，督脉、足太阳膀胱经可主阳气的化生与输布，又"经络所过，主治所及"，所以治疗咳嗽以刮拭督脉、足太阳膀胱经、手太阴肺经为主。该患者年纪较大，刮痧应先稳定上焦，先刮心经、心包经、肺经。重点穴位为大椎、大杼、风门、肺俞、列缺、尺泽、天突至膻中。

方义：督脉总督一身之阳经，打通督脉可梳理一身阳气，祛邪外出；足太阳膀胱经统领一身之阳气，主阳气的化生与输布，同时可补充中焦的脾胃之气，疏通足太阳膀胱经有助于湿毒排出。大椎是督脉的腧穴，又是手足三阳、督脉的交会穴，主要功用为振奋阳气，解表祛邪，主治一切外感表证；大杼属足太阳膀胱经，有祛风解表、宣肃肺气的作用；肺俞为足太阳膀胱经背部的腧穴，是肺气转输、输注之处，有解表宣肺、肃降肺气的作用；风门为风邪出入之门户，同属于足太阳膀胱经穴位，且在肺脏之上，刮痧可疏风宣肺、降逆止咳；列缺主要起宣通肺气之效果；尺泽为"合治内脏"，可以直接调理肺气，使肺气肃降；天突至膻中为任脉经穴部位，以宽胸理气。

另外，患者中焦气机不畅，气机上逆而致咳嗽，可予中药热熨天枢、梁门、大横、中脘，以温经通络、调畅气机、宣肺止咳。中药热熨药物包括芥子、紫苏子、莱菔子、吴茱萸。芥子性味辛温，入肺、胃二经，温能发散，故有温中开胃之功；紫苏子主气，具有降气消痰、止咳平喘、润肠的功效；吴茱萸具有散寒止痛、降逆止呕的功效；莱菔子消食除胀、祛痰降气。另外，天枢属于足阳明胃经，为大肠经之募穴，腑气之所通，其位于中、下脘之间，紧邻脾胃，为气机运行之枢机；梁门属足阳明胃经，具有和胃理气、健脾调中的功效；大横属足太阴脾经，除湿散结、理气健脾；中脘属奇经八脉之任脉，有补中气、理中焦、化滞和中之功。中药热敷以上穴位有疏通腠理、调畅气机的作用，从而缓解患者咳嗽的症状。

【护理措施】

（一）生活起居

病室保持清洁、安静，避免探视，注意保暖，避免再次邪袭肺卫。

（二）用药护理

中药宜分2次，早、晚餐后半小时温服。

（三）情志调理

嘱患者保持心情舒畅，采取说理开导、移情易性等方法对患者进行情志护理，同时让患者家属每天电话问候，加强与患者的沟通。

（四）专科护理

1. 观察患者咳嗽的程度、持续时间等，观察有无痰声、喘促有无加重、有无发绀等。

2. 患者咳嗽时指导其做好防护，以纸巾遮掩口鼻，咳嗽后向内折叠丢弃于黄色感染性垃圾桶中，避免飞沫污染。每日清洁口腔2次，清除口腔异味。

3. 咳嗽剧烈或持续性咳嗽，可含服有清咽润喉、生津止渴作用的含片，也可频饮少量温开水，以减轻咽喉部的刺激。

（五）中医特色护理技术

1．铜砭刮痧疗法

（1）选穴部位：督脉和膀胱经项背腰段范围，手少阴心经、手厥阴心包经、手太阴肺经。重点穴位为大椎、大杼、肺俞、风门、列缺、尺泽、天突至膻中。

（2）操作方法：协助患者取坐位，充分暴露患者背部并注意保暖。将润滑油涂抹于刮痧部位，均匀抹平，刮痧板与皮肤成45°，从上至下刮擦，保持方向单一，下板力度均匀，以受刮者能忍受为度，刮痧以皮肤红热为度，对不出痧或出痧较少的部位不强求出痧。刮痧时按照心包经→心经→肺经的顺序，先刮患者的手三阴经，先刮左手，再刮右手，从肩关节处经络所过处由上往下刮，从手指末端带出，再在重点穴位上做适当加强。然后刮督脉和膀胱经上的大椎、大杼、膏肓、神堂四穴，刮透后由上往下刮拭督脉和膀胱经。最后刮天突至膻中段，由上往下刮。

（3）注意事项：操作过程中患者应注意保暖，避风寒，密切观察患者局部皮肤情况，询问有无不适感，若有不适及时调整。注意观察患者痧象、舌象、咳嗽症状及二便的变化。刮痧间隔时间以患者痧退为准，3～5次为一个疗程。终末做好消毒隔离工作。

2．中药热敷　选取天枢、梁门、大横和中脘，协助患者采取坐位或仰卧位，将中药炒（加）热，温度控制在50～70℃为宜，隔着一次性治疗巾进行热熨，注意询问患者温度是否适宜。热熨至毛孔打开，汗出为佳，时间约10min，然后放在相应的穴位上敷10min。年老及感觉障碍者不宜超过50℃，以免烫伤。热熨后患者要注意避风寒，4h内不能湿水或洗澡，防止外邪入侵。

【护理评价】

2月6日患者咳嗽症状较前明显好转，咳嗽视觉模拟评分（VAS）为5分；2月7日，咳嗽视觉模拟评分（VAS）为2分；2月9日，咳嗽视觉模拟评分（VAS）为0分（图3-2-3-3）。

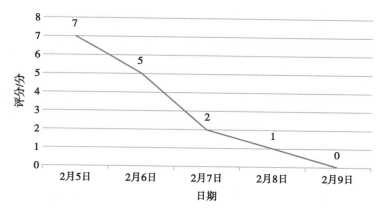

图3-2-3-3　患者咳嗽视觉模拟评分（VAS）

五、出院指导及延续护理

（一）出院小结

患者神清、精神可，无发热恶寒，无咳嗽，无喘促，无倦怠乏力，纳、眠可，二便调，新型冠状病毒核酸检测阴性。符合新型冠状病毒肺炎的出院标准，2月25日患者予出院。

（二）指导要点及延续护理

1. 定点医院要做好与患者居住地基层医疗机构间的联系，共享病历资料，及时将出院患者信息推送至患者辖区或居住地居委会和基层医疗卫生机构。

2. 患者出院后，建议应继续进行14天的隔离管理和健康状况监测，佩戴口罩，有条件的居住在通风良好的单人房间，减少与家人的近距离密切接触，分餐饮食，做好手卫生，避免外出活动。

3. 建议在出院后第2周和第4周到医院随访、复诊。

4. 起居有常，顺应四时，随季节气候的变化而增减衣物，特别注意颈部（天突穴）及肩背部（定喘穴、肺俞穴）的保暖，避免受凉感冒。注意劳逸结合，合理安排休息与活动。

5. 饮食宜宣畅气机、清热化湿之品，以患者脾胃受纳和运化能力为评估首要条件，酌情选择营养膳食，如小米粥、陈皮薏米怀山粥、土茯苓、赤小豆等。忌糯米、肥肉等滋腻厚味及生冷瓜果。

案例4

一、病例简介

金某，女，79岁，体重55kg。

入院日期：2020年2月20日。

发病节气：雨水。

主诉：发热咳嗽1周。

现病史：患者1周前开始出现发热，咳嗽，痰少，无喘促，无明显咽痛、头痛不适，自行服用药物治疗，具体药物不详。儿子也出现类似症状，患者遂至社区医院检查新型冠状病毒核酸，结果示阳性，遂以"新型冠状病毒肺炎"收入院治疗。

入院症见：神疲，倦怠乏力，面色萎黄，发热、无恶寒，咳嗽痰少色黄，憋闷喘促，大便秘结，小便尚调。舌暗红，苔黄腻，脉滑数。

T：38.0℃，P：101次/min，R：24次/min，BP：145/89mmHg。

既往史：否认心脏病、高血压、糖尿病、肝炎、肺结核等病史；无烟、酒等不良嗜好。居住武汉，有类似疾病家族聚集史。

心理状态：焦虑评分为 15 分。

相关实验室检查：

项目	正常值	2 月 20 日	2 月 22 日
白细胞总数（×10⁹/L）	3.5～9.5	6.59	/
中性粒细胞百分比（%）	40～75	59.9	/
淋巴细胞百分比（%）	20～50	27.3	/
白蛋白（g/L）	40～55	36.4	/
血液酸碱度	7.35～7.45	7.46↑	/
氧分压（mmHg）	71～104	71.00	/
二氧化碳分压（mmHg）	35～46	39.00	/
全血剩余碱（mmol/L）	−3～3	3.70↑	/
新型冠状病毒核酸检测	阴性	阳性	阴性

其他检查：2020 年 2 月 25 日胸部 CT 示双肺可见多发斑片状磨玻璃密度影及条索状密度增高影，以胸膜下为著（图 3-2-4-1）；2020 年 2 月 29 日胸部 CT 示双肺炎症较前吸收好转（图 3-2-4-2）。

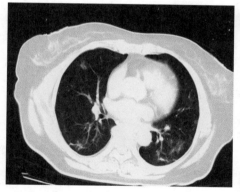

图 3-2-4-1　2020 年 2 月 25 日患者胸部 CT　　图 3-2-4-2　2020 年 2 月 29 日患者胸部 CT

护理评估：

一般护理评估	生命体征	T：38.0℃；P：101 次 /min；R：24 次 /min；BP：145/89mmHg
专科评估	呼吸系统	视：呼吸运动正常 触：语颤正常，无胸膜摩擦感 叩：双肺呼吸音清；肺上下界无异常 听：双肺呼吸音稍粗，未闻及明显干湿啰音

续表

其他系统评估	循环系统	心前区无隆起,心界不大,心率 101 次/min,律齐,各瓣膜听诊区未闻及病理性杂音
	消化系统	腹平软,肠鸣音正常,大便秘结
	泌尿/生殖系统	发育正常,小便尚调
	内分泌系统	无异常
	神经系统	无异常
量表评分	咳嗽视觉模拟评分(VAS)	8 分
	呼吸困难评分(mMRC)	2 分
	乏力视觉模拟评分(VAS)	2 分
	GAD-7 焦虑量表评分	15 分(中度焦虑状态)
	St.Mary's 医院睡眠问卷评分	16 分

中医护理评估：

评估内容		评估结果			
望诊	望神	少神	问诊	一问寒热	发热,无恶寒
	望面色	面色萎黄		二问汗	无汗出
	望形	形态正常		三问头身	倦怠乏力
	望态	体态自如		四问便	大便秘结,小便尚调
	望舌	舌暗红,苔黄腻		五问饮食	纳呆
	望皮肤	皮肤干涩		六问胸腹	憋闷喘促
	望排泄物	痰色黄量少,大便秘结,小便尚调		七问聋	无耳聋耳鸣
闻诊	闻声音	语声低微		八问渴	口渴不欲饮
	闻气味	无异常		九问睡眠	眠差
切诊	脉诊	脉滑数		十问妇科	已绝经

诊断：

中医诊断：疫病(湿毒郁肺证)

西医诊断：新型冠状病毒肺炎

诊疗经过：参照《新型冠状病毒肺炎诊疗方案》,西医予抗炎、抗病毒、提高免疫力、退热止咳平喘等治疗；中医以祛湿解郁、宣肺止咳为法,辨证给予中药方药配合中医特色护理技术。经过中西医结合治疗,患者症状明显好转。

二、辨证思路

新型冠状病毒肺炎当属中医"疫病"范畴。病因为感受"疫疠"之气，患者年过七旬，脏器俱虚，外感湿毒之邪，由口鼻肌腠侵入人体，滞留脉络，表寒入里郁而化热，故见发热；湿邪黏滞重浊，使病情缠绵难愈；邪阻于肺，肺失宣降，肺气上逆，肾不纳气，故见咳嗽、胸部憋闷喘促；湿邪困于脾土，致脾失健运，水湿不化，聚湿生痰，肺失宣降，故见咳痰；脾为中土，其性喜燥恶湿，湿毒侵袭更易伤及脾气、脾阳，脾气不化，清气不升，浊气不降，清浊混于中焦，故见乏力、纳呆；脾虚运化失常，糟粕内停，故见便秘。舌暗红，苔黄腻，脉滑数，皆为湿毒阻肺之征。

本病病机为湿邪疫毒阻肺，病性属实，病位在肺，与脾、肾相关，故辨证为"湿毒郁肺证"，治以清热解毒、祛湿解郁、宣肺止咳为法。

三、主要护理问题

1. 发热　与感湿毒之邪，滞留脉络，表寒入里郁而化热有关。（参照《护理方案》）

2. 咳嗽　与疫邪阻肺，肺失宣降，肺气上逆有关。

3. 喘促　与肺失宣降、肺气上逆、肾不纳气有关。（参照《护理方案》）

四、临证护理

2月5日患者入院时咳嗽明显、痰少色黄，咳嗽视觉模拟评分（VAS）为8分。

【分析思路】

患者年过七旬，脏器俱虚，阳气不足，受疫毒邪气而染病，致肺失宣降，肺气上逆，又湿困脾土，致脾失健运，水湿不化，聚湿生痰，故见咳痰；若阳气得回，则生机必现，正气渐充，则邪气自出。治疗当以祛湿解郁、宣肺止咳为法，以求促进气机调畅，缓解症状。结合患者症状，可选择虎符铜砭刮痧疗法使湿邪之气从体表排出，达到疏通经络、通调营卫、祛湿排毒、调和脏腑和促邪透达的作用。

本案例患者刮痧治疗选择：本患者乃肺失宣降，肺气上逆，又湿困脾土，致脾失健运，治疗应以清热解毒、祛湿解郁、宣肺止咳为主。督脉、足太阳膀胱经可主阳气的化生与输布，又"经络所过，主治所及"，所以治疗以督脉、足太阳膀胱经、手太阴肺经、足太阴脾经经穴为主。另外，患者大便秘结，内热盛，刮痧除向上宣达之外，也需促热下排，泄热的手阳明大肠经和足阳明胃经经穴也作为重点穴位。该患者年纪较大，刮痧应先稳定上焦，先刮心经、心包经、肺经。重点穴位为大椎、肺俞、脾俞、太渊、太白、尺泽、天突至膻中、合谷、曲池、足三里、丰隆。

方义：督脉总督一身之阳经，打通督脉可梳理一身阳气，祛邪外出；膀胱经统领一身之阳气，主阳气的化生与输布，同时可补充中焦的脾胃之气，疏通膀胱经有助于湿毒排出。大椎穴是督脉的腧穴，又是手足三阳、督脉的交会穴，主要功用为振奋阳气，解表祛邪，主治一切外感表证；肺俞为膀胱经穴位，且在肺脏之上，刮痧可疏风宣肺、降逆止咳；太渊为肺经的原穴，太白是脾经的原穴，是脏腑原气输注之处，两穴配合使用则健运脾土而利肺气；尺泽为"合治内脏"，可以直接调理肺气，使肺气肃降；天突至膻中为任脉经穴部位，宽胸理气；合谷主治发热，有推动天部层次的气血运动，向天部层次输送水湿云气的作用；曲池有清热解表、疏经通络的作用；足三里可燥化脾湿，生发胃气；丰隆可推动中焦脾胃之气，使气行津布、痰湿得化。

【护理措施】

（一）生活起居

病室保持清洁、安静，避免探视，注意保暖，避免再次邪袭肺卫。

（二）用药护理

中药宜分2次，早、晚餐后半小时温服。

（三）情志调理

嘱患者保持心情舒畅，采取说理开导、顺情解郁、移情易性等方法对患者进行情志护理，同时让患者家属每天电话问候或视频，加强与患者的沟通，增强患者战胜病毒的信心。

（四）专科护理

1. 观察咳嗽程度、持续时间等，观察痰液的性状、痰声等，有无喘促加重、发绀等症状。

2. 患者咳嗽时指导其做好防护，以纸巾遮掩口鼻，咳嗽后向内折叠丢弃于黄色感染性垃圾桶中，避免飞沫污染。每日清洁口腔2次，清除口腔异味。

3. 咳嗽剧烈或持续性咳嗽，可含服有清咽润喉、生津止渴作用的含片，也可频饮少量温开水，以减轻咽喉部的刺激。

4. 根据"肺与大肠相表里"的理论，肺气降则腑气通，保持大便通畅，有助于退热、降气止咳平喘，故应观察每日大便次数、性状。

（五）中医特色护理技术

刮痧疗法

（1）选穴部位：督脉和膀胱经项背腰段范围，手少阴心经、手厥阴心包经、手太阴肺经、足太阴脾经、手阳明大肠经、足阳明胃经。重点穴位为大椎、肺俞、脾俞、太渊、太白、尺泽、天突至膻中、足三里、丰隆。

（2）操作方法：协助患者取坐位，充分暴露患者背部并注意保暖。将润滑油涂抹于刮痧部位,均匀抹平,刮痧板与皮肤成45°,从上至下刮擦,保持方向单一,下板力度均匀,以受刮者能忍受为度,刮痧以皮肤红热为度,对不出痧或出痧较少的部位不强求出痧。刮痧时按照心包经→心经→肺经的顺序先刮患者的手三阴经,先刮左手,再刮右手,从肩关节处经络所过处由上往下刮,从手指末端带出,再在重点穴位上做适当加强。然后刮督脉和膀胱经上的大椎、大杼、膏肓、神堂四穴,刮透后由上往下刮拭督脉和膀胱经。刮透督脉和膀胱经后予刮天突至膻中段,由上往下刮,最后予下肢刮痧,从膝关节以下经络所过处由上往下刮,从脚趾末端带出,最后将刮痧板放平,在太渊、太白上打磨至局部发热。

（3）注意事项:操作过程中患者应注意保暖,避风避寒,密切观察患者局部皮肤情况,询问有无不适感,若有不适及时调整。注意观察患者痧象、舌象、咳嗽症状及二便的变化。刮痧间隔时间以患者痧退为准,3～5次为一个疗程。终末做好消毒隔离工作。

【护理评价】

2月21日,患者咳嗽较前好转,咳嗽视觉模拟评分(VAS)由8分降至6分;2月27日,无明显咳嗽,咳嗽评分为1分(图3-2-4-3)。

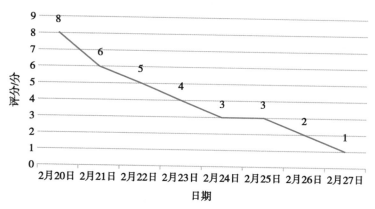

图 3-2-4-3 患者咳嗽视觉模拟评分(VAS)

五、出院指导及延续护理

（一）出院小结

患者神清,精神可,无发热恶寒,咳嗽较前明显缓解,无咳痰,无憋闷喘促,二便调,新型冠状病毒核酸检测阴性。符合新型冠状病毒肺炎的出院标准,3月2日患者予出院。

（二）指导要点及延续护理

1. 定点医院要做好与患者居住地基层医疗机构间的联系，共享病历资料，及时将出院患者信息推送至患者辖区或居住地居委会和基层医疗卫生机构。

2. 患者出院后，建议应继续进行 14 天的隔离管理和健康状况监测，佩戴口罩，有条件的居住在通风良好的单人房间，减少与家人的近距离密切接触，分餐饮食，做好手卫生，避免外出活动。

3. 建议在出院后第 2 周和第 4 周到医院随访、复诊。

4. 注意劳逸结合，保证充足的睡眠，适当锻炼身体，增强体质，如八段锦、六字诀等。

5. 注意颈部、肩背部的保暖（天突、大椎、定喘、肺俞），避免疫毒湿邪入侵。

6. 房间保持通风状态，可悬挂中药香囊，内纳辛香燥湿类药物（石菖蒲、苍术、山银花等），助除湿辟秽。

7. 保持大便通畅，以防大便不畅，郁而化热，毛孔打开，易受外邪。

8. 饮食宜祛湿解郁、宣肺止咳之品，如赤小豆、薏苡仁、扁豆、银耳羹等。

案例 5

一、病例简介

尹某，男，70 岁。

入院日期：2020 年 1 月 29 日。

发病节气：大寒。

主诉：发热、咳嗽、胸闷 3 天。

现病史：患者 1 月 27 日开始出现发热，最高体温 38.2℃，间断伴有咳嗽、喘息，自服阿比多尔，患者无明显好转，伴咳嗽胸闷不适，于某院行肺部 CT 提示双肺多发感染性病变，为进一步治疗，以"新型冠状病毒肺炎"收入院。

入院症见：神疲，倦怠乏力，低热，无恶寒，咳嗽，咳痰，色白量少，胸部憋闷，纳呆、眠欠佳，便溏。舌淡红，苔白腻，脉濡。

T：37.0℃，P：77 次 /min，R：22 次 /min，BP：138/70mmHg。

既往史：有高血压病史，最高血压 180/110mmHg，口服厄贝沙坦和盐酸特拉唑嗪（高特灵），血压控制情况不详；脑出血病史；腰椎间盘突出、慢性支气管炎病史，以及长期吸烟史。否认高血脂、糖尿病、心脏病、肝炎、肺结核等病史，否认外伤手术史及过敏史。居住武汉，有类似疾病家族聚集史。

心理状态：焦虑评分为 15 分。

相关实验室检查：

项目	正常值	1月30日	2月3日	2月9日	2月17日
C反应蛋白（mg/L）	<3	41.25↑	/	5.78	5.96
白细胞总数（×10^9/L）	3.3～9.6	3.57		6.83	5.97
中性粒细胞百分比（%）	50～70	58.40	/	67.50	32.70↓
淋巴细胞百分比（%）	20～40	34.30		22.80	28.10
血清淀粉样蛋白A（mg/L）	<10	71.10↑		8.93	8.89
血液酸碱度	7.35～7.45	7.41		/	/
氧分压（mmHg）	71～104	163.00↑		/	/
二氧化碳分压（mmHg）	35～46	35		/	/
白蛋白（g/L）	40～55	32.10↓	/	31.00↓	37.2↓
钾离子（mmol/L）	3.5～5.3	2.60↓		3.71	4.25
新型冠状病毒核酸检测	阴性	阳性	阴性	/	/

其他检查： 2020年2月9日胸部CT示双肺多发磨玻璃样感染灶（图3-2-5-1）。

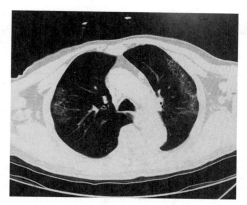

图3-2-5-1　2020年2月9日患者胸部CT

护理评估：

一般护理评估	生命体征	T: 37.0℃；P: 77次/min；R: 22次/min；BP: 138/70mmHg
专科评估	呼吸系统	视：呼吸运动正常 触：语颤正常，无胸膜摩擦感 叩：双肺呼吸音清；肺上下界无异常 听：双肺呼吸音稍粗，未闻及明显干湿啰音

续表

其他系统评估	循环系统	心前区无隆起,心尖搏动位置正常,心相对浊音界正常,心律齐,未闻及病理性杂音及附加音
	消化系统	腹平软,肠鸣音正常,便溏
	泌尿/生殖系统	发育正常,小便调
	内分泌系统	无异常
	神经系统	头颅无畸形,双侧瞳孔等大等圆,对光反射灵敏,其他生理反射存在,病理反射未引出
量表评分	咳嗽视觉模拟评分(VAS)	8分
	乏力视觉模拟评分(VAS)	4分
	呼吸困难分级(mMRC)	2级
	GAD-7焦虑量表评分	15分(中度焦虑状态)
	St.Mary's医院睡眠问卷评分	16分

中医护理评估：

评估内容		评估结果		
望诊	望神	少神	一问寒热	低热,无恶寒
	望色	面色苍白	二问汗	无汗出
	望形	形体消瘦	三问头身	倦怠乏力
	望态	活动自如,畏缩多衣	四问便	大便溏,小便调
	望舌	舌淡红,苔白腻(图3-2-5-2)	五问饮食	纳呆
	望皮肤	无异常	问诊	六问胸腹	胸部憋闷
	望排泄物	痰色白、量少,大便溏,小便调	七问聋	无耳聋耳鸣
闻诊	闻声音	语声低微无力	八问渴	口不渴
	闻气味	无异味	九问睡眠	眠欠佳
切诊	脉诊	脉濡	十问妇科	/

诊断：

中医诊断：疫病（寒湿阻肺证）

西医诊断：新型冠状病毒肺炎

诊疗经过：参照《新型冠状病毒肺炎诊疗方案》，西医予抗炎、抗病毒、纠正电解质、提高免疫力、止咳平喘等治疗；中医以温肺散寒、祛湿解郁为法，辨证给予中药方药配合中医特色护理技术。经过中西医结合治疗，患者症状明显好转。

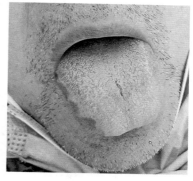

图 3-2-5-2　患者入院舌象

二、辨证思路

新型冠状病毒肺炎当属中医"疫病"范畴。寒湿阻滞是疫病早期之机，患者年过七旬，年老体虚，外感寒湿之邪，邪袭肺卫，表寒未解、入里郁而化热，而见低热；邪阻于肺，肺失宣降，肺气上逆，故见胸部憋闷、咳嗽；湿困脾土，致脾失健运，水湿不化，聚湿生痰，肺宣降无力，故见咳痰，色白量少；脾阳受困，水湿运化失调，故见倦怠乏力、纳呆、便溏；舌淡红，苔白腻，脉濡，皆为寒湿内阻之征。

本病病机为寒湿内阻，病性属实，病位在肺，与脾、肾相关，故辨证为"寒湿阻肺证"，治以温肺散寒、祛湿解郁为法。

三、主要护理问题

1. 喘促　与邪阻于肺、肺失宣降，肺气上逆有关。（参照《护理方案》）
2. 咳嗽　与肺失宣降，肺气上逆有关。
3. 发热　与感受寒湿疫毒之邪，邪袭肺卫，表寒未解、郁而化热有关。（参照《护理方案》）

四、临证护理

1月29日患者入院时咳嗽、痰白量少，咳嗽视觉模拟评分（VAS）为8分。

【分析思路】

患者年老体虚，寒湿之邪侵袭肺卫入里，致肺失宣降，肺气上逆，脾失运化，痰浊内生，治以温肺散寒、祛湿解郁，以达到扶正祛邪，缓解咳嗽症状的目的。火龙罐具有温经通络、祛湿散寒、通调营卫的作用，予选择火龙罐综合灸。火龙罐综合灸是以梅花瓣罐口设计，梅花瓣罐口为刮痧板和按摩齿旋转走罐；根据罐体大小，罐中可用1～3支艾条为灸疗火源，为集推拿、刮痧、艾灸于一体的中医特色治疗，具有温经散寒、通经活络、调节脏腑、补益强身的作用。运用火龙罐的气化和序化作用，取督脉（督脉为"阳脉之海"督领六阳经，调节全身阳经经气）、足太阳膀胱经、手少阳三焦经（中焦寒湿瘀阻以至纳呆）进行操作，以天柱穴至大椎穴、风府穴至大椎穴、翳风穴至肩井穴、大椎穴至脾俞穴为重点进行操作。天柱、大杼、肺俞、脾俞、大椎为对症穴位，天柱属足太阳膀胱经，有化气壮阳、祛风解表、舒筋活络、强筋骨的作用；大杼属足太阳膀胱经，有祛风解表、宣肃肺气的作用；肺俞为足太阳膀胱经背部的腧穴，是肺气转输、输注之处，有解表宣肺、肃降肺气的作用；脾俞属足太阳膀胱经的腧穴，有利湿升清、健脾和胃之效；大椎属督脉，又是手足三阳、督脉的交会穴，有振奋阳气、解表祛邪之功，主治一切外感表证，起温肺散寒、祛湿解郁之功效，从而缓解患者咳嗽的症状。

此外，患者具有倦怠乏力、纳呆、便溏症状，乃湿邪困阻脾胃、气机阻滞所致，结合耳穴贴压调和脏腑功能，疏通经络。针对患者症状，予患者耳穴贴压治疗，选取脾、胃、三焦、肺、神门、内分泌等穴位。主穴脾、胃、三焦、肺调畅气机、调理脾胃，配穴神门宁心安神，内分泌祛湿通经络，通过王不留行籽刺激相应部位及器官在耳部相对应的反应点，调和肺、脾、胃的功能，调理经络以改善患者倦怠乏力、纳呆、便溏的症状。

【护理措施】

（一）生活起居

病室保持清洁、安静，避免探视，注意保暖，避免再次邪袭肺卫、由表入里。

（二）用药护理

中药宜分2次，早、晚餐后半小时温服。

（三）情志调理

嘱患者保持心情舒畅，采取说理开导、顺情解郁、移情易性等方法对患者进行情志护理，同时让患者家属每天电话问候或视频，加强与患者的沟通。

（四）专科护理

1. 观察咳嗽程度、持续时间等，观察痰液的性状及痰声，有无喘促加重、发绀等症状。

2. 患者咳嗽时指导其做好防护，以纸巾遮掩口鼻，咳嗽后向内折叠丢弃于黄色感染性垃圾桶中，避免飞沫污染。每日清洁口腔2次，清除口腔异味。

3. 咳嗽剧烈或持续性咳嗽，可含服有清咽润喉、生津止渴作用的含片，也可频饮少量温开水，以减轻咽喉部的刺激。

（五）中医特色护理技术

1. 火龙罐综合灸

（1）选穴部位：背部督脉，足太阳膀胱经，手少阳三焦经（上焦、中焦）。

重点穴位：天柱、大杼、肺俞、脾俞、大椎。

（2）操作步骤：患者穿单件秋衣，取俯坐位，铺一次性治疗中单，注意保暖，用火龙罐（银罐）进行操作，取督脉、足太阳膀胱经、手少阳三焦经扶正祛邪，对天柱、风府、大椎、大杼、肺俞、厥阴俞、脾俞重点操作，并增加闪罐，促进热力渗透，增加气化时间，达到祛湿散寒、宣肺止咳之功效，操作部位由上到下，操作至患者皮肤泛红（毛孔张开）为宜。患者为老年男性，形体消瘦，肌肉较薄，在操作过程中应控制温度避免烫伤，并询问患者有无不适。火龙罐每天 1 次，一般操作 20～30min。

（3）注意事项：治疗过程中暴露部位注意保暖，必要时屏风遮挡。操作完毕嘱患者饮用适量温开水，4～6h 内不能吹风及沐浴，避免感受风寒之邪。终末做好消毒隔离工作。

2. 耳穴贴压　选用质硬而光滑的王不留行籽贴敷于单侧耳部穴位。选取肺、气管、支气管、神门、枕、内分泌、平喘等穴，再配以脾、胃等中焦的穴位。适当按压所贴穴位，使患者有热、麻、胀、痛的感觉，即"得气"。指导并协助患者正确按压，每天 3～5 次，每次每穴 1～2min，按至全耳发热为度。睡前 1h 勿按压，左右耳更替贴压，每 3 天更换敷贴，若敷贴脱落则随时补贴。

【护理评价】

2 月 8 日患者咳嗽症状较前明显好转，咳嗽视觉模拟评分（VAS）为 3 分；2 月 12 日，咳嗽视觉模拟评分（VAS）为 1 分（图 3-2-5-3）。

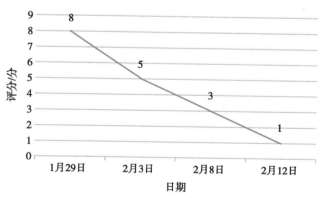

图 3-2-5-3　患者咳嗽视觉模拟评分（VAS）

五、出院指导及延续护理

（一）出院小结

患者神清，精神可，无发热恶寒，咳嗽较前明显好转，无痰，无胸部憋闷及喘促，无倦怠乏力，纳、眠可，二便调，双肺呼吸音清，新型冠状病毒核酸检测阴性。符合新型冠状病毒肺炎的出院标准，2月25日患者予出院。

（二）指导要点及延续护理

1．定点医院做好与患者居住地基层医疗机构间的联系，共享病历资料，及时将出院患者信息推送至患者辖区或居住地居委会和基层医疗卫生机构。

2．患者出院后，继续进行14天的隔离管理和健康状况监测，佩戴口罩，有条件的居住在通风良好的单人房间，减少与家人的近距离密切接触，分餐饮食，做好手卫生，避免外出活动。

3．出院后第2周和第4周到医院随访、复诊。

4．起居有常，顺应四时，随季节气候的变化而增减衣物，特别注意颈部（天突）及肩背部（定喘、肺俞）的保暖，避免寒湿疫毒之邪入侵。

5．饮食宜温肺散寒、健脾祛湿之品，如生姜、山药排骨汤、陈皮猪肺汤、枇杷叶粥等。

第三节　喘　促

案例1

一、病例简介

任某，女，56岁，体重55kg。

入院日期：2020年1月31日。

发病节气：大寒。

主诉：发热8天，加重伴咳嗽喘促4天。

现病史：患者1月23日左右陪同患"病毒性肺炎"的家属就诊后出现寒战，然后出现发热，最高38.6℃，给予退热治疗后体温下降，次日再次上升，1月27日左右开始出现咳嗽，喘促，在家服用连花清瘟胶囊后症状无好转，于1月31日以"新型冠状病毒肺炎"收入院。

入院症见：患者神清，精神疲倦，发热，咳嗽无痰，动则喘促，端坐不能平卧，睡眠欠佳，纳呆，小便可，大便不畅。舌红，苔黄，脉数。

T：38℃，P：102次/min，R：33次/min，BP：126/92mmHg，SPO$_2$：93%。

既往史：有"病毒性肺炎"接触史，无重大疾病史；否认家族病病史；否认吸烟、饮酒史；否认药物、食物过敏史。

心理状态：焦虑评分为17分。

相关实验室检查：

项目	正常值	1月31日	2月1日	2月4日
C反应蛋白(临)(mg/L)	<10	15.24↑	/	1.66
白细胞总数(×10⁹/L)	3.3～9.6	4.43	/	10.6↑
中性粒细胞百分数(%)	50～70	74.34↑	/	70.90
淋巴细胞百分比(%)	20～40	20.3	/	23.40
血液酸碱度	7.35～7.45	7.53↑	7.44	7.41
氧分压(mmHg)	71～104	85	97	/
二氧化碳分压(mmHg)	35～46	35	41	/
全血剩余碱(mmol/L)	-3～3	2.9	1.9	1.1
钾离子(mmol/L)	3.5～5.3	2.76↓	4.3	/
新型冠状病毒核酸检测	阴性	阳性	/	阴性

其他检查： 2019年1月31日，胸部CT平扫加三维重建显示双肺散在感染性病变（图3-3-1-1）。

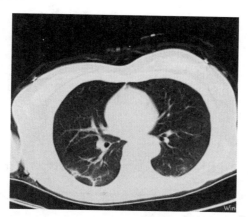

图3-3-1-1 2019年1月31日患者胸部平扫加三维重建

专科护理评估：

一般护理评估	生命体征	T：38℃；P：102次/min；R：33次/min；BP：126/92mmHg
专科评估	呼吸系统	视：呼吸运动急促 触：语颤正常，无胸膜摩擦感 叩：双肺呼吸音清；肺下界下移 听：双肺呼吸音稍粗，可闻及少许湿啰音
其他系统评估	循环系统	心前区无隆起，心界不大，心率102次/min，律齐，各瓣膜听诊区未闻及病理性杂音

续表

其他系统评估	消化系统	腹平软,肠鸣音正常,大便不畅
	泌尿/生殖系统	发育正常,小便可
	内分泌系统	无异常
	神经系统	生理反射存在,病理反射未引出
量表评分	呼吸困难分级(mMRC)	4级
	气促视觉模拟评分(VAS)	9分
	GAD-7焦虑量表评分	17分(中重度焦虑状态)
	St.Mary's医院睡眠问卷评分	18分

中医护理评估:

评估内容			评估结果		
望诊	望神	少神	问诊	一问寒热	发热,无恶寒
	望面色	面红		二问汗	无汗出
	望形	形体正常		三问头身	神疲体倦
	望态	坐卧异常		四问便	大便不畅,小便可
	望舌	边尖红,苔黄,中根厚腻,有齿痕(图3-3-1-2)		五问饮食	纳呆
	望皮肤	无异常		六问胸腹	喘促,无胸闷、腹痛、腹胀
	望排泄物	无异常		七问聋	无耳聋耳鸣
闻诊	闻声音	呼吸喘促,咳声低微无力		八问渴	口不渴
	闻气味	无异常		九问睡眠	眠欠佳
切诊	脉诊	脉数		十问妇科	已绝经

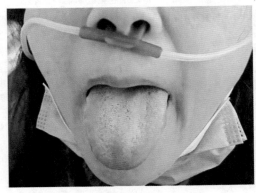

图 3-3-1-2　患者入院舌象

诊断：

中医诊断：疫病（疫毒闭肺证）

西医诊断：新型冠状病毒肺炎

诊疗经过： 参照《新型冠状病毒肺炎诊疗方案》，西医予以抗病毒、抗感染、纠正低钾、解痉平喘等治疗；中医以化湿祛浊，宣肺开闭为法。经辨证给予中药方药配合中医特色护理技术。经过中西医结合治疗，患者症状明显好转。

二、辨证思路

新型冠状病毒肺炎当属中医"疫病"范畴。湿毒疫邪是最主要的致病因素，湿邪困脾、疫毒闭肺是核心病机。本案例患者因疫毒壅肺，肺卫受郁，故见发热；肺失宣降，肺气上逆，故而咳嗽喘促；湿邪蕴中，脾失健运，故而纳呆；邪阻气郁，上扰心神，心失所养则眠欠佳；邪毒化热，下移大肠，肠胃积热，伤津耗液，糟粕内停，故而大便不畅；舌红苔黄，脉数，均属湿邪困脾，疫毒闭肺之征。

本病病机为湿邪困脾、疫毒闭肺，病性属实，病位在肺，与脾相关，故辨证为"疫毒闭肺证"。治法当以化湿祛浊，宣肺开闭为主。

三、主要护理问题

1. 发热　与疫邪袭肺，肺卫受郁有关。（参照《护理方案》）
2. 喘促　与邪毒壅肺，肺失宣降有关。
3. 咳嗽　与邪毒壅肺，肺失宣降，肺气上逆有关。
4. 纳呆　与邪毒犯脾胃，脾失健运有关。（参照《护理方案》）

四、临证护理

1月31日患者入院时动则喘促，端坐不能平卧，呼吸困难分级（mMRC）为4级，气促视觉模拟评分（VAS）为9分。

【分析思路】

审症求因，根据该患者动则喘促、端坐不能平卧、大便不畅、舌红、苔黄等症状特点，辨证属于新型冠状病毒肺炎的重症。考虑与邪毒化热，肺壅腑实，毒损经络有关，治法当以化湿祛浊，宣肺开闭为主，而皮内针疗法（埋针疗法）具有调节气血、疏通经络、宣肺健脾、解痉平喘等功能，故作为本案例首选。皮内针疗法是以特定的小型针具固定于腧穴皮内或皮下进行较长时间埋藏的一种疗法。其作用机制为通过持续微弱地刺激皮部，激发经气，调节脏腑经络功能。本案例选取肺俞、膻中、定喘、阴陵泉、三阴交。肺俞是肺在足太阳膀胱经输注之穴，可扶正祛邪，使气血通畅，肺气宣降正常；膻中为八会穴之气会，气聚之海，配合肺俞可以治咳嗽、咳痰、喘促；定喘属经外奇穴，具有止咳平喘，通宣理肺之功效；阴陵泉、三阴交均属足太阴脾经经穴，具有健脾渗湿、肃降肺气、益肾固精等功效。对以上诸穴进行治疗，能发挥相应经脉的作用，调节脏腑、气血的生理功能，激发机体内在的抗病能力，从而达到减轻患者喘促、咳嗽、纳呆等症状的目的。

同时，考虑患者疫毒闭肺，需联合刮痧技术，通过疏通经络，以解闭肺疫毒，选取刮拭督脉、足太阳膀胱经、手太阴肺经、足阳明胃经为主，重点穴位为大椎、大杼、风门、肺俞、列缺、尺泽、天突至膻中、足三里。

方义：督脉总督一身之阳经，打通督脉可梳理一身阳气，祛邪外出；膀胱经统领一身之阳气，主阳气的化生与输布，同时可补充中焦的脾胃之气，疏通膀胱经有助于湿毒排出。大椎是督脉的腧穴，又是手足三阳、督脉的交会穴，主要功用为振奋阳气，宣肺祛邪；风门为风邪出入之门户，同大杼、肺俞同属于膀胱经穴位，且在肺脏之上，刮痧可疏风宣肺、降逆止喘；列缺主要起宣通肺气之效果；尺泽为"合治内脏"，可以直接调理肺气，使肺气肃降；天突至膻中为任脉经穴部位，宽胸理气。足三里归属足阳明胃经，可调理脾胃，促进胃肠运化，促进矢气排便，以达到"腑气通则肺气降"的目的。

此外，根据患者动则喘促的特点，选用不需耗费患者体能，且具有双重（药物和穴位）作用的中医特色疗法穴位敷贴。它是一种独特的、行之有效的外治疗法，其直接通过皮肤组织吸收药物有效成分，又有穴位刺激的作用，在两者的双重作用下产生明显的药理效应，以达到治疗该病的目的。本案例根据传统的配方和临床经验采用了大黄、芒硝、枳实、莱菔子等药物，具有清热解毒、行气除胀、降气化痰等功效。选取肺俞、定喘、膻中、神阙、丰隆等穴，其中肺俞主治肺脏病变，具有解表宣肺、肃降肺气的作用；定喘属经外奇穴，具有止咳平喘的功效；膻中为八会穴之气会，气聚之海，配合肺俞可以治咳嗽、咳痰、喘促；神阙位于脐部正中，任脉气血汇合之处，具有助气机恢复升降出入之功效；丰隆属于足阳明胃经经穴，具有化痰定喘、宁心安神之功效。刺激以上诸穴，可有效缓解患者咳嗽、喘促等症状，改善预后。

【护理措施】

（一）生活起居

1. 注意保持室内空气流通，病房温度湿度适宜，避免探视。

2. 患者应半卧位休息，协助患者做好生活护理及个人卫生，汗出后及时更换衣物，避免风邪入侵。

（二）用药护理

1. 中药汤剂，每剂药分2～4次，与餐间隔半小时以上服用。

2. 患者喘促剧烈时, 可遵医嘱正确使用平喘气雾剂。

（三）情志护理

加强开导鼓励, 解除顾虑, 使患者保持精神愉快, 避免劳累和精神刺激。当患者喘促明显, 需使用无创辅助通气前, 应进行充分沟通宣教, 协助患者克服恐惧心理, 给予充分陪伴, 帮助患者逐渐适应。

（四）专科护理

1. 密切观察患者咳嗽、呼吸困难的程度、持续时间及有无短期内突然加重的征象, 评估缺氧的程度。观察有无皮肤红润、温暖多汗、球结膜充血、搏动性头痛等二氧化碳潴留的表现。

2. 密切观察生命体征、血氧饱和度变化, 遵医嘱给予氧疗, 根据血气分析结果调整吸氧的方式和浓度, 以免引起二氧化碳潴留, 必要时给予高流量呼吸治疗仪或无创呼吸机辅助通气。

3. 做好患者的咳嗽管理, 咳嗽时以纸巾遮掩口鼻, 避免飞沫污染。每日清洁口腔 2 次, 保持口腔清洁。

（五）中医特色护理技术

1. 皮内针疗法（图 3-3-1-3）

（1）评估: 舌苔、脉象, 病情, 意识, 配合程度及心理状态, 主要症状, 既往史, 对疼痛的耐受程度, 埋针部位皮肤情况、有无胶布过敏。

（2）选穴: 膻中、肺俞、定喘、阴陵泉、三阴交。

（3）操作方法

①消毒左手示指、拇指, 以左手拇指、示指按压穴位上下皮肤, 稍用力将针刺部位皮肤撑开固定。

②右手用止血钳夹住针柄, 对准腧穴与皮肤成 15°, 沿皮下将针刺入真皮内, 针身可沿皮下平行埋入 0.5～1.0cm。针刺方向: 四肢与经脉循行方向平行, 背腹部与经脉循行方向垂直。

③针刺入皮内后, 在表面粘贴小块 HP 透明敷料, 以保护针身固定在皮内, 以免因活动而致针具移动或丢失。

④留针: 一般留针 24h, 最多不超过 72h, 以防感染。

（4）注意事项

①严格执行无菌操作。

②埋针期间埋针部位不可浸入水中。

③埋针后不需要按揉穴位, 亦可适当按压, 患者可以用手指间断按压针柄, 每日 3～4 次, 每次约 1min, 以耐受为度, 以加强刺激量, 提高效果。但应注意手卫生, 每次间隔 4h。

④取针后若穿刺点轻微出血可用消毒棉签按压 1～2min。

⑤皮内针为一次性用物，不可重复使用，用完丢锐器盒内；止血钳用完后经传递窗紫外线照射30min，再用过氧化氢消毒湿巾擦拭，下次使用前再用乙醇湿巾擦拭。

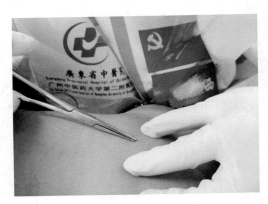

图3-3-1-3　皮内针疗法

2. 刮痧疗法

（1）选穴部位：督脉和膀胱经项背腰段范围，足阳明胃经，手太阴肺经。重点穴位为大椎、大杼、风门、肺俞、列缺、尺泽、天突至膻中、足三里。

（2）操作方法：协助患者取坐位，充分暴露患者背部并注意保暖。将润滑油涂抹于刮痧部位，均匀抹平，选取督脉和膀胱经、手太阴肺经、足阳明胃经。重点选穴为大椎、大杼、风门、肺俞、列缺、尺泽、天突至膻中、足三里，刮痧板与皮肤成45°，从上至下刮擦，保持方向单一，下板力度均匀，以受刮者能忍受为度，刮痧以皮肤红热为度。

（3）注意事项：做好消毒隔离工作，操作过程中患者应注意保暖，避风避寒。密切观察患者局部皮肤情况，询问有无不适感，若有不适及时调整。刮痧间隔时间以患者痧退为准，3～5次为一个疗程。使用过的刮痧板则用2 000mg/L的含氯消毒液进行浸泡，浸泡消毒30min后，再用清水冲洗干净，沥干待用。

3. 穴位敷贴（图3-3-1-4）

（1）选穴：肺俞、定喘、膻中、神阙、丰隆。

（2）用药：采用大黄、芒硝、枳实、莱菔

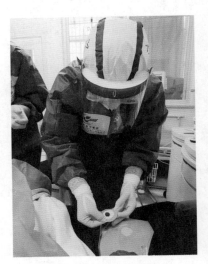

图3-3-1-4　穴位敷贴

子,研磨过筛,用醋调制成膏状,每一穴位取花生米大小。

（3）操作方法：一般敷贴 2～4h,如果局部有烧灼感,可以提前取下,每日 1 次。

（4）注意事项：出现皮肤微红为正常现象。若出现皮肤瘙痒、丘疹、水疱、敷料松动或脱落等情况,勿擅自触碰或抓挠局部皮肤,均应及时告知护士。

【护理评价】

2 月 3 日,患者喘促较前明显好转,患者呼吸困难分级（mMRC）由 4 级降至 1 级,气促视觉模拟评分（VAS）由 9 分降至 0 分（图 3-3-1-5）。

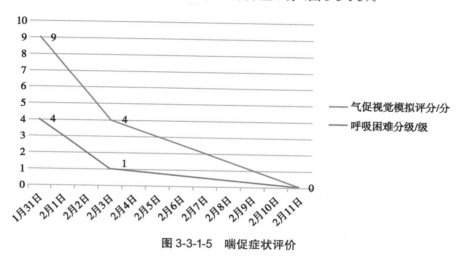

图 3-3-1-5　喘促症状评价

五、出院指导及延续护理

（一）出院小结

患者神清,精神可,无发热,自诉无明显咳嗽,活动后无明显喘促,睡眠较前改善,胃纳可,二便调。查体：双肺呼吸音粗,未闻及明显啰音,复查胸部 CT 示无胸腔积液及胸膜肥厚,新型冠状病毒核酸检测阴性。符合新型冠状病毒肺炎的出院标准,2 月 18 日予以出院。

（二）指导要点及延续护理

1. 做好与患者居住地基层医疗机构间的联系,共享病历资料,及时将患者信息推送至患者辖区或居住地居委会和居住地基层医疗机构。

2. 出院后继续进行 14 天的隔离管理及健康状况监测。佩戴口罩,有条件的患者建议居住通风良好的单人房间,减少与家人的近距离密切接触,分餐饮食,做好手卫生,避免外出活动。

3. 嘱其出院后第 2 周及第 4 周按时到医院复诊。

4. 慎起居，适寒温。随气候的变化而增减衣物，特别注意颈部（天突）及肩背部（定喘、肺俞）的保暖，避免受凉感冒。

5. 饮食宜解毒宣肺食物，如绿豆、金银花、鱼腥草、杏仁等；可用药膳方，如鱼腥草绿豆饮、陈皮杏仁茯苓煲瘦肉等，以清热解毒、祛湿宣肺。忌辛辣香燥、肥甘厚味之品。

6. 管床护士定期电话随访，建立微信交流群，向患者发送简易呼吸操、六字诀及八段锦的锻炼视频，指导其参照视频循序渐进地练习，增强肺功能。

案例 2

一、病例简介

姜某，女，61岁。

入院日期： 2020年2月3日。

发病节气： 大寒。

主诉： 发热10余天，喘促1天。

现病史： 患者自诉1月22日无明显诱因出现发热，最高39.2℃，伴乏力，气喘，食欲差，自服阿比多尔、盐酸莫西沙星片（拜复乐）、阿莫西林片后症状仍未见明显好转，现自觉呼吸困难加重。于某院行胸部CT加三维重建提示双肺多发磨玻璃样感染灶，于2月3日以"新型冠状病毒肺炎"入院。

入院症见： 患者神清，精神差，发热，喘促，活动后加重，咳嗽有痰，色白质偏稀，量中，胸部轻度憋闷感，脘腹痞满，纳呆，眠可，大便溏，色黄褐，小便量偏少。舌淡，苔白腻，脉沉细弱。

T：37.8℃，P：87次/min，R：27次/min，BP：127/96mmHg，SPO_2：94%。

既往史： 有鼻部手术史，无重大疾病史，否认家族病病史；否认吸烟、饮酒史；否认药物、食物过敏史。患者经常居留武汉，有类似疾病家族聚集史。

心理状态： 焦虑评分为12分。

相关实验室检查：

项目	正常值	2月3日	2月9日
C反应蛋白(临)(mg/L)	<10	8.9	7.34
白细胞总数(×10⁹/L)	3.3～9.6	7.9	6.57
中性粒细胞百分数(%)	50～70	89.00↑	68
淋巴细胞百分比(%)	20～40	7.70↓	19↓
血液酸碱度	7.35～7.45	7.48↑	7.46↑
氧分压(mmHg)	71～104	88.00	130

续表

项目	正常值	2月3日	2月9日
二氧化碳分压（mmHg）	35～46	43.00	32
全血剩余碱（mmol/L）	−3.0～3.0	1.7	1.00
钾离子（mmol/L）	3.5～5.3	2.65↓	4.1
新型冠状病毒核酸检测	阴性	阳性	阴性

其他检查： 2020 年 2 月 3 日胸部平扫加三维重建示双肺散在感染性病变（图 3-3-2-1）。

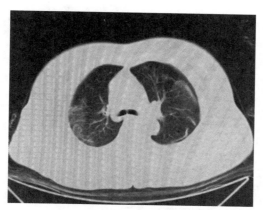

图 3-3-2-1　2020 年 2 月 3 日胸部平扫加三维重建

专科护理评估：

一般护理评估	生命体征	T：37.8℃；P：87 次 /min；R：27 次 /min；BP：127/96mmHg
专科评估	呼吸系统	视：呼吸运动急促 触：语颤正常，胸膜摩擦感 叩：双肺呼吸音清；肺下界下移 听：双肺呼吸音稍粗，可闻及湿啰音
其他系统评估	循环系统	心前区无隆起，心界不大，心率 87 次 /min，律齐，各瓣膜听诊区未闻及病理性杂音
	消化系统	腹平软，肠鸣音正常，大便稀
	泌尿 / 生殖系统	发育正常，小便量偏少
	内分泌系统	正常
	神经系统	患者神清，生理反射存在，病理反射未引出

续表

量表评分	气促视觉模拟评分（VAS）	5分
	呼吸困难分级（mMRC）	3级
	St.Mary's 医院睡眠问卷评分	18分
	GAD-7 焦虑量表评分	12分（中度焦虑状态）

中医护理评估：

评估内容			评估结果		
望诊	望神	少神	问诊	一问寒热	发热，无恶寒
	望面色	面色㿠白无华		二问汗	无汗出
	望形	形体正常		三问头身	无异常
	望态	活动自如		四问便	便溏，小便量偏少
	望舌	舌淡，苔白腻（图3-3-2-2）		五问饮食	纳呆
	望皮肤	无异常		六问胸腹	胸部轻度憋闷感，脘腹痞满
	望排泄物	咳中量白稀痰，黄褐色溏便		七问聋	无耳聋耳鸣
闻诊	闻声音	呼吸喘促、咳声低微		八问渴	口不渴
	闻气味	无异常		九问睡眠	眠可
切诊	脉诊	脉沉、细弱、略数		十问妇科	已绝经

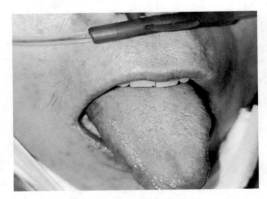

图3-3-2-2　患者入院舌象

诊断：

中医诊断：疫病（寒湿阻肺证）

西医诊断：新型冠状病毒肺炎

诊疗经过：参照《新型冠状病毒肺炎诊疗方案》，西医予以抗病毒、抗炎、纠正电解质紊乱等治疗；中医以宣肺散寒燥湿，芳香辟秽为法，配合中医特色技术调节脏腑功能。经中西医结合治疗后，患者喘促症状明显好转。

二、辨证思路

新型冠状病毒肺炎当属中医"疫病"范畴。湿毒疫邪是最主要的致病因素，湿邪困脾、疫毒闭肺是核心病机，湿邪贯穿始终，随疾病进展及个体禀赋差异可出现化热、化燥，少数可见寒化。本案例为寒邪袭肺，肺气壅塞，宣降失常，则致咳嗽气急，胸闷喘促；津液不布，聚而成痰，则痰稀薄色白；寒邪束表，腠理闭塞，故见发热；寒湿易犯脾胃，故而纳呆；湿毒困脾，中阳不健，运化不利，水谷糟粕混夹而下致大便溏。舌淡，苔白腻，脉沉、细弱、略数均属寒湿阻肺之征。

本病病机为寒湿阻肺，病性属实，病位在肺，与脾相关，故辨证为"寒湿阻肺证"治法当以宣肺散寒燥湿，芳香辟秽为主。

三、主要护理问题

1. 发热　与寒邪束表、卫郁入里化热有关。（参照《护理方案》）
2. 喘促　与寒邪壅肺，宣降失司有关。
3. 纳差　与寒湿犯脾胃有关。（参照《护理方案》）

四、临证护理

2月3日患者入院时喘促，活动后加重，呼吸困难分级（mMRC）为3级，气促视觉模拟评分（VAS）为5分。

【分析思路】

患者受疫疠邪气侵袭而染病，喘促是寒湿内阻于肺，肺气不降之象。导致肺气不降的原因有风寒外束、痰水壅肺、三焦气滞、腑气不通、肾不纳气等。本病证属寒湿阻肺，考虑与寒邪袭肺，湿浊内阻于肺，宣降失常有关。同时，也考虑与患者长年居住地武汉为寒湿之地，且已年过六旬，阳虚体弱，易被寒邪侵犯有关。治疗上重在宣肺散寒祛湿，故采用火龙罐综合灸，温肺散寒、健脾燥湿、通调营卫，以达到扶正祛邪，缓解喘促症状的目的。火龙罐是集推拿、刮痧、艾灸于一体的中医特种治疗工具，运用火龙罐的气化和序化作用，取督脉、足太阳膀胱经（经验穴）、手少阳三焦经（三焦经之中焦寒湿瘀阻）进行操作，以天柱至大椎、风府至大椎、翳风至肩井、大椎至脾俞为重点进行操作，天柱、大椎、大柱、肺俞、脾俞为对症穴位，有温肺散寒、宣肺止喘之功效，从而达到燥湿祛寒、宣畅气机、益肺健脾的目的，缓解患者喘促的症状。同时,选取中脘、神阙、足三里、肾俞等穴激发中下焦之阳气,增强机体抵抗力。

因患者体虚,易反复出现喘促症状,可引起患者焦虑不安等不良感受,而不良的心理状态进一步加重患者喘促,故本案例配合采用肺功能训练操(呼吸操),通过改善呼吸运动方式,增强膈肌、腹肌的活动,呼气时配合缩唇呼吸,使呼气延长,增加呼吸量,促进肺部残气排出,改善通气功能,有效促进血液循环及组织换气,促进痰液排出,减轻患者呼吸困难。同时,通过调节人体五脏六腑,有助于健脾益肺、补肾固本,从而达到肺气肃降、降气平喘的目的。

【护理措施】

(一)生活起居

1. 病室保持清洁、安静,环境温度适当偏高,湿度偏低,室内空气每日消毒 1 次,避免探视。

2. 协助患者做好个人卫生,汗出后及时更换衣物,勿当风受凉。

3. 患者喘促发作时,建议卧床休息,必要时帮助患者取半卧位或端坐位休息。

(二)用药护理

中药汤剂宜饭后 1h 温热服。

(三)情志调理

患者喘促明显时,注意安抚患者,指导其全身放松,减轻其焦虑的情绪。

(四)专科护理

1. 严密观察生命体征、血氧饱和度变化,遵医嘱给予氧疗,根据血气分析结果调整吸氧的方式和浓度,必要时给予高流量呼吸治疗仪或无创呼吸机辅助通气。

2. 密切观察患者呼吸困难的程度、持续时间及有无短期内突然加重的征象,评价缺氧的程度;观察有无皮肤红润、温暖多汗、球结膜充血、搏动性头痛等二氧化碳潴留表现。

3. 做好患者的痰液管理,咳嗽时以纸巾遮掩口鼻,咳嗽咳痰后向内折叠丢弃至黄色感染性垃圾桶中,避免飞沫污染。每日清洁口腔 2 次,保持口腔清洁。

(五)中医特色护理技术

1. 火龙罐综合灸

(1)选穴部位:背部督脉,足太阳膀胱经,手少阳三焦经(上焦、中焦)。重点穴位为大椎、定喘、肺俞、脾俞。

(2)操作步骤:患者取俯卧位或俯坐位,穿单件秋衣,铺一次性治疗中单,并注意保暖,用火龙罐(银罐)进行操作,取督脉、足太阳膀胱经、手少阳三焦经,对风府、大椎、大柱、肺俞、定喘、中脘、神阙、足三里、肾俞重点操作,并增加闪罐,促进热力渗透,增加气化时间,达到祛湿散寒、宣肺止喘之功效。操作部位由上到下,至患者皮肤泛红为宜(猪皮样改变)。

(3)注意事项:操作完毕宜予患者饮用适量温开水,注意保暖,4~6h内不能吹风及沐浴,避免感受风寒之邪,火龙罐每日1次,每次25~30min。

(4)清洁消毒:火龙罐需用浓度为2 000mg/L含氯消毒剂浸泡1h,清洗后晾干。

2. 呼吸操

(1)第一式:松弛训练

先正常呼吸,调整好呼吸后,鼻子深吸一口气,同时握紧拳头,默数"1、2";再用嘴巴哈气放松,同时默数"1、2、3、4"。

(2)第二式:腹式缩唇呼吸训练

先正常呼吸,调整好呼吸后,鼻子深吸一口气,深吸气时腹部鼓起,再缩唇缓慢呼气,呼气时将口形缩成口哨状,腹部收紧。吸气与呼气时间比为1:2~3。

(3)第三式:抗阻呼吸肌力训练

先正常呼吸,调整好呼吸后,鼻子深吸一口气,再用力缓慢呼气,呼气时间尽可能长。呼吸肌可以依靠一些辅助器材来训练(如:水瓶与吸管、气球、三球呼吸训练器、升降呼吸训练器),这些器材提供一些适当的阻抗,就好比一般训练手臂肌肉的哑铃。

(4)第四式:主动循环呼吸训练

①呼吸控制:先正常呼吸,调整好呼吸后,按自身的速度和深度进行潮式呼吸(即深吸和深呼)2~3次,放松上胸部和肩部。

②胸廓扩张运动:鼻子深吸一口气,在吸气末憋气3s,再缩唇慢慢呼气,吸气与呼气时间比为1:2~3。

③用力呼气技术:鼻子深吸一口气,同时握紧拳头,默数"1、2";再用嘴巴用力哈气,同时默数"1、2、3、4",使气体经过气道,刺激气管而引发咳嗽,利用哈气使痰液咳出。

(5)第五式:有效咳嗽咳痰训练

先正常呼吸,调整好呼吸后,鼻子深吸一口气,把空气吸到支气管内有痰部分的更深处,稍屏气,身体前倾,然后从容而有力地咳嗽2~3次,使黏痰脱落咳出。

(6)第六式:指压天突穴

先正常呼吸,调整好呼吸后,鼻子深吸一口气,在吸气末用拇指用力按压天突穴(即胸骨上窝处)以刺激咳嗽,然后从容而有力地咳嗽2~3次。

(7)注意事项:建议在晨起、午睡后进行训练,避免饱餐后练习。每天练习3～5次,每次10～15min,以稍感疲劳为度;练习过程中如有唾液溢出,可徐徐下咽。练习时如有胸闷、气促、心慌、虚汗、头晕等症状,应停止训练,稍作休息,待症状缓解。

【护理评价】

2月7日,患者呼吸困难分级(mMRC)由3级降至0级,气促视觉模拟评分(VAS)由5分降至0分,患者喘促较前明显好转(图3-3-2-3)。

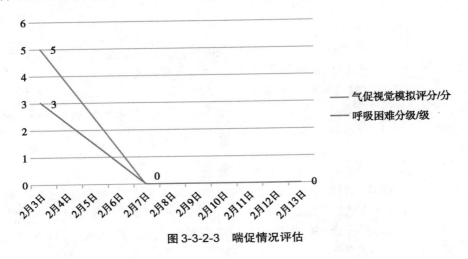

图3-3-2-3　喘促情况评估

五、出院指导及延续护理

(一)出院小结

患者神清,精神可,无发热,喘促较前明显好转,无明显咳嗽咳痰,无胸部憋闷感,纳可,眠可,二便调。查体:双肺呼吸音稍粗,未闻及湿啰音,复查胸部平扫示双肺散在感染性病变较前好转,新型冠状病毒核酸检测阴性。符合新型冠状病毒肺炎的出院标准,2月15日予办理出院。

(二)出院指导及延续护理

1. 做好与患者居住地基层医疗机构间的联系,共享病历资料,及时将患者信息推送至患者辖区或居住地居委会和居住地基层医疗机构。

2. 出院后继续进行14天的隔离管理及健康状况监测。佩戴口罩,有条件的患者建议居住通风良好的单人房间,减少与家人的近距离密切接触,分餐饮食,做好手卫生,避免外出活动。

3. 嘱其出院后第2周及第4周按时到医院复诊。

4. 慎起居,畅情志,忌熬夜,房间保持通风状态,可悬挂中药香囊,内纳辛香燥湿类药物,助除湿辟秽,也可用苍术等药物或用艾条熏燃,辟秽去污,净化空气。

5. 饮食宜宣肺燥湿、温中健脾食物，如茯苓、陈皮、生姜等；可食用药膳方，如茯苓饮、陈皮瘦肉粥等。忌辛辣香燥、肥甘厚味之品。

6. 指导患者进行中医特色的自我保健方法，如按摩膻中、合谷、尺泽、足三里等穴位，以增强体质。

案例 3

一、病例简介

戴某，男，47 岁。

入院日期：2020 年 2 月 14 日。

发病节气：立春。

主诉：咳嗽伴喘促 14 天。

现病史：患者 1 月 31 日开始出现咳嗽喘促，咳少量白痰，间断低热。2 月 2 日在武汉某医院就诊，查胸部 CT 提示"双肺多发磨玻璃阴影"。2 月 4 日新型冠状病毒核酸检测提示阳性，予抗病毒及对症治疗，症状未见缓解，仍咳嗽，活动后气促，间断低热，伴有胸闷，遂收入院治疗。

入院症见：患者神清，疲倦乏力，胸闷，少许咳嗽，咳少量白黏痰，活动后稍喘促，休息后可自行缓解，纳呆，睡眠一般，二便调。舌淡胖，苔腻微黄，脉细滑。

T：36.8℃，P：70 次 /min，R：21 次 /min，BP：125/80mmHg。

既往史：有糖尿病史，无重大疾病史。否认家族病病史；否认吸烟、饮酒史；否认药物、食物过敏史。患者经常居留武汉，有类似疾病家族聚集史。

心理状态：焦虑评分为 17 分。

相关实验室检查：

项目	正常范围	2 月 14 日	3 月 3 日
C 反应蛋白（临）(mg/L)	<10	15.9↑	/
白细胞总数（×10^9/L）	3.3～9.6	5.53	/
中性粒细胞百分数（%）	50～70	73.10↑	/
淋巴细胞百分比（%）	20～40	21.50	/
血液酸碱度	7.35～7.45	7.46↑	/
氧分压（mmHg）	71～104	89	/
二氧化碳分压（mmHg）	35～46	41.5	/
全血剩余碱（mmol/L）	−3.0～3.0	3	/
新型冠状病毒核酸检测	阴性	阳性	阴性

其他检查：2020年2月14日胸部CT示双肺多发磨玻璃阴影（图3-3-3-1）。

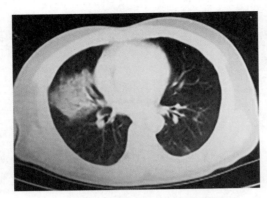

图3-3-3-1　2020年2月14日胸部CT

专科护理评估：

一般护理评估	生命体征	T：36.8℃；P：70次/min；R：21次/min；BP：125/80mmHg
专科评估	呼吸系统	视：呼吸运动正常 触：语颤正常，无胸膜摩擦感 叩：双肺呼吸音清，肺下界正常 听：双肺呼吸音稍粗，可闻及少许湿啰音
其他系统评估	循环系统	心前区无隆起，心界不大，心率70次/min，律齐，各瓣膜听诊区未闻及病理性杂音
	消化系统	腹平软，肠鸣音正常，大便调
	泌尿/生殖系统	发育正常，小便调
	内分泌系统	糖尿病
	神经系统	无异常
量表评分	气促视觉模拟评分（VAS）	7分
	呼吸困难分级（mMRC）	3级
	GAD-7焦虑量表评分	17分（中重度焦虑）
	St. Mary's医院睡眠问卷评分	20分

中医护理评估：

评估内容			评估结果		
望诊	望神	少神	问诊	一问寒热	无发热恶寒
	望面色	面色萎黄		二问汗	无汗出
	望形	形体偏瘦		三问头身	神疲体倦
	望态	坐卧异常		四问便	二便调
	望舌	舌淡胖，苔腻微黄（图3-3-3-2）		五问饮食	纳呆
	望皮肤	无异常		六问胸腹	胸闷，喘促，无腹痛、腹胀
	望排泄物	咳少量白黏痰		七问声	无耳聋耳鸣
闻诊	闻声音	呼吸稍促，咳声低微无力		八问渴	口不渴
	闻气味	无异常		九问睡眠	眠可
切诊	脉诊	脉细滑		十问妇科	/

诊断：

中医诊断：疫病（肺脾气虚证）

西医诊断：新型冠状病毒肺炎

诊疗经过：参照《新型冠状病毒肺炎诊疗方案》，西医予以抗病毒、抗感染、护胃等治疗；中医以补肺脾肾，滋阴润燥为法。配合中医特色疗法调节脏腑功能，经中西医结合治疗后，患者喘促症状明显好转。

二、辨证思路

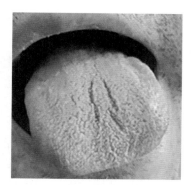

图 3-3-3-2　患者入院舌象

新型冠状病毒肺炎属当属中医"疫病"范畴，湿毒疫邪是最主要的致病因素。湿毒疫邪袭人，日久必损人之正气。该患者患病日久，肺脾气虚，机体失养，故见疲倦乏力；肺气亏虚，卫外不固，湿邪外袭，气虚不与邪争，故见间断低热；湿邪阻肺，气机失降，故见咳嗽喘促，咳白色黏痰；湿邪困于脾胃，运化失司，故见纳呆；因土为金之母，子病及母，脾肺气损，宗气不足，故见胸闷；舌淡胖，苔腻微黄，故证属脾肺气虚。

本病病机为肺脾气虚，病性属虚实夹杂，病位在肺，与脾相关，故辨证为"肺脾气虚证"，治法当以补益肺脾，滋阴润燥为主。

三、主要护理问题

1. 咳嗽　与湿邪袭肺，肺气上逆有关。（参照《护理方案》）
2. 喘促　与肺虚湿阻，宣降失司有关。
3. 纳呆　与肺脾两虚，脾失运化有关。（参照《护理方案》）

四、临证护理

2月14日患者喘促，活动后加重，呼吸困难分级（mMRC）为3级，气促视觉模拟评分（VAS）为7分。

【分析思路】

审症求因，本次新型冠状病毒肺炎以湿毒为主要特点，根据患者喘促气短、胸闷、疲倦乏力、纳呆等症状特点，辨证属于新型冠状病毒肺炎的恢复期，考虑与肺脾气虚，阴精不足有关。本案例采用耳穴贴压，是传统中医外治法之一，通过刺激耳郭上的反应点，达到调整脏腑气血功能、促进机体的阴阳平衡的目的。选取耳穴肺、支气管、肾上腺、脾、心及肾，其中肺、支气管均位于耳甲腔，该区与五脏之一的肺相对应。肺具有推动气血运行、补虚清热、利皮毛、疏水道的功能；支气管具有调理气管的功能，宣肺化痰，止咳平喘；肾上腺抗过敏，可使支气管扩张，肺通气量增加，缓解平滑肌痉挛，达到平喘的目的；脾对应五脏之脾脏，具有健脾益气之功效；心、肾，具有补益心肾，燥湿，理气之功。诸穴合用，既可疏通经络，宽胸理气，化痰宣肺止喘，又可补益肺脾肾，从而能有效缓解患者因脾肺气虚引起的喘促、胸闷等症状。

同时，该患者为中年男性，久患疫病，易出现焦虑不安、精神紧张等不良情绪，运用中医导引术八段锦，通过调身、调息、调神，达到柔筋健骨、行气活血、调和阴阳的效果。八段锦的每一式都有锻炼的重点，其中双手上捧、托举、下按等动作，通过三焦的气化、通调水道以达到吐故纳新、升清降浊的效果；单举式功法通过单举时两臂交替上举与下按，一松一紧地上下对拉，对中焦脾胃起到按摩作用，且"脾为气血生化之源"，脾气健运则气血生化有源，布散精气上归于肺，为肺的生理活动提供营养物质基础，有健脾益肺的功效。此外，通过躯干及背部的俯仰运动和双手的按摩，能够有效刺激背部经络，起到调理脏腑、强腰固肾的作用，肾为气之根，肾固即有利于平喘，从而可有效改善患者喘促的症状。

【护理措施】

（一）生活起居

1. 病室保持清洁、安静，室内空气每日消毒1次，避免灰尘及异味刺激，禁止吸烟，避免探视。

2. 协助患者做好个人卫生，汗出后及时更换衣物，避免外邪再次袭肺。

3. 患者喘促发作时，建议卧床休息，必要时帮助患者取半坐位或端坐卧位。

（二）用药护理

中药汤剂宜早、晚餐后40min服用，服药后加一碗大米汤。

（三）情志调理

患者喘促明显时，床边安抚患者，给予战胜疾病的信心。

（四）专科护理

1. 观察患者神志、生命体征、汗出、尿量等，有无喘促加重、发绀等症状。

2. 遵医嘱给予氧疗，必要时给予高流量呼吸治疗仪或无创呼吸机辅助通气。

3. 做好患者的痰液管理，咳嗽时以纸巾遮掩口鼻，咳嗽咳痰后向内折叠丢弃至黄色感染性垃圾桶中，避免飞沫污染。每日清洁口腔2次，保持口腔清洁。

（五）中医特色护理技术

1. 耳穴贴压（图3-3-3-3）

（1）选穴：肺、支气管、肾上腺、脾、心及肾。

（2）操作步骤：局部清洁祛脂用75%乙醇自上而下、由内到外、从前到后清洁耳部皮肤。选用质硬而光滑的王不留行籽黏附在0.7cm×0.7cm大小的胶布中央，用止血钳夹住贴敷于选好的耳穴部位，并给予适当按压（揉），使患者有热、麻、胀、痛的感觉，即"得气"。按压刺激穴位每日3～5次，每次1～2min。

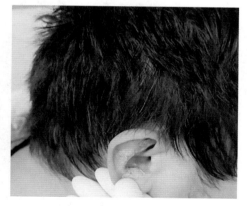

图3-3-3-3 耳穴贴压

（3）注意事项：按压时切勿揉搓，以免搓伤皮肤，造成感染。每次按压一侧耳穴，3～5天更换，两耳交替。

2. 八段锦（图3-3-3-4）

起势：宁静心神，调整呼吸，内安五脏，端正身形，从精神和肢体上做好练功前的准备。

第一式 两手托天理三焦

第二式 左右开弓似射雕

第三式 调理脾胃须单举
第四式 五劳七伤往后瞧
第五式 摇头摆尾去心火
第六式 双手攀足固肾腰
第七式 攒拳怒目增气力
第八式 背后七颠百病消

注意事项：一天 2 次，每次 10～30min，以自我舒适为度。在运动过程中主要根据自身感受，逐步加强运动幅度。

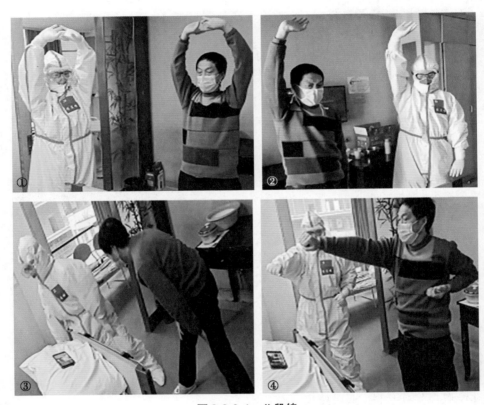

图 3-3-3-4　八段锦

【护理评价】

2 月 7 日，患者呼吸困难分级（mMRC）由 3 级降至 0 级，气促视觉模拟评分（VAS）由 7 分降至 0 分，喘促较前明显好转（图 3-3-3-5）。

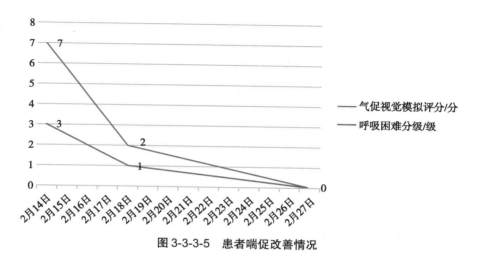

图 3-3-3-5　患者喘促改善情况

五、出院指导及延续护理

（一）出院小结

患者神清，精神可，活动后无明显喘促，无咳嗽咳痰，无胸闷，胃纳较前改善，眠可，二便调。查体：双肺胸廓对称，双肺呼吸音稍粗，新型冠状病毒核酸检测阴性。符合新型冠状病毒肺炎的出院标准，3月8日出院。

（二）指导要点及延续护理

1. 做好与患者居住地基层医疗机构间的联系，共享病历资料，及时将出院患者信息推送至患者辖区或居住地居委会和基层医疗卫生机构。

2. 患者出院后，建议应继续进行14天的隔离管理和健康状况监测，佩戴口罩，有条件的患者居住在通风良好的单人房间，减少与家人的近距离密切接触，分餐饮食，做好手卫生，避免外出活动。

3. 建议在出院后第2周和第4周到医院随访、复诊。

4. 慎起居，切忌熬夜，早睡早起，建议晚上11点前入睡，保证充足睡眠，勿过度使用电子产品，处处顾护阳气。

5. 饮食宜健脾补肺食物，如小米、怀山药、党参、黄芪等；可食用药膳方，如参苓粥、山药莲子粥、小米红枣粥、黄芪乌鸡汤等，以益气固表、平补三焦、健脾升阳以益肺。禁烟酒及辛辣香燥、肥甘厚味之品。

6. 指导患者进行呼吸功能锻炼及糖尿病的自我管理方法；教会患者适当的自我保健方法，如呼吸操，按摩膻中、合谷、足三里等穴位，从而更好地控制血糖。

第四节 乏 力

案例 1

一、病例简介

鲁某,女,66 岁。

入院日期:2020 年 2 月 9 日。

发病节气:立春。

主诉:发热 15 天,乏力、纳呆 10 天。

现病史:患者 15 天前出现发热,体温最高达 39℃,伴干咳,无痰,全身乏力,纳呆,恶心呕吐,某社区医院治疗后症状无好转,持续发热,体温最高接近 40℃,1 月 29 日于湖北省某医院就诊,新型冠状病毒核酸检测阳性,2 月 4 日胸部 CT 示多发斑片状感染灶,2 月 9 日以"新型冠状病毒肺炎"收入院。

入院症见:患者神清,精神欠佳,乏力,纳呆,体力下降,无发热,睡眠正常,二便调。舌红,苔白腻,脉浮数。

T:36.5℃,P:90 次 /min,R:20 次 /min,BP:136/96mmHg。

既往史:有高血压、抑郁症病史;否认冠心病、糖尿病、肝炎、肺结核等病史;曾行甲状腺切除术;否认药物、食物过敏史。患者常居住在武汉,有类似疾病家族聚集史。

相关实验室检查:

项目	正常值	2 月 9 日	2 月 24 日
C 反应蛋白(mg/L)	<3.0	20.36↑	6.37↑
白细胞总数(×10^9/L)	3.3~9.6	4.72	6.86
中性粒细胞百分数(%)	50~70	61.50	/
淋巴细胞百分数(%)	20~40	7.60↓	/
二氧化碳分压(mmHg)	35~46	/	/
氧分压(mmHg)	71~104	/	/
血液酸碱度	7.35~7.45	/	/
全血剩余碱(mmol/L)	−3~3	/	/
嗜酸性细胞百分数(%)	0.5~5	5.3↑	/
乳酸脱氢酶(U/L)	114~240	249↑	
新型冠状病毒核酸检测	阴性	阳性	阴性

其他检查：2020 年 2 月 19 日胸部 CT 示双肺多发磨玻璃样感染灶（图 3-4-1-1）。

2020 年 3 月 6 日胸部 CT 示右肺上叶小肺大泡形成两肺多发磨玻璃影（图 3-4-1-2）。

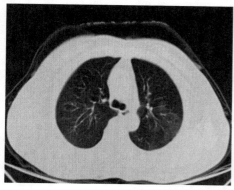

图 3-4-1-1　2020 年 2 月 19 日患者胸部 CT　　图 3-4-1-2　2020 年 3 月 6 日患者胸部 CT

护理评估：

一般护理评估	生命体征	T：36.5℃；P：90 次 /min；R：20 次 /min；BP：136/96mmHg
专科评估	呼吸系统	视：呼吸运动正常 触：语颤正常，无胸膜摩擦感 叩：双肺呼吸音清 听：双肺呼吸音稍粗，左下肺可闻及少许湿啰音
其他系统评估	循环系统	心前区无隆起，心界不大，心率 90 次 /min，律齐，各瓣膜听诊区未闻及病理性杂音
	消化系统	腹平软，肠鸣音正常，肝浊音界存在，大便调
	泌尿 / 生殖系统	发育正常，小便调
	内分泌系统	无异常
	神经系统	无异常
量表评分	乏力视觉模拟评分（VAS）	7 分
	气促视觉模拟评分（VAS）	5 分
	咳嗽视觉模拟评分（VAS）	5 分
	GAD-7 焦虑量表评分	16 分（中重度焦虑）
	St.Mary's 医院睡眠问卷评分	18 分

中医护理评估：

评估内容		评估结果		
望诊	望神	少神	一问寒热	但热不寒
	望面色	面色萎黄	二问汗	无汗出
	望形	形体消瘦	三问头身	神疲体倦、肢倦乏力
	望态	喜静	四问便	二便调
	望舌	舌红，苔白腻（图 3-4-1-3）	五问饮食	纳呆
	望皮肤	无异常	六问胸腹	无异常
	望排泄物	无异常	七问聋	无耳聋耳鸣
闻诊	闻声音	语声轻微	八问渴	口不渴
	闻气味	无异常	九问睡眠	眠可
切诊	脉诊	脉浮数	十问妇科	已绝经

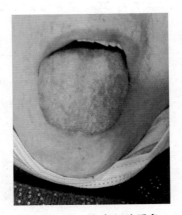

图 3-4-1-3　患者入院舌象

诊断：

中医诊断：疫病（湿热蕴肺证）

西医诊断：新型冠状病毒肺炎

诊疗经过： 参照《新型冠状病毒肺炎诊疗方案》，西医予抗炎、抗病毒等治疗，中医以清热祛湿、行气健脾、祛邪扶正为法，辨证给予中药方药配合中医特色疗法治疗。经过中西医结合治疗，患者症状明显好转。

二、辨证思路

新型冠状病毒肺炎当属中医"疫病"范畴。病因为感受"疫疠"之气，患者年过六十，正气减弱，感受湿热疫毒而染病，湿热疫毒之邪从口鼻而入，侵袭肺卫，郁遏卫阳，故见发热；肺失宣降，气机上逆，故见咳嗽；湿热疫毒阻遏气机，困阻中焦脾胃，运化受纳失调，则见纳呆，恶心呕吐。乏力为正邪交争，邪胜正伤，肺脾之气受损之象；舌红，苔白腻，脉浮数，为湿热疫毒内蕴之象。

本病病机为湿热内蕴，病性属实，病位在肺、脾、胃，故辨证为"湿热蕴肺证"。治以清热祛湿、行气健脾、祛邪扶正为法。

三、主要护理问题

1. 咳嗽　与肺气闭郁，肺失宣降有关。（参照《护理方案》）
2. 乏力　与湿热内蕴、肺脾气虚有关。
3. 纳呆　与湿热疫毒困阻中焦脾胃有关。（参照《护理方案》）

四、临证护理

2月9日，患者自诉全身乏力，精神欠佳，体力下降，乏力视觉模拟评分（VAS）为7分。

【分析思路】

患者年事渐高，受疫疠邪气而染病，湿热之邪袭肺困脾，正邪交争缠绵，邪胜正伤，元气不振，故患者出现全身乏力、体力下降、精神欠佳的症状。当扶正祛邪、行气健脾、清热化湿，以求促进气机调畅，缓解患者乏力症状。结合刮痧技术可疏通经络，通调营卫，清热排毒，调和脏腑，促邪透达，予患者刮痧。取督脉、足太阳膀胱经进行刮治，以促进阳气生发，对肺俞、脾俞、大椎重点刮透。肺俞、脾俞为对症穴位，有宣肺开闭、行气健脾之功效；大椎有增补阳气之效。诸穴刮透，对患者起疏通腠理，促进肺脾之气舒畅，护阳固卫的作用，从而缓解患者乏力的症状。

此外，患者乏力、纳呆、恶心呕吐的症状乃疫邪困阻脾胃、气机阻滞所致，宜健脾和胃，调畅气机。中药沐足对足部进行温热刺激，具有调整机体气血运行的疗效。足太阴脾经、足阳明胃经均起或止于足部，予患者中药沐足，可使药物通过皮肤、经络腧穴的双重作用，调畅经络气血运行，调节脾胃脏腑功能，改善患者乏力、纳呆、恶心呕吐的症状。

【护理措施】

（一）生活起居

1. 保持病室整洁安静，空气清新流通，每日通风2～3次，每次30min。
2. 为患者制定规律的日常作息时间，嘱患者多休息，每日保持8h的睡眠时间，22点前入睡，避免熬夜；养成午休的习惯，保持充足的睡眠，濡养精神。

3．减少活动量，保存人体正气，嘱患者将消耗体能较多的活动安排在精力最充沛时，如晨起、午休后适当进行有氧运动或柔和的活动，注意劳逸结合。

（二）病情观察

观察患者乏力困重症状的持续时间、是否加重等；加强巡视，做好患者安全防护。

（三）用药护理

指导患者中药汤剂宜温服，药温在 43～50℃之间，每日 2 次，每次 1 剂，早、晚餐后半小时服用。

（四）情志护理

指导患者消除不良情绪，保持心情愉悦舒畅，以积极的态度和行为配合治疗与护理，积极疏导患者，多与患者进行语言沟通，使患者了解情志调摄对疾病康复的重要性。

（五）中医特色护理技术

1．刮痧护理技术（图 3-4-1-4）

（1）选穴部位：督脉和膀胱经项背腰段范围。重点穴位：肺俞、脾俞、大椎。

（2）操作方法：协助患者取坐位，充分暴露患者背部并注意保暖。将润滑油涂抹于刮痧部位，均匀抹平，刮痧时利用指力和腕力调整刮痧板角度，使刮痧板与皮肤之间夹角约为 45°，力度徐而和，以患者能忍受为度。患者为老年女性，肌肉较薄，采用慢刮法，刮拭的频率在每分钟 30 次以内。刮痧以皮肤红热为度，对不出痧或出痧较少的部位不强求出痧。刮痧时先刮督脉和膀胱经上的大椎、肺俞、脾俞，刮透后由上往下刮拭督脉和膀胱经。

（3）注意事项：在刮痧过程中及时询问患者有无不适，若有不适及时调整。刮痧后予患者饮用适量温开水，4～6h 后方可沐浴，慎避风寒生冷，嘱患者保持心情愉悦。刮痧间隔时间以患者痧退为准，3～5 次为一个疗程。做好消毒隔离工作，刮痧板使用后于 2 000mg/L 含氯消毒液中浸泡消毒 1h，再用清水冲洗干净，沥干待用。

2．中药沐足　按医嘱配制药液，将中药免煎颗粒倒入容器盆中加

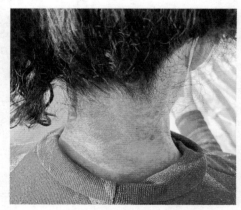

图 3-4-1-4　予患者刮痧

热水,调节水温 41～43℃,取沐足器,套上一次性塑料袋,将已配制好的中药沐足液倒入沐足器中。协助患者取合理、舒适体位,协助患者双足浸入中药沐足液中,药液以浸过双足踝关节为宜,中药沐足时间每次 20～30min,每日 1 次。治疗时注意患者保暖,治疗过程中注意询问患者有无不适感。

【护理评价】

2 月 13 日患者乏力视觉模拟评分(VAS)由 7 分降至 3 分,患者自诉乏力症状较前改善。2 月 15 日,患者诉乏力症状改善,但仍自感容易犯困,乏力视觉模拟评分(VAS)仍为 3 分。

【分析思路】

患者受湿热疫毒致病,病邪缠绵,正邪交争,邪胜正伤,袭肺困脾;又因纳呆、乏力、恶心呕吐等加重正气虚损,因此乏力未得到彻底缓解。当补虚扶正,调畅气机,正气充足则余邪自去。针对患者正气虚损仍感乏力困倦的症状,予患者开天门护理技术。开天门是以中医脏腑经络学说为理论指导,运用推、抹、揉、轻叩等柔和缓慢的手法,作用于头面部的腧穴而产生作用的一种治疗方法。予患者开天门可起到升阳固脱,开窍宁神的作用,促进患者头部气血运行,以缓解患者乏力困倦的症状。

【护理措施】

在刮痧及中药沐足的基础上,增加开天门护理技术缓解患者易乏力困倦的症状,促进患者气血运行,增补正气。嘱患者平坐,头放正,全身放松,操作者站于患者身后进行开天门操作(图 3-4-1-5)。操作顺序为推上星穴、推头维、抹眉、梳理太阳经、叩印堂、叩百会、揉太阳穴、双手合掌叩打额部各穴位、按揉风池及肩井、收功。施术时先轻后重,先慢后快,力量渐次加大,有节律、和谐地进行。操作过程中及时询问患者有无不适。日行 1 次,每次 20～30min。

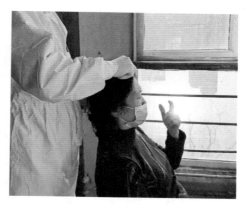

图 3-4-1-5 予患者开天门

【护理评价】

患者 2 月 9 日自诉全身乏力,精神欠佳,体力下降,乏力视觉模拟评分(VAS)为 7 分。经过 5 天穴位刮痧及中药沐足治疗,2 月 13 日患者乏力视觉模拟评分(VAS)由 7 分降至 3 分,患者自诉乏力症状较前改善。2 月 15 日,患者仍自感容易犯困,乏力视觉模拟评分(VAS)仍为 3 分。经过 5 天开天门护理技术治疗,2 月 19 日患者乏力视觉模拟评分(VAS)由 3 分降至 0 分,患者自诉乏力困倦症状明显改善,精神状态良好(图3-4-1-6)。

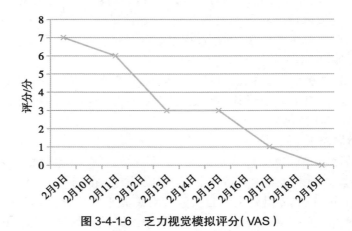

图 3-4-1-6　乏力视觉模拟评分(VAS)

五、出院指导及延续护理

(一)出院小结

患者神志清楚,精神可,乏力较前好转,无明显咳嗽,纳可,二便调,双肺呼吸音稍粗,可闻及少量湿啰音,新型冠状病毒核酸检测阴性。符合新型冠状病毒肺炎的出院标准,予出院。

(二)指导要点及延续护理

1. 定点医院要做好与患者居住地基层医疗机构间的联系,共享病历资料,及时将出院患者信息推送至患者辖区或居住地居委会和基层医疗卫生机构。

2. 患者出院后,建议应继续进行14天的隔离管理和健康状况监测,佩戴口罩,有条件的患者居住在通风良好的单人房间,减少与家人的近距离密切接触,分餐饮食,做好手卫生,避免外出活动。

3. 建议在出院后第2周和第4周到医院随访、复诊。

4. 家中应保持空气流通,温湿度适宜,每日通风2～3次,每次30min。室内物品表面可用乙醇或含氯消毒剂擦拭。

5. 住所可悬挂中药香囊,内纳芳香燥湿类药物,以辟秽浊。也可用苍术等药物或用艾条熏燃,辟秽去污,净化空气。

6. 起居有时,顺应四时,本次患者外感寒湿之邪,嘱患者防寒保暖,随季节气候的变化而增减衣物,避免受凉。

7. 注意劳逸结合,合理安排休息与活动,患者虽全身乏力症状好转,仍不可过劳，勿进行过激运动，可行定量行走、在家进行八段锦等柔式养生锻炼，以提高机体抗病能力，顾护阳气。患者在院期间具有干咳症状，可指导患者进行呼吸操训练。嘱患者按照视频教程学习八段锦及呼吸操，可每日晨起进行 1 次呼吸操锻炼，改善肺功能；每日下午进行 1 次八段锦锻炼，舒展筋脉；三餐饭后在家适当行走 10min；嘱患者锻炼需注意循序渐进，以不觉疲惫为宜。

8. 遵医嘱按时服药，中药汤剂应温服，药温在 43～50℃之间。

9. 保持情志舒畅，精神上要乐观，勿恼怒、急躁、消沉，保持良好的情绪和心理状态，以调畅气血，达到阴阳平衡，五脏安和。

10. 调饮食。饮食宜清热祛湿、开胃易消化食物，应少量多餐，保护脾胃功能，避免吃生冷寒凉之品，可多食新鲜蔬菜水果、鱼类、瘦肉、蛋类、牛奶等，可以粥水类调理脾胃，如陈皮小米粥、米汤水等。可选取山药、莲子、薏苡仁、砂仁食用以健脾祛湿；选用沙参、太子参、党参、黄芪等补中益气；可食用药膳方，如参苓粥、山药莲子粥、小米红枣粥、黄芪乌鸡汤等，以益气固表、平补三焦、健脾升阳以益肺。禁烟酒及辛辣香燥、肥甘厚味之品。

11. 搭建延续护理信息平台，鼓励其加入微信病友群中，将延续护理移动化落实，定期为患者提供线上健康管理指导，加强对患者的线上随访。

案例 2

一、病例简介

张某，男，72 岁。

入院日期： 2020 年 1 月 28 日。

发病节气： 大寒。

主诉： 反复发热 9 天，伴喘气、乏力 2 天。

现病史： 患者 9 天前无明显诱因开始出现发热、胸闷喘促、头晕头痛、乏力、全身酸痛等不适，无明显咳嗽咳痰、鼻塞流涕、恶心呕吐等不适。2020 年 1 月至某医院行胸部 CT 提示双肺感染性病变，2020 年 1 月 27 日于某医院行胸部 CT 检查提示双肺感染，1 月 28 日新型冠状病毒核酸检测阳性，以"新型冠状病毒肺炎"收入院。

入院症见： 患者急性病容，精神欠佳，发热恶寒，胸闷喘促，活动后加重，头晕头痛，乏力、纳呆，体力下降，大便不畅，两日未排，小便调。舌红，苔黄腻，脉滑数。

T：38.3℃，P：98 次 /min，R：28 次 /min，BP：129/79mmHg。

既往史： 既往有陈旧性肺结核病、慢性支气管炎病史，平素有喘气；有肝囊肿病史；有吸烟史；否认高血压、冠心病、糖尿病、肝炎等病史。患者常居住在武汉，有类似疾病家族聚集史。

相关实验室检查：

项目	正常值	1月29日	2月5日	2月9日
C反应蛋白（mg/L）	<3.0	39.99↑	3.48↑	/
白细胞总数（×10⁹/L）	3.3～9.6	2.27↓	10.32↑	11.79↑
中性粒细胞百分数（%）	50～70	66.7	78.10↑	76.0↑
淋巴细胞百分数（%）	20～40	26.0	11.7↓	/
二氧化碳分压（mmHg）	35～46	45	/	/
氧分压（mmHg）	71～104	33↓	/	/
血液酸碱度	7.35～7.45	7.39	/	/
全血剩余碱（mmol/L）	-3～3	1.70	/	/
新型冠状病毒核酸检测	阴性	阳性	阳性	阴性

其他检查： 2020年2月14日胸部CT示双肺间质改变并感染，双肺尖少许纤维条索影，双肺下叶肺大泡，双侧少许胸膜肥厚（图3-4-2-1）。

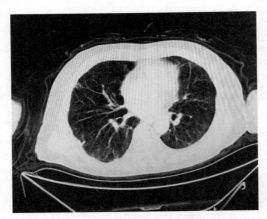

图3-4-2-1　2020年2月14日患者胸部CT

护理评估：

一般护理评估	生命体征	T：38.3℃；P：98次/min；R：28次/min；BP：129/79mmHg
专科评估	呼吸系统	视：呼吸运动正常 触：语颤正常，无胸膜摩擦感 叩：双肺呼吸音清 听：双肺呼吸音稍粗，可闻及干啰音

续表

其他系统评估	循环系统	心前区无隆起，心界不大，心率 98 次 /min，律齐，各瓣膜听诊区未闻及病理性杂音
	消化系统	腹平软，肠鸣音正常，大便不畅，两日未排
	泌尿 / 生殖系统	发育正常，小便调
	内分泌系统	无异常
	神经系统	无异常
量表评分	乏力视觉模拟评分（VAS）	7 分
	气促视觉模拟评分（VAS）	3 分
	咳嗽视觉模拟评分（VAS）	2 分
	GAD-7 焦虑量表评分	16 分（中重度焦虑）
	St.Mary's 医院睡眠问卷评分	18 分
	Morse 跌倒风险评估量表	35 分（中度危险）

中医护理评估：

评估内容	评估结果				
望诊	望神	少神	问诊	一问寒热	发恶寒
	望面色	面色潮红		二问汗	无汗出
	望形	形态正常		三问头身	头晕、头痛、乏力
	望态	自动体位		四问便	小便调，大便不畅
	望舌	舌红，苔黄腻（图 3-4-2-2）		五问饮食	纳呆
	望皮肤	无异常		六问胸腹	胸闷喘促、腹痛腹胀
	望排泄物	小便调，大便不畅		七问聋	无耳聋耳鸣
闻诊	闻声音	呼吸喘促		八问渴	口不渴
	闻气味	无异常		九问睡眠	无异常
切诊	脉诊	脉滑数		十问妇科	/

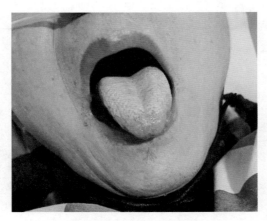

图 3-4-2-2　患者入院舌象

诊断：

中医诊断：疫病（湿毒郁肺证）

西医诊断：新型冠状病毒肺炎

诊疗经过：参照《新型冠状病毒肺炎诊疗方案》，西医予抗炎、抗病毒等治疗，中医以祛湿解毒，祛邪扶正为法，辨证给予中药方药配合中医特色疗法治疗。经过中西医结合治疗，患者症状明显好转。

二、辨证思路

新型冠状病毒肺炎当属中医"疫病"范畴。病因为感受"疫疠"之气，患者久居寒湿之地，感受湿邪侵袭而染病，起病时发热恶寒为正邪交争；头晕头痛为湿邪困阻，清窍失养之象；疫毒由口鼻而入，由卫分渐入气分，多困阳明、太阴，因此常见肺脾胃受累之症，胸闷气喘为肺气郁闭之象；脾主四肢肌肉，脾胃受困，加之患者为老年男性，年事已高，正气本虚，故乏力、四肢倦怠症状明显。肺与大肠相表里，湿邪郁闭则化热，致阳明热盛，津液耗损，腑实不通，故见大便不畅症状。舌红、苔黄腻、脉滑数皆为湿热之象。

本病病机为疫毒郁肺，病性属实，病位在肺，故辨证为"湿毒郁肺证"。治法当以祛邪与扶正兼施，以祛湿解毒，宣肺开闭，祛邪扶正为法。

三、主要护理问题

1. 发热　与感受湿邪，疫毒内蕴有关。（参照《护理方案》）
2. 喘促　与湿毒郁肺、肺失宣降有关。（参照《护理方案》）
3. 胸闷　与湿毒壅盛、肺气郁闭有关。（参照《护理方案》）
4. 乏力　与感受疫疠、耗伤肺气有关。

5. 纳呆　与湿邪困阻,脾胃失司有关。(参照《护理方案》)

四、临证护理

患者入院时自诉倦怠乏力,乏力视觉模拟评分(VAS)为 7 分。

【分析思路】

本患者倦怠乏力主要由于外感湿毒疫邪,正气虚衰,阳气遏阻,治疗当以"祛湿解毒,宣肺开闭,祛邪扶正"为法。

穴位敷贴通过药物直接刺激穴位,具有调节经脉之气,调和相应脏腑功能的作用。患者具有倦怠乏力的症状,可予患者穴位敷贴治疗,穴位敷贴所用药物为吴茱萸,主理气,除湿,开腠理;选穴以宣肺健脾、护固阳气为宜,选取天突、膻中、神阙、气海、涌泉等穴。天突、膻中有宣肺开闭之功;神阙起固本培元、升清降浊之效;气海主治乏力气虚,生发阳气;涌泉主治肺系病症,具有散热生气的作用。诸穴合用,可改善肺气郁闭、正气虚衰之象。

此外,患者有头晕、纳呆等湿热困阻脾胃、气失升降的症状,予以患者耳穴贴压治疗,根据患者情况选穴以健脾除湿、补益肺脾为主。选取脾、肺、大肠、神门、皮质下、内分泌等穴位。主穴肺、脾、胃、大肠为对症穴位;配穴为神门、皮质下、内分泌,神门主宁心安神,内分泌主通经络,除湿毒,皮质下健脾舒经,下气通腑。诸穴合用,共奏祛湿解毒、宣肺开闭、护阳固卫之效,改善患者头晕、大便不畅症状。

【护理措施】

(一)生活起居

1. 保持病室整洁安静,空气清新流通,每日通风 2～3 次,每次 30min。

2. 为患者制定规律的日常作息时间,嘱患者多休息,每日保持 8h 的睡眠时间,22 点前入睡,避免熬夜,养成午休的习惯,保持充足的睡眠,濡养精神。

3. 减少活动量,保存人体正气,嘱患者将消耗体能较多的活动安排在精力最充沛时,如晨起、午休后适当进行有氧运动或柔和的活动,注意劳逸结合。

(二)病情观察

观察患者乏力困重症状的持续时间、是否加重等;Morse 跌倒风险评估量表得出患者存在中度跌到风险,护理上加强巡视,做好患者安全防护。

(三)用药护理

指导患者中药汤剂宜温服,药温在 43～50℃之间,每日 2 次,每次 1 剂,早、晚餐后半小时服用。

(四)情志护理

指导患者消除不良情绪,保持心情愉悦舒畅,以积极的态度和行为配合治疗与护理。积极疏导患者，多与患者进行语言沟通，使患者了解情志调摄对疾病康复的重要性。

（五）中医特色护理技术

1. 穴位敷贴　采用吴茱萸粉、蜂蜜加适量水混匀，调成丸状，取花生米大小涂于穴位贴上。根据患者倦怠乏力的症状，选穴以宣肺健脾、护固阳气为宜，选取天突、膻中、神阙、气海、涌泉等穴，将涂有药物的穴位贴紧于穴位处。每天1次，每次贴敷2～4h（图3-4-2-3）。

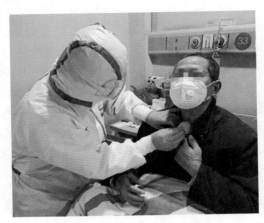

图3-4-2-3　予患者穴位敷贴

2. 耳穴贴压　选用王不留行籽黏附在0.7cm×0.7cm大小的胶布中央，用止血钳夹住贴敷于一侧耳部穴位（图3-4-2-4）。选取肺、脾、胃、大肠、神门、皮质下、内分泌等穴位。适当按压所贴穴位，使患者有热、麻、胀、痛的感觉，

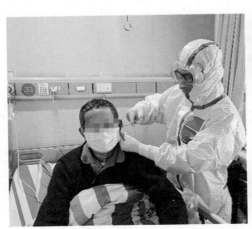 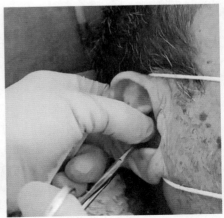

图3-4-2-4　予患者耳穴贴压

即"得气"。指导患者自行按压，每日按压 3～5 次，每次每穴 1～2min，按至全耳发热为度，睡前 1h 勿按压。耳穴贴压每次选择一侧耳穴，双侧耳穴轮流使用，每次留置 3 天，若敷贴脱落则随时补贴。

【护理评价】

2 月 2 日，患者乏力视觉模拟评分（VAS）由 7 分降至 2 分，乏力症状较前好转。2 月 4 日，患者乏力症状较前好转，但仍自感精神状态不佳。

【分析思路】

患者年事渐高，受疫疠邪气侵袭，邪盛正损，导致元气受损，虽已进行数日治疗，但邪虽衰而正亦伤，当此邪衰正虚之时，虽乏力症状较前好转，仍感精神状态不佳。此时宜抓住主要矛盾，重点在于"扶正"，正气充足则余邪自去，疾病得愈。湿热疫毒闭肺困脾，致脾肺气虚，只有调补肺脾之虚，化生正气以和邪，才可邪去而正不伤。

穴位按摩通过外力在患者特定的穴位进行刺激，通过手法产生外力，使能量渗透到体内，选取风池、曲池、足三里、中脘、天枢、神阙等穴位。风池清窍、通脑、活络；曲池通经络、调气血；足三里、中脘、天枢、神阙对症调理脾胃，化生正气。予患者穴位按摩，能起到通经活络、调理气血、祛邪扶正的作用。

【护理措施】

予患者穴位按摩（图 3-4-2-5），根据患者乏力及精神状态不佳的情况，按揉点拨风池、曲池、足三里、中脘、天枢、神阙等穴位，在穴位按摩部位涂抹润滑油，按摩开始时用力要轻，由轻到重，然后再逐渐减轻而结束。每日按摩 1～2 次，每次 10min。

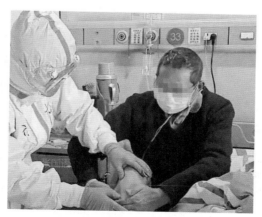

图 3-4-2-5　予患者穴位按摩

【护理评价】

患者入院时自诉全身乏力,精神欠佳,体力下降,乏力视觉模拟评分(VAS)7分。经过6天穴位敷贴及耳穴贴压治疗,2月2日患者乏力视觉模拟评分(VAS)由7分降至2分,患者自诉乏力症状较前好转。2月4日,患者仍自感精神状态不佳,乏力视觉模拟评分(VAS)仍为2分,遂增加穴位按摩,经过6天治疗,2月9日患者乏力视觉模拟评分(VAS)由2分降至0分,患者自诉乏力困倦症状明显改善,精神状态良好(图3-4-2-6)。

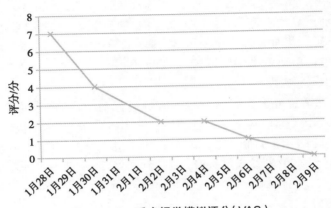

图3-4-2-6 乏力视觉模拟评分(VAS)

五、出院指导及延续护理

(一)出院小结

患者神清,精神可,无乏力、无发热恶寒,无胸闷喘促,纳、眠可,二便调,双肺呼吸音低,未闻及明显啰音,新型冠状病毒核酸检测阴性。符合新型冠状病毒肺炎的出院标准,2月15日予出院。

(二)出院指导及延续护理

1. 定点医院要做好与患者居住地基层医疗机构间的联系,共享病历资料,及时将出院患者信息推送至患者辖区或居住地居委会和基层医疗卫生机构。

2. 患者出院后,建议应继续进行14天的隔离管理和健康状况监测,佩戴口罩,有条件的患者居住在通风良好的单人房间,减少与家人的近距离密切接触,分餐饮食,做好手卫生,避免外出活动。

3. 建议在出院后第2周和第4周到医院随访、复诊。

4. 家中应保持空气流通,温湿度适宜,每日通风2~3次,每次30min。室内物品表面可用乙醇或含氯消毒剂擦拭。

5. 住所可悬挂中药香囊,内纳芳香燥湿类药物,如苍术、厚朴、藿香等,以辟秽浊。也可用苍术等药物或用艾条熏燃,辟秽去污,净化空气。

6. 起居有时,顺应四时,本次患者外感寒湿之邪,嘱患者防寒保暖,随季节气候的变化而增减衣物,避免受凉。

7. 注意劳逸结合,合理安排休息与活动,患者虽全身乏力症状好转,仍不可过劳,勿进行过激运动,可行定量行走、在家进行八段锦等柔式养生锻炼,以提高机体抗病能力,顾护阳气。嘱患者按照视频教程学习八段锦,可每日晨起进行 1 次八段锦锻炼,改善肺功能;三餐饭后在家行走 10min;嘱患者锻炼需注意循序渐进,以不觉疲惫为宜。

8. 指导患者熟悉穴位按摩操作,嘱其可在家中自行进行每日 1 次腹部穴位按摩,保持大便通畅,增强机体免疫力。

9. 遵医嘱按时服药,中药汤剂应温服,药温在 43~50℃ 之间。

10. 保持情志舒畅,精神上要乐观,勿恼怒、急躁、消沉,保持良好的情绪和心理状态,以调畅气血,达到阴阳平衡,五脏安和。

11. 调饮食。饮食以清热祛湿解毒、开胃易消化之品为宜,应少量多餐,保护脾胃功能,避免吃生冷寒凉之品。可多食新鲜蔬菜水果,鱼类、瘦肉、蛋类、牛奶等;可以粥水类调理脾胃,如陈皮小米粥、米汤水等;可选取山药、莲子、薏苡仁、砂仁食用以健脾祛湿;可适当选用沙参、太子参、党参、白术、人参、黄芪、冬虫夏草等补中益气。禁烟酒及辛辣香燥、肥甘厚味之品。

12. 搭建延续护理信息平台,鼓励其加入微信病友群中,将延续护理移动化落实,定期在为患者提供线上健康管理指导,加强对患者的线上随访。

案例 3

一、病例简介

朱某,女,44 岁。

入院日期: 2020 年 2 月 13 日。

发病节气: 立春。

主诉: 发热 11 天,喘息、乏力 9 天。

现病史: 患者 1 月 27 日无明显诱因出现发热,体温最高 39℃,曾至武汉市某医院就诊后无明显改善。1 月 29 日出现活动困难,气促明显。1 月 31 日患者喘息加重,干咳明显,全身乏力,纳呆,精神食欲欠佳。2 月 5 日新型冠状病毒核酸检测提示阳性。2 月 13 日以"新型冠状病毒肺炎"收入院。

入院症见: 患者嗜睡,精神欠佳,有胸闷感,喘息,全身乏力,体力下降,纳、眠欠佳,小便尚可,大便 4 日未解。舌淡,苔薄白,脉浮紧。

T: 36.5℃；P: 72 次 /min；R: 20 次 /min；BP: 120/80mmHg。

既往史： 家中长辈为病毒性肺炎患者。有支气管扩张病史多年，长期服用桉柠蒎肠溶软胶囊（切诺），间断吸入布地奈德福莫特罗粉吸入剂（信必可）。患者双胞胎妹妹患右支气管扩张症。患者有胃炎病史，近半年无胃部不适，否认高血压、心脏病、糖尿病、肝炎、肺结核等病史。患者常居武汉，有类似疾病家族聚集史。

相关实验室检查：

项目	正常值	2 月 15 日	2 月 23 日
C 反应蛋白（mg/L）	<3.0	1.12	/
白细胞总数（×10^9/L）	3.3～9.6	5.36	/
中性粒细胞百分数（%）	50～70	59.5	/
淋巴细胞百分数（%）	20～40	26.4	/
二氧化碳分压（mmHg）	35～46	43	/
氧分压（mmHg）	71～104	120 ↑	/
血液酸碱度	7.35～7.45	7.43	/
全血剩余碱（mmol/L）	−3～3	3.70 ↑	/
新型冠状病毒核酸检测	阴性	阳性	阴性

其他检查： 2020 年 2 月 27 日胸部 CT 示双肺下叶磨玻璃样感染灶，右侧胸膜粘连（图 3-4-3-1）。

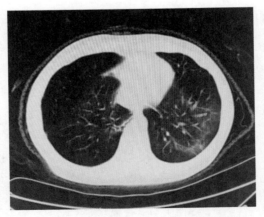

图 3-4-3-1 2020 年 2 月 27 日患者胸部 CT

护理评估：

一般护理评估	生命体征	T：36.5℃；P：72 次 /min；R：20 次 /min；BP：120/80mmHg
专科评估	呼吸系统	视：呼吸运动正常 触：语颤减弱，无胸膜摩擦感 叩：清音，肺下界下移 听：双侧呼吸音稍粗，右下肺呼吸音低，可闻及少许湿啰音
其他系统评估	循环系统	心前区无隆起，心界不大，心率 72 次 /min，律齐，各瓣膜听诊区未闻及病理性杂音
	消化系统	腹平软，肠鸣音正常，肝浊音界存在，大便不畅，4 日未排
	泌尿 / 生殖系统	发育正常，小便调
	内分泌系统	无异常
	神经系统	无异常
量表评分	乏力视觉模拟评分（VAS）	7 分
	气促视觉模拟评分（VAS）	5 分
	咳嗽视觉模拟评分（VAS）	3 分
	St.Mary's 医院睡眠问卷评分	14 分
	GAD-7 焦虑量表评分	15 分（中重度焦虑）

中医护理评估：

评估内容		评估结果			
望诊	望神	少神	问诊	一问寒热	无发热恶寒
	望面色	面色萎黄		二问汗	无汗出
	望形	形体消瘦		三问头身	全身乏力、神疲体倦
	望态	体态自如		四问便	小便调，大便不畅
	望舌	舌淡，苔薄白（图 3-4-3-2）		五问饮食	纳呆
	望皮肤	无异常		六问胸腹	胸闷喘促
	望排泄物	小便调，大便不畅		七问聋	无耳聋耳鸣
闻诊	闻声音	呼吸喘促，语声低微		八问渴	口不渴
	闻气味	无异常		九问睡眠	眠差
切诊	脉诊	脉浮紧		十问妇科	无异常

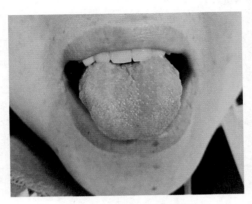

图3-4-3-2　患者入院舌象

诊断：

中医诊断：疫病（寒湿阻肺证）

西医诊断：新型冠状病毒肺炎

诊疗经过：参照《新型冠状病毒肺炎诊疗方案》，西医予抗炎、抗病毒等治疗，中医以散寒祛湿、宣肺开闭、护阳固卫为法，辨证给予中药方药配合中医特色疗法治疗。经过中西医结合治疗，患者症状明显好转。

二、辨证思路

新型冠状病毒肺炎当属中医"疫病"范畴。病因为感受"疫疠"之气，患者久居寒湿之地，感受寒湿疫邪，侵犯太阴，弥漫三焦，阻遏阳气，致上焦肺气无以宣降，致中焦脾阳无以运化。患者全身乏力、胸闷气喘、困重疲劳、纳呆，源于寒湿疫毒之邪袭肺困脾，肺气受损，脾气困阻。元阳亏于下，寒湿困于中焦，则导致患者大便不通。疫情凶险，忧思伤脾，侵扰心神，故见失眠。

本病病机为寒湿阻肺，病性属实，病位在肺、脾、大肠，故辨证为"寒湿阻肺证"。治法当以散寒祛湿、宣肺开闭为主。

三、主要护理问题

1．胸闷　与感受疫毒，阻遏肺气有关。（参照《护理方案》）
2．乏力　与疫邪袭肺困脾、肺脾气虚有关。
3．不寐　与神明不安有关。（参照《护理方案》）
4．大便不畅　与肺气郁闭，脾胃气机升降失常有关。（参照《护理方案》）

四、临证护理

2月14日，患者入院自诉全身乏力，乏力视觉模拟评分（VAS）为7分。

【分析思路】

患者全身乏力、困重疲劳,源于寒湿疫毒之邪袭肺困脾。肺主一身之气,脾主运化水湿,寒湿之邪阻滞气机,困脾闭肺,气机升降失司,治疗当以散寒祛湿、宣肺开闭、护阳固卫为法。

八段锦导引术是我国优秀的古传养生术,简单易学,安全可靠,不仅使人体的肌肉和关节得以舒展,松柔筋骨,导引吐纳,还可疏通经络,使气血畅通,增强体力,提高人的免疫力,有调身、调息、调心,祛病强身健体的功效。诸气者,皆属于肺,患者感受寒湿疫毒,侵犯太阴,导致手太阴肺经和足太阴脾经阻滞,气失升降,脾肺气虚,通过八段锦的锻炼,能够起到增补正气、调畅肺脾脏腑气机的作用。同时八段锦各招式的协同作用,使得患者全身肌肉、骨骼得以锻炼,有助于舒展筋脉,缓解患者肢倦乏力状况。

护理上除了指导患者进行八段锦锻炼外,由于患者寒湿阻滞,经络不通,气血无法濡养机体而致神疲体倦,可再予患者刮痧治疗,通调营卫,疏通经络,祛除寒湿。循患者督脉和膀胱经进行刮痧,重点刮透大椎、风门、风池、风府、肺俞、脾俞等穴。大椎振奋阳气,扶正祛邪;风门、风池、风府散寒解表;膀胱经上的肺俞、脾俞调节脏腑功能,有助于疏通腠理、祛邪外出。诸穴合用能有效促进患者经络气血运行,缓解神疲体倦之症。

【护理措施】

（一）生活起居

1. 保持病室整洁安静,空气清新流通,每日通风 2～3 次,每次 30min。

2. 为患者制定规律的日常作息时间,患者神疲体倦,嘱患者多休息,每日保持 8h 的睡眠时间,22 点前入睡,避免熬夜,并养成午休的习惯,保持充足的睡眠,濡养精神。

3. 患者肢倦乏力,应减少活动量,保存人体正气,嘱患者将消耗体能较多的活动安排在精力最充沛时,如晨起、午休后可适当活动,注意劳逸结合。

（二）病情观察

观察患者乏力困重症状的持续时间、是否加重等;加强巡视,做好患者安全防护。

（三）用药护理

指导患者中药汤剂宜温服,药温在 43～50℃之间,每日 2 次,每次 1 剂,早、晚餐后半小时服用。

（四）情志护理

指导患者消除不良情绪,保持心情愉悦舒畅,以积极的态度和行为配合治疗与护理。积极疏导患者,多与患者进行语言沟通,使患者了解情志调摄对疾病康复的重要性。

（五）中医特色护理技术

1. 坐式八段锦引导术　指导患者进行坐式八段锦引导术（图3-4-3-3），以舒展全身筋骨关节；每日早上患者精力较充沛时指导患者在床上做1次坐式八段锦，教会患者八段锦各招式，每个动作4～8次，嘱患者锻炼以不觉疲惫为宜。

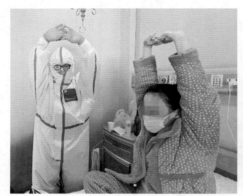
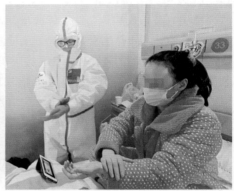

图 3-4-3-3　予患者坐式八段锦

2. 刮痧护理技术（图3-4-3-4）

（1）选穴部位：督脉和膀胱经项背腰段范围。重点穴位：肺俞、脾俞、大椎。

（2）操作方法：协助患者取坐位，充分暴露患者背部并注意保暖。将润滑油涂抹于刮痧部位，均匀抹平，采用铜砭刮痧板，刮痧时利用指力和腕力调整刮痧板角度，使刮痧板与皮肤之间夹角约为45°，力度徐而和，以患者能忍受为度。采取慢刮法予患者刮拭，刮拭的频率在每分钟30次以内。刮痧以皮肤红热为度，对不出痧或出痧较少的部位不强求出痧。刮痧时先刮督脉和膀胱经上的大椎、肺俞、脾俞，刮透后由上往下刮拭督脉和膀胱经。

（3）注意事项：在刮痧过程中及时询问患者有无不适，若有不适及时调整。刮痧后予患者饮用适量温开水，4～6h后方可沐浴，慎避风寒生冷，嘱患

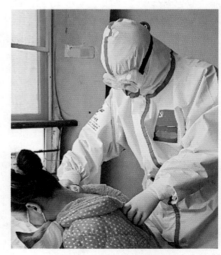

图 3-4-3-4　予患者刮痧

者保持心情愉悦。刮痧间隔时间以患者痧退为准,3～5 次为一个疗程。做好消毒隔离工作,铜砭刮痧板使用后在 100℃的沸水中持续煮沸 5min,沥干至常温待用。

【护理评价】

患者 2 月 14 日自诉全身乏力,乏力视觉模拟评分(VAS)7 分。针对患者情况予患者进行了 9 次坐式八段锦,每日 1 次;予患者进行了 3 次刮痧,分别于 2 月 14 日、2 月 18 日、2 月 22 日为患者穴位刮痧。2 月 22 日,患者乏力视觉模拟评分(VAS)为 0 分,经过 9 天的护理治疗,患者肢倦乏力的症状明显好转(图 3-4-3-5)。

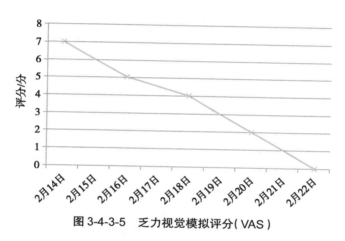

图 3-4-3-5 乏力视觉模拟评分(VAS)

五、出院指导及延续护理

(一)出院小结

患者神清,精神可,纳、眠可,无全身乏力,无发热,无胸闷喘促,无咳痰咳嗽,二便调。双肺呼吸音稍粗,未闻及明显啰音,新型冠状病毒核酸检测阴性。符合新型冠状病毒肺炎的出院标准,2 月 28 日予出院。

(二)指导要点及延续护理

1. 定点医院要做好与患者居住地基层医疗机构间的联系,共享病历资料,及时将出院患者信息推送至患者辖区或居住地居委会和基层医疗卫生机构。

2. 患者出院后,建议应继续进行 14 天的隔离管理和健康状况监测,佩戴口罩,有条件的患者居住在通风良好的单人房间,减少与家人的近距离密切接触,分餐饮食,做好手卫生,避免外出活动。

3. 建议在出院后第 2 周和第 4 周到医院随访、复诊。

4. 家中应保持空气流通,温湿度适宜,每日通风 2～3 次,每次 30min。

室内物品表面可用乙醇或含氯消毒剂擦拭。

5. 住所可悬挂中药香囊，内纳芳香燥湿类药物，以辟秽浊。也可用苍术等药物或用艾条熏燃，辟秽去污，净化空气。

6. 起居有时，顺应四时。本次患者外感寒湿之邪，嘱患者防寒保暖，随季节气候的变化而增减衣物，避免受凉。

7. 注意劳逸结合，合理安排休息与活动。患者虽全身乏力症状好转，仍不可过劳，勿进行过激运动，可行定量行走、在家进行八段锦等柔式养生锻炼，以提高机体抗病能力，顾护阳气。患者在院期间有气喘症状，可指导患者进行呼吸操训练。嘱患者按照视频教程学习八段锦及呼吸操，可每日晨起进行 1 次呼吸操锻炼，改善肺功能；每日下午进行 1 次八段锦锻炼，舒展筋脉；三餐饭后在家适当行走 10min，可边行走边适当顺时针揉按腹部，促进大便通畅；嘱患者锻炼需注意循序渐进，以不觉疲惫为宜。

8. 遵医嘱按时服药，中药汤剂应温服，药温在 43～50℃ 之间。

9. 保持情志舒畅，精神上要乐观，勿恼怒、急躁、消沉，保持良好的情绪和心理状态，以调畅气血，达到阴阳平衡，五脏安和。

10. 调饮食。饮食以健脾除湿、开胃易消化食物为宜，应少量多餐，保护脾胃功能，避免吃生冷寒凉之品。可多食新鲜蔬菜水果、鱼类、瘦肉、蛋类、牛奶等；可以粥水类顾护脾胃，如陈皮小米粥、米汤水等；可选取山药、莲子、薏苡仁、砂仁食用以健脾祛湿；可适当选用沙参、太子参、党参、白术、人参、黄芪、冬虫夏草等补中益气。禁烟酒及辛辣香燥、肥甘厚味之品。

11. 搭建延续护理信息平台，鼓励其加入微信病友群中，将延续护理移动化落实，定期为患者提供线上健康管理指导，加强对患者的线上随访。

案例 4

一、病例简介

林某，男，36 岁。

入院日期： 2020 年 2 月 24 日。

发病节气： 雨水。

主诉： 乏力 9 天，咳嗽伴气喘 4 天。

现病史： 患者 2 月 15 日开始出现浑身酸痛，乏力症状，体温正常。2 月 20 日查胸部 CT 提示：左肺多发斑片状感染病灶。2 月 21 日新型冠状病毒核酸检测阳性。近日早上晨起乏力加重，咳嗽明显加重，胸闷，气喘严重伴呼吸困难。2 月 24 日门诊以"新型冠状病毒肺炎"收入院。

入院症见： 患者神清，精神疲倦，干咳，胸闷喘促，乏力，体力下降，口干口苦，纳呆，睡眠欠佳，二便调。舌红，苔白腻，脉弦。

T：37.6℃，P：76 次 /min，R：20 次 /min，BP：113/84mmHg。

既往史： 既往体健，否认高血压、糖尿病、冠心病、肝炎、肺结核等病史。患者常居武汉，有类似疾病家族聚集史。

相关实验室检查：

项目	正常值	2月25日	3月3日
C反应蛋白（mg/L）	<3.0	2.43	2.18
白细胞总数（×10⁹/L）	3.3～9.6	/	6.39
中性粒细胞百分数（%）	50～70	46.70	51.6
淋巴细胞百分数（%）	20～40	/	35.7
二氧化碳分压（mmHg）	35～46	45	41
氧分压（mmHg）	71～104	33↓	116↑
血液酸碱度	7.35～7.45	7.39	7.40
全血剩余碱（mmol/L）	−3～3	1.70	0.50
新型冠状病毒核酸检测	阴性	阳性	阴性

其他检查： 2020 年 2 月 25 日胸部 CT 示双肺多发斑片状感染病灶。

护理评估：

一般护理评估	生命体征	T：37.6℃；P：76 次 /min；R：20 次 /min；BP：113/84mmHg
专科评估	呼吸系统	视：呼吸运动正常 触：语颤正常，无胸膜摩擦感 叩：双肺呼吸音清 听：双肺呼吸音减弱，可闻及散在湿啰音
其他系统评估	循环系统	心前区无隆起，心界不大，心率 76 次 /min，律齐，各瓣膜听诊区未闻及病理性杂音
	消化系统	腹平软，肠鸣音正常，肝浊音界存在，大便调
	泌尿 / 生殖系统	发育正常，小便调
	内分泌系统	无异常
	神经系统	无异常
量表评分	乏力视觉模拟评分（VAS）	8 分
	气促视觉模拟评分（VAS）	6 分
	咳嗽视觉模拟评分（VAS）	4 分
	St.Mary's 医院睡眠问卷评分	19 分
	GAD-7 焦虑量表评分	17 分（中重度焦虑）

中医护理评估：

评估内容		评估结果			
望诊	望神	少神	问诊	一问寒热	但热不寒
	望面色	面色萎黄		二问汗	无汗出
	望形	形态正常		三问头身	肢倦乏力、神疲体倦
	望态	体态自如		四问便	二便调
	望舌	舌红，苔白腻（图3-4-4-1）		五问饮食	纳呆
	望皮肤	无异常		六问胸腹	胸闷
	望排泄物	无异常		七问聋	无耳聋耳鸣
闻诊	闻声音	呼吸喘促，语声低微		八问渴	口干口苦
	闻气味	无异常		九问睡眠	眠差
切诊	脉诊	脉弦		十问妇科	/

诊断：

中医诊断：疫病（湿热蕴肺证）

西医诊断：新型冠状病毒肺炎

诊疗经过： 参照《新型冠状病毒肺炎诊疗方案》，西医予抗炎、抗病毒等治疗，中医以清热祛湿、宣肺透邪为法，辨证给予中药方药配合中医特色疗法治疗。经过中西医结合治疗，患者症状明显好转。

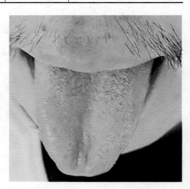

图3-4-4-1　患者入院舌象

二、辨证思路

新型冠状病毒肺炎当属中医"疫病"范畴。病因为感受"疫疠"之气，患者感受湿热疫毒，疫毒从口鼻而入，首先犯肺，侵袭上焦肺卫，正邪交争，卫气失宣则肺气闭郁，故患者见呼吸困难、胸闷、干咳等症状。湿热疫毒内陷，易致脾胃中焦经气郁滞，气机不畅，影响脾胃运化，则见纳呆，体力下降，不欲饮食。正气虚损，脾气不足，肢体失养，则患者精神疲倦、乏力；口干口苦、舌红、苔白腻、脉弦、睡眠欠佳为湿热内蕴、火热上扰，心神不宁之象。

本病病机为疫毒郁肺，病性属实，病位在肺、心、脾，故辨证为"湿热蕴肺证"。治疗当以清热祛湿、宣肺透邪为法。

三、主要护理问题

1. 干咳　与肺气闭郁，宣肃失调有关。（参照《护理方案》）

2. 乏力　与湿热之邪阻滞肺脾气机有关。

3. 纳呆　与疫毒困阻中焦脾胃有关。（参照《护理方案》）

4. 不寐　与湿热内蕴，热扰心神有关。（参照《护理方案》）

四、临证护理

2月24日，患者入院自诉疲倦乏力、体力下降，乏力视觉模拟评分（VAS）为8分。

【分析思路】

患者因感受湿热疫毒而染病，湿热之邪易阻滞气机，耗气伤阴，则导致气不条达；阻闭中上二焦，导致肺气闭郁，正气虚损，脾胃运化失司。当清热祛湿、宣肺透邪，以求促进机体气机调畅，缓解患者乏力症状。

针对患者气机不畅、正气虚损而致肢倦乏力的症状，结合八段锦疏通经络、调和气血的功效，指导患者进行八段锦导引术，松柔筋骨，导引吐纳，排浊留清，能够起到宣肺透邪、调畅气机、祛病强身健体的作用，从而增强患者的免疫力及精气神，改善其疲倦乏力之症。

此外，患者因湿热疫毒侵袭上焦肺卫，而致肺气闭郁，正气受损；因湿热疫毒内陷而致脾胃中焦运化失常。护理方面除指导患者进行八段锦导引术锻炼以外，针对患者胸闷乏力、神疲倦怠症状，予患者穴位敷贴治疗，通过药物刺激和作用于体表腧穴相应的皮部。穴位敷贴所用药物为吴茱萸，主理气，除湿，开腠理；选取天突、膻中、神阙、气海、足三里等穴位进行贴敷。天突、膻中，有舒畅肺气之功；神阙起固本培元、升清降浊之效；气海主治乏力气虚病症，生发阳气；足三里燥化脾湿，调理中焦。诸穴合用，使药性从毛孔入腠理，沟通表里，祛邪外出，有扶正、通营卫、调升降、理阴阳的疗效，缓解患者气虚乏力之症。

【护理措施】

（一）生活起居

1. 保持病室整洁安静，空气清新流通，每日通风2～3次，每次30min。

2. 为患者制定规律的日常作息时间，嘱患者多休息，每日保持8h的睡眠时间，22点前入睡，避免熬夜，养成午休的习惯，保持充足的睡眠，濡养精神。

3. 减少活动量，保存人体正气，嘱患者将消耗体能较多的活动安排在精力最充沛时，如晨起、午休后适当进行有氧运动或柔和的活动，注意劳逸结合。

（二）病情观察

观察患者乏力困重症状的持续时间、是否加重等；加强巡视，做好患者安全防护。

（三）用药护理

指导患者中药汤剂宜温服，药温在 43～50℃之间，每日 2 次，每次 1 剂，早、晚餐后半小时服用。

（四）情志护理

指导患者消除不良情绪，保持心情愉悦舒畅，以积极的态度和行为配合治疗与护理。积极疏导患者，多与患者进行语言沟通，使患者了解情志调摄对疾病康复的重要性。

（五）中医特色护理技术

1. 立式八段锦导引术　患者为年轻男性，指导患者进行立式八段锦导引术（图 3-4-4-2），以舒展全身筋骨关节；每日早上指导患者在房间做 1 次立式八段锦，教会患者八段锦各招式，每个动作 4～8 次，嘱患者锻炼以不觉疲惫为宜。

2. 穴位敷贴　选取天突、膻中、神阙、气海、足三里等穴位，采用吴茱萸粉及蜂蜜加适量水混匀，调成丸状，再取适量药膏涂于穴位贴上，贴敷过程中观察患者有无不适情况。穴位敷贴每天 1 次，每次贴敷 2～4h。

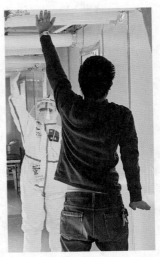

【护理评价】

3月3日，患者乏力视觉模拟评分（VAS）为 0 分。患者自 2 月 24 日入院以来，针对患者疲倦乏力、体力下降的情况，予患者进行了 9 次八段锦和穴位敷贴，每日 1 次。经过 9 天的护理治疗，患者疲倦乏力、体力下降的症状较前明显好转（图 3-4-4-3）。

图 3-4-4-2　予患者立式八段锦

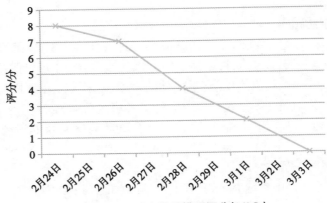

图 3-4-4-3　乏力视觉模拟评分（VAS）

五、出院指导及延续护理

（一）出院小结

患者神志清楚，无胸闷喘促，乏力好转，无明显干咳，无口干口苦，纳、眠可，二便调。双肺呼吸音粗，未闻及明显干湿性啰音，新型冠状病毒核酸检测阴性。符合新型冠状病毒肺炎的出院标准，3月9日予出院。

（二）指导要点及延续护理

1. 定点医院要做好与患者居住地基层医疗机构间的联系，共享病历资料，及时将出院患者信息推送至患者辖区或居住地居委会和基层医疗卫生机构。

2. 患者出院后，建议应继续进行14天的隔离管理和健康状况监测，佩戴口罩，有条件的居住在通风良好的单人房间，减少与家人的近距离密切接触，分餐饮食，做好手卫生，避免外出活动。

3. 建议在出院后第2周和第4周到医院随访、复诊。

4. 家中应保持空气流通，温湿度适宜，每日通风2～3次，每次30min。室内物品表面可用乙醇或含氯消毒剂擦拭。

5. 住所可悬挂中药香囊，内纳芳香燥湿类药物，以辟秽浊。也可用苍术等药物或用艾条熏燃，辟秽去污，净化空气。

6. 起居有时，顺应四时。本次患者外感寒湿之邪，嘱患者防寒保暖，随季节气候的变化而增减衣物，避免受凉。

7. 注意劳逸结合，合理安排休息与活动。患者虽全身乏力症状好转，仍不可过劳，勿进行过激运动，可行定量行走、在家进行八段锦等柔式养生锻炼，以提高机体抗病能力，顾护阳气。患者在院期间具有干咳症状，可指导患者进行呼吸操训练。嘱患者按照视频教程学习呼吸操，可每日晨起进行1次呼吸操锻炼，改善肺功能；每日下午进行1次八段锦锻炼，按照在院所学的招式，舒展筋脉；三餐饭后在家适当行走10min；嘱患者锻炼需注意循序渐进，以不觉疲惫为宜。

8. 遵医嘱按时服药，中药汤剂应温服，药温在43～50℃之间。

9. 保持情志舒畅，精神上要乐观，勿恼怒、急躁、消沉，保持良好的情绪和心理状态，以调畅气血，达到阴阳平衡，五脏安和。

10. 调饮食。饮食以清热祛湿、开胃易消化食物为宜，应少量多餐，保护脾胃功能，避免吃生冷寒凉之品。可多食新鲜蔬菜水果、鱼类、瘦肉、蛋类、牛奶等；可以粥水类调理脾胃，如陈皮小米粥、米汤水等；可选取山药、莲子、薏苡仁、砂仁食用以健脾祛湿；可适当选用沙参、太子参、党参、白术、人参、黄芪、冬虫夏草等补中益气。禁烟酒及辛辣香燥、肥甘厚味之品。

11. 搭建延续护理信息平台,鼓励其加入微信病友群中,将延续护理移动化落实,定期为患者提供线上健康管理指导,加强对患者的线上随访。

第五节 腹 泻

案例 1

一、病例简介

谢某,男,86岁。

入院日期: 2020年2月13日。

发病节气: 立春。

主诉: 咳嗽发热6天。

现病史: 患者自2月7日起无明显诱因下出现打嗝、腹泻,偶尔咳嗽,少许咳痰,未予重视,次日下午出现发热,家中测体温37.7~38.0℃,伴纳呆乏力,未做特殊处理。2月9日出现活动后喘息,家中自服奥司他韦、连花清瘟颗粒和头孢类药物,休息后症状无好转。2月10日晚喘息加重,至武汉某社区卫生服务中心转诊至某院急诊,当时测体温38.9℃,经处理,患者近两日精神食欲改善,胸部CT结果提示双肺多发感染。今日以"新型冠状病毒肺炎"收入科。

入院症见: 患者神清,精神欠佳,疲倦乏力,急性面容,咳嗽,低热,胸闷,喘促,纳、眠差,近3日腹泻,每日解黄褐烂便5~7次,小便清长,双肺呼吸音稍粗,少许湿啰音,舌淡苔薄白,脉浮紧。

T: 37.2℃,P: 75次/min,R: 25次/min,BP: 130/85mmHg。

既往史: 有高血压病史,具体服用药物不详,近2日未服用降压药物;有脑出血病史,具体不详;否认糖尿病、胃病等病史,否认肝炎、肺结核病史,否认药物过敏史。患者经常居留武汉,有类似疾病家族聚集史。

相关实验室检查:

项目	正常值	2月15日	2月29日
C反应蛋白(mg/L)	<3	23.22↑	25.8↑
白细胞总数(×10⁹/L)	3.3~9.6	10.85↑	12.13↑
中性粒细胞百分数(%)	50~70	87.60↑	81.10↑
淋巴细胞百分数(%)	20~40	6.3↓	9.5↓

续表

项目	正常值	2月15日	2月29日
血氧分压（mmHg）	71～104	110.00↑	/
二氧化碳分压（mmHg）	35～46	35.00	/
血液酸碱度	7.35～7.45	7.45	/
全血剩余碱（mmol/L）	−3～3	0.60	/
D-二聚体（mg/L）	<0.5	0.72↑	7.56↑
钠（mmol/L）	137～147	139.0	139.8
钾（mmol/L）	3.5～5.3	3.70	4.13
新型冠状病毒核酸检测	阴性	阳性	阴性

其他检查： 2020年2月10日胸部CT示双肺多发感染。2020年2月11日心电图示窦性心律，肢体导联低电压，未见其他异常。2020年3月3日胸部CT示双肺胸膜粘连（图3-5-1-1）。

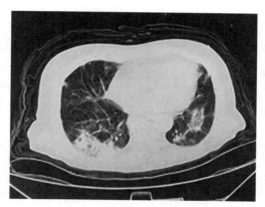

图3-5-1-1　2020年3月3日患者胸部CT

护理评估：

一般护理评估	生命体征	T：37.2℃；P：75次/min；R：25次/min；BP：130/85mmHg
专科评估	呼吸系统	视诊：呼吸急促 触诊：语颤减弱，无胸膜摩擦感，无皮下捻发感 叩诊：清音，肺下界下移，肺下界移动度：患者不能配合 听诊：肺呼吸音稍粗，可闻及少许湿啰音

续表

其他系统评估	循环系统	视诊：心尖搏动正常，无剑突下搏动，心尖搏动位置正常 触诊：心尖搏动正常，无震颤，无心包摩擦感 叩诊：心相对浊音界正常 听诊：心律齐，未闻及病理性杂音，无附加心音，无心包摩擦音
	消化系统	视诊：外形正常，无胃型，无肠型，无腹壁静脉曲张，无手术疤痕 触诊：腹软，无压痛及反跳痛，腹部包块未触及 叩诊：肝浊音界存在，肝上界位于右锁骨中线第5肋间，移动性浊音阴性，腹水0度 听诊：肠鸣音正常，无气过水声，无血管杂音
	泌尿/生殖系统	小便正常，外生殖器未查
	神经系统	生理反射存在，病理反射未引出
量表评分	呼吸困难分级（mMRC）	3级
	乏力视觉模拟评分（VAS）	3分
	咳嗽视觉模拟评分（VAS）	3分
	Morse跌倒风险评估量表	50分（高危风险）

中医护理评估：

评估内容			评估结果		
望诊	望神	神疲	问诊	一问寒热	恶寒发热
	望面色	面色萎黄		二问汗	无汗
	望形	无异常		三问头身	头痛，肌肉酸痛
	望态	无异常		四问便	大便黄褐清溏，5～7次/日，小便清长
	望舌	舌淡，苔薄白（图3-5-1-2）		五问饮食	纳呆
	望皮肤	皮肤色泽发黄		六问胸腹	胸闷喘促
	望排泄物	大便黄褐清溏，小便清长		七问聋	无耳聋耳鸣
闻诊	闻声音	咳声低微无力		八问渴	口不渴
	闻气味	大便酸臭		九问睡眠	眠差（难入眠）
切诊	脉诊	脉浮紧		十问妇科	/

诊断：

中医诊断：疫病（寒湿阻肺证）

西医诊断：新型冠状病毒肺炎

诊疗经过： 参照《新型冠状病毒肺炎诊疗方案》，西医予抗炎、抗病毒、护胃、提高免疫力、止咳化痰等治疗，中医以宣肺解毒，祛湿散寒，辟秽化浊为法，辨证给予中药方药配合中医特色疗法治疗。经过中西医结合治疗，患者症状明显好转。

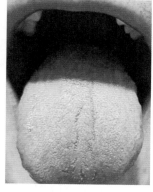

图 3-5-1-2　患者入院舌象

二、辨证思路

新型冠状病毒肺炎当属中医"疫病"范畴。病因为感受"疫疬"之气，患者年老体虚，疫毒阻肺是核心病机。寒湿夹杂，内袭于肺，肺失宣降，肺气闭郁，不得宣通，故见咳嗽声重，咳痰稀薄色白；湿气困脾，脾失运化，故而泄泻；脾主肌肉，湿邪困阻肌肉，故而酸痛乏力；肺气上逆，肾不纳气，故而喘促。舌淡，苔薄白，脉浮紧为寒湿疫毒内蕴之象。

本病病机为疫毒阻肺，病性属实，病位在肺、脾、大肠、肾，辨证当属"寒湿阻肺证"，治法当以祛湿散寒、宣肺开闭、健脾益肾为主。

三、主要护理问题

1. 喘促　与寒湿袭肺、肺气上逆、肺失宣降有关。（参照《护理方案》）
2. 咳嗽　与寒湿袭肺、肺气上逆、肺失宣降有关。（参照《护理方案》）
3. 腹泻　与寒湿郁结、脾胃失和有关。
4. 乏力　与寒湿困脾、湿邪困阻肌肉有关。（参照《护理方案》）

四、临证护理

2月13日入院时自诉腹泻3日，每日解黄烂便5～7次。

【分析思路】

腹泻属中医"泄泻"范畴，《难经》提出"五泄"，分别为"脾泄""胃泄""小肠泄""大肠泄""大瘕泄"，在宋代的医学著作中，开始出现"泄泻"一词。腹泻病位在大肠，关乎脾、胃，多与外感风寒湿热之邪有关。《素问·生气通天论》云："因于露风，乃生寒热。是以春伤于风，邪气留连，乃为洞泄。"《素问·阴阳应象大论》云"湿胜则濡泄"，指出腹泻与感受风、寒、湿、热等邪气有关。寒邪常与湿邪相合，因脾喜燥恶湿，湿邪易困阻脾土，致脾失健运，不能腐熟水谷，以致水湿滞留而为下利、完谷不化，故有"无湿不成泻"之说。患者年逾古稀，肠道功能衰退，因而容易外感六淫之邪而致泄泻。是以治法当为祛湿散寒，温经止泻。

采用生姜汁调吴茱萸粉穴位敷贴，吴茱萸味苦性温，可温肾补脾、燥湿止泻，有温中止痛、疏肝下气、助阳止泻之功，可以治疗泄泻、呕逆、伤寒吐泻、脘腹胀痛、脾肾阳虚的五更泄泻等病证；生姜味辛，性微温，归肺、脾、胃经，升腾发散而走表，具有温中散寒、止呕等作用，取生姜磨汁调制药粉，还可以起到透皮发散，助药性渗透的作用。患者因寒湿困脾而致泄泻，吴茱萸以生姜汁调之可得事半功倍之效。选穴以神阙为主，神阙具有培元固本、温阳救逆、和胃理肠、利水固脱的功效，主治泄利、绕脐腹痛、脱肛、五淋等症；配足三里，调理肠胃，治肠鸣腹痛；配气海、阴陵泉，益脾气、利寒湿，治疗泄利不止；配天枢、足三里，益气健脾和胃，治疗泄泻、呕吐。

【护理措施】

（一）生活起居

1. 保持病室整洁安静，空气清新流通，温暖舒适，避免潮湿。

2. 患者衣被适温透气，根据温度天气适时添减衣物，避免受凉。

3. 患者恶寒发热，嘱多喝温开水、食用热粥以助发汗退热，不可擦浴、冰敷，恶寒严重时可予暖袋敷腹部、足底。

4. 做好肛周皮肤护理，保持肛周皮肤清洁、干燥，可采用液体敷料保护皮肤，必要时可使用肛袋。

（二）病情观察

1. 密切观察患者大便情况及色、质、量的变化，并做好记录。

2. 观察患者有无软瘫、口渴、多尿、心悸等症状。

（三）用药护理

1. 做好用药护理，指导患者按时服用中药汤剂，一日1剂，分2次于早晚温服。

2. 服药后密切观察体温变化及汗出情况，药后汗出及时擦干，更换衣服，切忌汗出当风，同时避免汗出过多耗伤正气。

（四）情志调理

1. 做好心理疏导，使患者保持心情平和，从容而处。

2. 帮助患者克服对病毒的恐惧，为患者讲解疾病相关知识，减少因对疾病的未知造成的恐惧焦虑，增强患者战胜病毒的信心。

（五）中医特色护理技术

穴位敷贴 选神阙为主穴，配中脘、天枢、足三里、气海、阴陵泉等穴位为辅，取适量生姜汁将吴茱萸粉调至膏状，每个穴位取花生米大小置于专用胶布上，贴于穴位4h，注意观察局部皮肤有无过敏、红肿、发疱等（图3-5-1-3）。

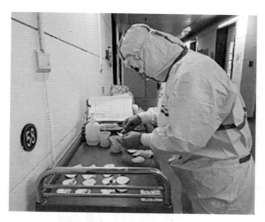

图 3-5-1-3　穴位敷贴准备

【护理评价】

2月15日，患者每日解黄烂便2～3次，每次约100ml，腹泻症状较前好转。

经穴位敷贴治疗，至2月15日，患者腹泻次数较前减少，但大便仍不成形，面容憔悴。

【分析思路】

患者腹泻不止，外因是寒邪夹湿，阻碍中焦，内因是患者年逾古稀，脾胃虚弱，寒湿郁内，脾胃失和，治法为温中和胃，祛湿散寒。故可采用四子散封包热熨腹部。

四子散封包是由紫苏子、莱菔子、芥子和吴茱萸这四种中药按照特定比例装袋制成。芥子味辛，性温，入肺、胃二经，有利气化痰、温中开胃之功；紫苏子主气，味辛，性温，归肺、脾经，具有解表散寒、行气和胃之功；吴茱萸味辛、苦，性热，归肝、脾、胃、肾经，具有温中散寒、降逆止泻、理气燥湿之功效，主治脏寒吐泻、脘腹胀痛、经行腹痛、五更泄泻等症；莱菔子味甘、辛，性平，归脾、胃、肺经，具有消食除胀、降气化痰的作用，多用于腹痛泄泻、食积不化等症状。四子散封包热熨可起到祛湿健脾、祛寒止泻、温中和胃的作用。

腹部有诸多穴位与胃肠消化相关，如神阙、上脘、中脘、下脘、气海、关元、天枢、气冲等。神阙具有培元固本、和胃理肠、利水固脱之功；上脘、中脘、下脘属任脉，具有和胃健脾、降逆利水之功；气海循任脉，有培补元气、益肾固精、补益回阳、延年益寿之功，主治水谷不化、泄利不禁、大便不通等症；关元属任脉，为足三阴、任脉之会，小肠募穴，有培肾固本、调节回阳之功，能够治疗腹泻、腹痛、痢疾等症；天枢属足阳明胃经，为大肠之募穴，有调理脾胃、理气健脾、通经活络之功，主治便秘、腹泻、细菌性痢疾、腹痛、腹胀肠鸣、呕吐等症；气冲，乃足阳明胃经、冲脉的交会穴，"气冲"意为将冲脉之气渗灌胃经,具有温经理气、通经活络之功。故四字散封包热熨腹部,有温中和胃、健脾止泻之功。

【护理措施】

增加四子散封包热熨腹部　将四子散在微波炉中加热,因患者年老,故温度应控制在 50℃ 以下为宜。四子散加热后装进封包,协助患者取仰卧位,热熨前将封包放置患者前臂内侧试温合适后,再置于腹部进行热熨,用一层毛巾垫隔,勿直接接触皮肤,并询问患者温度是否适宜,以顺时针方向轻轻热熨腹部,共 10min;待温度下降到合适温度(患者可以耐受为主),把封包平放在神阙穴上,共 10min 左右,以微汗出为宜,每日 2 次。应注意:患者年过八旬,对温度感觉不灵敏,故温度不可超过 50℃,以免烫伤;治疗结束后嘱避风寒,2h 内不能洗澡或触碰冷水,以防腠理尽开,寒邪入内(图 3-5-1-4)。

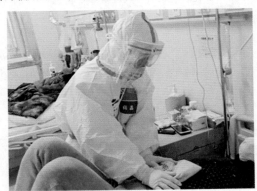

图 3-5-1-4　四子散封包热熨

【护理评价】

2 月 16 日,患者解褐色软便 1 次,大便成形,约 200g,腹泻症状痊愈(图 3-5-1-5)。

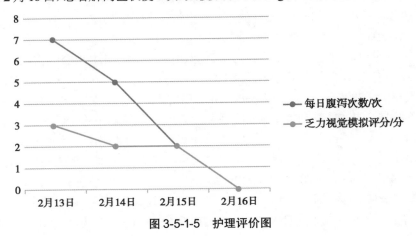

图 3-5-1-5　护理评价图

五、出院指导及延续护理

（一）出院小结

患者神清，精神可，活动后仍有喘促、咳嗽，无发热，无腹泻，无乏力，纳、眠可，新型冠状病毒核酸检测阴性，双肺呼吸音粗，胸部 CT 结果显示肺部炎症较前吸收。符合新型冠状病毒肺炎的出院标准，3 月 8 日予出院。

（二）指导要点及延续护理

1. 定点医院要做好与患者居住地基层医疗机构间的联系，共享病历资料，及时将出院患者信息推送至患者辖区或居住地居委会和基层医疗卫生机构。

2. 患者出院后，建议应继续进行 14 天的隔离管理和健康状况监测，佩戴口罩，有条件的患者居住在通风良好的单人房间，减少与家人的近距离密切接触，分餐饮食，做好手卫生，避免外出活动；日常用品可用乙醇或含氯消毒剂擦拭；房间可悬挂中药香囊，内纳芳香燥湿类药物，如苍术、厚朴、藿香等，以辟秽浊；也可用苍术等药物或用艾条熏燃，辟秽去污，净化空气。

3. 建议在出院后第 2 周和第 4 周到医院随访、复诊。

4. 避风寒。注意保暖，尤其颈部（天突穴）、肩背部（定喘穴、肺俞穴）以及腹部和足部，避免受凉受风。

5. 畅情志。保持心情舒畅、平和，勿躁勿悲勿怒，从容而处，克服对病毒的恐惧心理，增强战胜病毒的信心和意志力。

6. 节饮食。饮食要节制，宜清淡，多饮温水，应少量多餐，保护脾胃功能；辨证施膳方面，患者属于寒湿阻肺证，饮食宜温肺散寒、宣肺平喘、开胃易消化之品，如姜糖水、葱白糖水；可以粥水类调理脾胃，如陈皮小米粥、米汤水等；可选取山药、莲子、薏苡仁、砂仁食用以健脾祛湿；可适当选用沙参、太子参、党参、白术、人参、黄芪、冬虫夏草等补中益气。忌冰冻食物及饮料，勿食用野生动物。新型冠状病毒肺炎流行期间勿外出进餐，勿多人聚集进餐，餐具每餐高温消毒。

7. 强体魄。坚持适当规律锻炼，如太极拳、八段锦等，以提高免疫力。

8. 定期门诊复诊，遵医嘱服药。

9. 搭建延续护理信息平台，将患者加入微信群中，将延续护理移动化落实，患者出院后为患者提供线上健康管理指导，对患者进行定期线上随访。

案例2

一、病例简介

周某，男，33 岁，体重 60kg。

入院日期：2020年1月28日。

发病节气：大寒。

主诉：发热10天，伴胸闷，咳嗽2天。

现病史：患者10天前无明显诱因出现发热，体温38℃，全身酸痛，无力，食欲减退，2020年1月19日至武汉某社区医院就诊，予输液治疗4天（头孢类）后，仍发热，乏力。2020年1月22日至某院就诊，查胸部CT示双肺多发感染性病变，血常规示WBC：9.26G/L，NE%：73.34%，MO%：16.74%，LY：0.93G/L，CRP：13.39mg/L，SAA：149.15mg/L，后至武汉市某医院予左氧氟沙星、利巴韦林静脉滴注4天后，仍有低热，测体温37.4℃，胸闷乏力，今为进一步诊治，门诊以"新型冠状病毒肺炎"收入科。

入院症见：患者神清，精神欠佳，干咳，急性面容，发热无恶寒，全身酸痛、乏力，胸闷喘促，体力下降，近3日腹泻，每日解黄褐烂便3次，纳、眠差，无心慌、心悸、胸闷，小便清长，双肺呼吸音稍粗，未闻及明显干湿啰音，无咳嗽，舌红，苔白厚腻，脉浮数。

T：37.4℃，P：137次/min，R：25次/min，BP：115/82mmHg。

既往史：否认高血压、冠心病、糖尿病、肝炎、肺结核等病史，无手术史、输血史，否认药物、食物过敏史，无烟酒史。育有子女，无地方病地区居住史，无毒品接触史。

相关实验室检查：

项目	正常值	1月29日	1月30日	2月3日	2月9日
C反应蛋白（mg/L）	<3	18.75↑	/	4.23↑	3.16↑
白细胞总数（×10⁹/L）	3.3～9.6	/	/	8.19	/
中性粒细胞百分数（%）	50～70	/	/	63.5	/
淋巴细胞百分数（%）	20～40	/	/	23.4	/
血氧分压（mmHg）	71～104	43.00↓	170.00↑	/	/
二氧化碳分压（mmHg）	35～46	45.00	41.00	/	/
血液酸碱度	7.35～7.45	7.44	7.44	/	/
全血剩余碱（mmol/L）	−3～3	5.40↑	3.20↑	/	/
钠（mmol/L）	137～147	136.0↓	/	/	139.2
钾（mmol/L）	3.5～5.3	3.00↓	/	/	4.53
D-二聚体（mg/L）	<0.5	0.35	/	/	/
新型冠状病毒核酸检测	阴性	/	/	阳性	阴性

其他检查：2020年1月22日查胸部CT示双肺多发感染性病变。2020年2月9日查胸部CT示双肺多发感染性病变，渗出较前吸收（图3-5-2-1）。

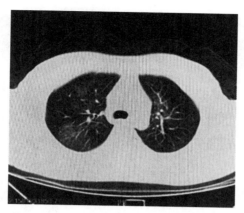

图 3-5-2-1　2020 年 2 月 9 日患者胸部 CT

护理评估：

一般护理评估	生命体征	T：37.4℃；P：137 次 /min；R：25 次 /min；BP：115/82mmHg
专科评估	呼吸系统	视诊：呼吸急促，干咳 触诊：语颤减弱，无胸膜摩擦感，无皮下捻发感 叩诊：清音，肺下界下移，肺下界移动度：右6cm，左 6cm 听诊：双肺呼吸音稍粗，未闻及明显干湿啰音
其他系统评估	循环系统	视诊：心尖搏动正常，无剑突下搏动，心尖搏动位置正常 触诊：心尖搏动正常，无震颤，无心包摩擦感 叩诊：心相对浊音界正常 听诊：心律齐，心率快，未闻及病理性杂音，无附加心音，无心包摩擦音
	消化系统	视诊：外形正常，无胃型，无肠型，无腹壁静脉曲张，无手术疤痕 触诊：腹软，无压痛及反跳痛，腹部包块未触及，肝脾肋下未触及，胆囊未触及，墨菲征阴性 叩诊：肝浊音界存在，肝上界：右锁骨中线第5 肋间，移动性浊音：阴性，双肾区无叩痛 听诊：肠鸣音正常，无气过水声，无血管杂音
	泌尿 / 生殖系统	小便正常，外生殖器未查
	神经系统	生理反射存在，病理反射未引出
量表评分	呼吸困难分级（mMRC）	3 级
	乏力视觉模拟评分（VAS）	3 分

中医护理评估：

评估内容		评估结果			
望诊	望神	神疲	问诊	一问寒热	但热不寒
	望面色	面色萎黄		二问汗	无汗
	望形	无异常		三问头身	肌肉酸痛
	望态	无异常		四问便	大便黄褐稀溏，3次/日，小便清长
	望舌	舌红，苔白厚腻（图3-5-2-2）		五问饮食	纳呆
	望皮肤	皮肤色泽发黄		六问胸腹	胸闷喘促
	望排泄物	大便黄褐稀溏，小便清长		七问聋	无耳聋耳鸣
闻诊	闻声音	咳声低微		八问渴	口不渴
	闻气味	大便酸臭		九问睡眠	眠差（难入眠）
切诊	脉诊	脉浮数		十问妇科	/

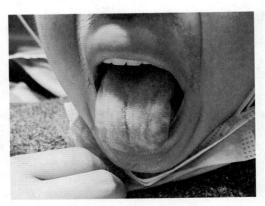

图3-5-2-2　患者入院舌象

诊断：

中医诊断：疫病（湿热蕴肺证）

西医诊断：新型冠状病毒肺炎

用药情况： 参照《新型冠状病毒肺炎诊疗方案》，西医予抗炎、抗病毒、护肝、纠正低钾血症等治疗，中医以清热宣肺，利湿解毒，辟秽化浊为法，辨证给予中药方药配合中医特色疗法治疗。经过中西医结合治疗，患者症状明显好转。

二、辨证思路

新型冠状病毒肺炎属于中医"疫病"的范畴。病因为感受"疫疠"之气,核心病机为疫毒阻肺。湿热夹杂,内袭于肺,疫毒闭肺,故而咳嗽、发热;肺与大肠相表里,湿热阻肺,大肠亦受影响,湿热下注大肠,水谷传导失司,清浊不分,大肠气机不畅,故而腹泻;湿气入内,脾土当先,脾喜燥恶湿,最易为湿邪所侵,脾主四肢肌肉,湿气困脾,则腠理气机闭阻,故而乏力;肺为气之主,肾为气之根,肺失宣降,肺气上逆,肾失摄纳,以致胸闷、喘促。舌红,苔白厚腻,脉浮数,均为湿热内蕴之象。

本病病机为疫毒阻肺,病性属实,病位在肺、大肠、脾、肾,辨证属湿热蕴肺证,治法当为祛湿降逆,调理气机。

三、主要护理问题

1. 喘促　与肺失宣降、肾不纳气有关。(参照《护理方案》)
2. 腹泻　与湿热下注、大肠炽热有关。
3. 乏力　与湿气困脾、腠理气机闭阻有关。(参照《护理方案》)

四、临证护理

1月28日入院时自诉腹泻3日,每日解黄烂便3次,每次约100ml。
【分析思路】

腹泻,中医认为属"泄泻"范畴,《素问·阴阳应象大论》云"湿胜则濡泄"。腹泻与感受湿、热等邪气有关,病位在肠,关乎脾、胃。

腹泻发生的主要原因是患者身染疫毒,湿热蕴肺,而肺与大肠相表里,因而大肠亦有湿热,湿热下注,故而泄泻;另一方面,湿邪入内,首犯脾土,因脾喜燥恶湿,湿邪易困阻脾土,脾失运化,水谷无法吸收,故而泄泻。当治以清热祛湿,健脾止泻。可采用穴位按摩足三里治疗。

穴位按摩是以中医理论为基础的保健按摩,以经络穴位按摩为主,其手法渗透力强,可以解除疲劳、调节人体功能、提高人体免疫能力。通过适当的按摩手法,刺激特定的穴位,达到疏通经络、平衡阴阳、调理脏腑之功效。穴位选取足三里穴。足三里属胃经,为胃之下合穴,而胃与脾相表里;《四总穴歌》中言道"肚腹三里留",可见足三里是调理脾胃的要穴。故而按摩足三里穴可以调理脾胃,以健脾祛湿,去浊止泻。

【护理措施】
(一)生活起居

1. 保持病室整洁安静,空气清新流通,温度舒适,避免过热。

2．患者衣被适温透气，根据温度天气适时添减衣物，避免受凉。

3．做好肛周皮肤护理，保持肛周皮肤清洁、干燥。

（二）病情观察

1．密切观察患者大便情况（颜色、性质及量），并做好记录。

2．观察患者有无软瘫、口渴、多尿、心悸等症状。

（三）用药护理

1．做好用药护理，指导患者按时服用中药汤剂，一日1剂，分2次于早晚温服。

2．密切观察服药后体温变化及汗出情况，药后汗出及时擦干，更换衣服，切忌汗出当风，同时避免汗出过多耗伤正气。

（四）情志调理

1．做好心理疏导，使患者保持心情平和，从容而处。

2．帮助患者克服对病毒的恐惧，为患者讲解疾病相关知识，减少因对疾病的未知造成的恐惧焦虑，增强患者战胜病毒的信心。

（五）中医特色护理技术

穴位按摩　选取双侧足三里，采用手指揉法，手法为泻法，力度宜重，速度宜快，以右手拇指按在患者足三里（犊鼻穴下三寸，胫骨旁开一横指），做轻柔回旋揉动，要求逐渐施力，由轻到重，由重至轻，反复循环10次，按揉力度以患者感觉到酸、麻、胀、重，即"得气"为准。每侧足三里按摩20min，每日2次。

【护理评价】

1月31日，患者解黄烂便1次，每次约150ml。腹泻症状较前好转，但大便仍为稀烂便，气味恶臭。

【分析思路】

患者腹泻不止，气味恶臭，原因是大肠湿热，秽气下注，应清热利湿，以通止泻。故可采用耳穴贴压，主穴选取神门、交感、脾、皮质下，配穴选取枕、肾、直肠、大肠、乙状结肠等穴位，通过按揉刺激穴位，疏通经络，增强胃肠道运化水谷和水液的功能，调理脾胃，清热利湿，达到治疗腹泻的目的。

【护理措施】

耳穴贴压　主穴：神门、交感、脾、皮质下，配穴：枕、肾、直肠、大肠、乙状结肠。两耳交替贴用，用胶布将王不留行籽准确地粘贴于耳穴处，用拇指或示指轻轻按揉各个穴位，以指腹按于药籽上，做轻柔回旋揉动，力度以患者感觉到酸、麻、胀、重，即"得气"为准，每个穴位按揉1～2min，每日按压3～5次，睡前1h不按压，避免刺激影响睡眠。期间可指导患者自行按压刺激穴位，每3日更换1次，若天气炎热或出汗较多可减少贴压时间，注意有脱落应及时补贴，洗澡时应避免弄湿胶布（图3-5-2-3）。

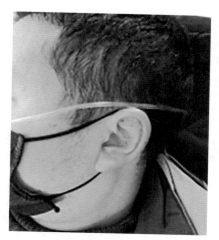

图 3-5-2-3　耳穴贴压

【护理评价】

2月3日,患者解黄软便1次,大便成形,约150g,腹泻症状痊愈(图3-5-2-4)。

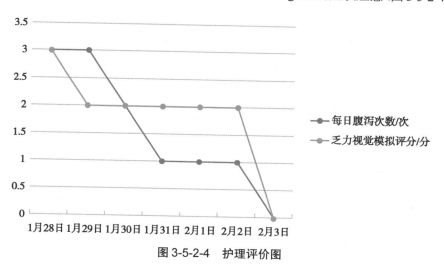

图 3-5-2-4　护理评价图

五、出院指导及延续护理

(一)出院小结

患者神清、精神可,无发热,无明显胸闷喘促,无腹泻,无周身酸痛,无乏力,纳、眠可,新型冠状病毒核酸检测为阴性,胸部 CT 提示渗出较前吸收。符合新型冠状病毒肺炎的出院标准,2月10日予出院。

（二）指导要点及延续护理

1. 定点医院要做好与患者居住地基层医疗机构间的联系，共享病历资料，及时将出院患者信息推送至患者辖区或居住地居委会和基层医疗卫生机构。

2. 患者出院后，建议应继续进行 14 天的隔离管理和健康状况监测，佩戴口罩，有条件的居住在通风良好的单人房间，减少与家人的近距离密切接触，分餐饮食，做好手卫生，避免外出活动。

3. 日常用品可用乙醇或含氯消毒剂擦拭；房间可悬挂中药香囊，内纳芳香燥湿类药物，如苍术、厚朴、藿香等，以辟秽浊；也可用苍术等药物或用艾条熏燃，辟秽去污，净化空气。

4. 建议在出院后第 2 周和第 4 周到医院随访、复诊。

5. 适风寒，起居有常，随季节气候的变化而增减衣物，注意保暖，天寒避免受凉受风，天热避免暑热燥邪。

6. 畅情志。保持心情舒畅、平和，增强对抗病毒的信心，保持积极乐观的态度。

7. 节饮食。饮食要节制，宜清淡，多饮温水，应少量多餐，保护脾胃功能。辨证施膳方面，患者属于湿热蕴肺证，饮食宜清热解毒、开胃易消化、清肺滋阴之品，如苦瓜、冬瓜、绿豆、菊花茶、芦根煎汤代水饮、沙参玉竹瘦肉汤等；可以粥水类调理脾胃，如陈皮小米粥、米汤水等；可选取山药、莲子、薏苡仁、砂仁等食用以健脾祛湿。忌食肥甘厚腻、煎炸燥热之品，戒烟酒，勿食用野生动物。新型冠状病毒肺炎流行期间勿外出进餐、勿聚会进餐，餐具每餐高温消毒。

8. 强身体。坚持适当规律的锻炼，如太极拳、八段锦等，以提高免疫力；增加呼吸肌锻炼，如缩唇式呼吸训练。

9. 搭建延续护理信息平台，将患者加入微信群中，将延续护理移动化落实，患者出院后为患者提供线上健康管理指导，对患者进行定期线上随访。

案例3

一、病例简介

齐某，女，50 岁，体重 50kg。

入院日期：2020 年 1 月 28 日。

发病节气：大寒。

主诉：反复发热伴气喘半月。

现病史：患者半月前无明显诱因下开始出现低热，体温 37.2～38.3℃，伴有恶寒，自汗，乏力、头晕、头痛、胸闷、气喘，纳差，便稀，自行口服感冒药后症状未见缓解。于外院门诊输液、口服药物等对症治疗（具体药物不详），气喘、胸、闷症状逐渐加重，活动后明显。遂于武汉某医院行胸部 CT 检查示双肺感染，予输液、口服退热药等对症治疗，经治疗后患者症状未见缓解，今为求进一步诊治，由门诊以"新型冠状病毒肺炎"收入科室。

入院症见：患者神清，精神欠佳，恶寒发热，自汗，胸闷、喘促，全身乏力不适，头晕、头痛，体力下降，纳、眠差，近两日腹泻，每日解黄褐烂便 4 次，小便清长，无尿频、尿急、尿痛，双肺呼吸音稍粗，未及明显干湿啰音；舌红，苔白厚腻，脉滑数。

T：36.6℃，P：65 次 /min，R：28 次 /min，BP：134/78mmHg。

既往史：有陈旧性肺结核病史，胸 12 椎体骨结核术后病史，否认高血压、冠心病、糖尿病、肝炎、家族遗传病等病史，无输血史，否认药物、食物过敏史，无吸烟、饮酒史。患者经常居留武汉，有地方病地区居住史。

相关实验室检查：

项目	正常值	1月29日	2月1日	2月4日
C 反应蛋白（mg/L）	<3	12.29↑	/	/
白细胞总数（×10⁹/L）	3.3～9.6	4.69	/	/
中性粒细胞百分数（%）	50～70	63.70	/	/
淋巴细胞百分数（%）	20～40	26.8	/	/
血氧分压（mmHg）	71～104	182.00↑	/	/
二氧化碳分压（mmHg）	35～46	37.00	/	/
血液酸碱度	7.35～7.45	7.45	/	/
全血剩余碱（mmol/L）	−3～3	1.80	/	/
D- 二聚体（mg/L）	<0.5	0.570↑	/	/
新型冠状病毒核酸检测	阴性	/	阴性	阴性

其他检查：2020 年 1 月 18 日，胸部 CT 示双肺感染。2020 年 2 月 6 日胸部 CT 示双肺感染较前明显改善（图 3-5-3-1）。

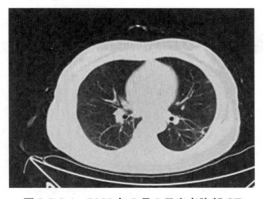

图 3-5-3-1　2020 年 2 月 6 日患者胸部 CT

护理评估：

一般护理评估	生命体征	T：36.6℃；P：65 次 /min；R：28 次 /min；BP：134/78mmHg
专科评估	呼吸系统	视诊：呼吸急促 触诊：语颤正常，无胸膜摩擦感，无皮下捻发感 叩诊：清音，肺下界正常，肺下界移动度：右 6cm，左 6cm 听诊：双肺呼吸音稍粗，未及明显干湿啰音
其他系统评估	循环系统	视诊：心尖搏动正常，无剑突下搏动，心尖搏动位置正常 触诊：心尖搏动正常，无震颤，无心包摩擦感 叩诊：心相对浊音界正常 听诊：心律齐，未闻及病理性杂音，无附加心音，无心包摩擦音
	消化系统	视诊：外形正常，无胃型，无肠型，无腹壁静脉曲张 触诊：腹软，无压痛及反跳痛，肝脾肋下未触及，胆囊未触及，墨菲征阴性，双肾区无叩痛，腹部包块未触及 叩诊：肝浊音界存在，肝上界位于右锁骨中线第 5 肋间，移动性浊音阴性，腹水 0 度 听诊：肠鸣音正常，无气过水声，无血管杂音
	泌尿 / 生殖系统	小便正常，外生殖器未查
	神经系统	生理反射存在，病理反射未引出
量表评分	呼吸困难分级（mMRC）	3 级
	乏力视觉模拟评分（VAS）	3 分
	Morse 跌倒风险评估量表	35 分（低危风险）

中医护理评估：

评估内容	评估结果				
望诊	望神	神疲	问诊	一问寒热	恶寒发热
	望面色	面色萎黄		二问汗	自汗
	望形	无异常		三问头身	头晕头痛，周身乏力
	望态	无异常		四问便	大便黄褐稀溏，4～6次 / 日 小便清长
	望舌	舌红，苔白厚腻（图 3-5-3-2）		五问饮食	纳呆

续表

评估内容		评估结果			
望诊	望皮肤	皮肤色泽发黄	问诊	六问胸腹	胸闷喘促
	望排泄物	大便黄褐稀溏，小便清长		七问聋	无耳聋耳鸣
闻诊	闻声音	无异常		八问渴	口不渴
	闻气味	大便酸臭		九问睡眠	眠差（难入眠）
切诊	脉诊	脉滑数		十问妇科	无异常

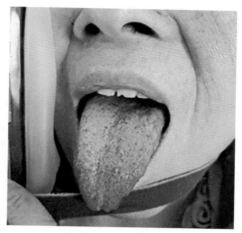

图 3-5-3-2　患者入院舌象

诊断：

中医诊断：疫病（湿热蕴肺证）

西医诊断：新型冠状病毒肺炎

诊疗经过：参照《新型冠状病毒肺炎诊疗方案》，西医予抗炎、抗病毒、护胃、营养支持等治疗，中医以清热祛湿，宣肺开闭为法，辨证给予中药方药配合中医特色疗法治疗。经过中西医结合治疗，患者症状明显好转。

二、辨证思路

新型冠状病毒肺炎当属中医"疫病"范畴。疫毒阻肺是核心病机，患者年老体虚，久居卑湿之地，湿热蕴肺，肺失宣降，气机失调，故见头晕头痛，恶寒发热。湿热夹杂，内袭于肺，肺与大肠相表里，故大肠湿热，热炽气滞，故而泄泻；且湿邪犯肺累及脾土，脾喜燥恶湿，易为湿邪所困，运化失常，故腹泻不爽。湿邪困脾，运化失常，故而纳差。湿邪困脾，则肌肉经筋气机闭塞，故而乏力。肺失宣泄，清气不宣，浊气不降；且金为水之母，相生传变，故肾亦受湿邪所侵，致肾不纳气，而有喘促。舌红，苔白厚腻，脉滑数，为湿热疫毒内蕴之象，故辨证为"湿热蕴肺证"。

本病病机为疫毒阻肺，病性属实，病位在肺、大肠、脾、胃、肾，辨证属湿热蕴肺证，治法当以清热解毒、宣肺降逆、健脾祛湿、助肾收纳为主。

三、主要护理问题

1. 喘促　与湿热蕴肺、肺失宣降有关。（参照《护理方案》）
2. 腹泻　与湿热郁结、脾失运化有关。
3. 纳差　与湿邪困脾、运化失常有关。（参照《护理方案》）
4. 乏力　与湿邪困脾、腠理气机闭阻有关。（参照《护理方案》）

四、临证护理

1月28日入院时自诉腹泻2日，每日解黄褐色稀烂便4～6次。

【分析思路】

腹泻属中医"泄泻"范畴，病位在大肠，关乎脾、胃，与外感湿热之邪有关。肺感湿热，表里传导，故大肠热炽，泄泻不止；热邪常与湿邪相伴，因脾喜燥恶湿，湿邪首犯脾土，致脾失健运，不能腐熟水谷，以致水湿滞留而为下利、完谷不化，故有"无湿不成泻"之说。患者腹泻病程较短，身体不亏，且有外邪入侵，表现为热结旁流，泻下黄臭粪水，故为实证。治法当以清热化湿，健脾导滞为主。

根据患者的症状和情况可选择刮痧技术，可起到疏通腠理，祛邪外出，疏通经络，通调营卫，和谐脏腑的功能。

本案例患者刮痧治疗选择：本病因湿热蕴肺，肺与大肠相表里，热入大肠；湿邪犯肺累及脾土；膀胱经统领一身之阳气，主阳气的化生与输布，同时可补充中焦的脾胃之气，所以刮痧的经络宜选取足太阳膀胱经，手阳明大肠经、足阳明胃经、足太阴脾经经穴位置。手阳明大肠经重点刮拭曲池至合谷段，足阳明胃经重点刮拭足三里至下巨虚段，重点穴位：合谷、上巨虚、脾俞、胃俞、公孙、太白、天枢。

方义："经络所过，主治所及"，本病病位在大肠、脾、胃，所以主要经络选择手阳明大肠经、足阳明胃经、足太阴脾经；疏通膀胱经有助于湿毒排出，促进健脾化湿，脾俞、胃俞调补中气以资化生之源。合谷是大肠经合穴，天枢是大肠经募穴，上巨虚是大肠经下合穴，三穴合用可以通调大肠腑气，使气调而湿化，起到清泻肠胃湿热的作用。

【护理措施】

（一）生活起居

1. 保持病室整洁安静，空气清新流通，温暖舒适，避免潮湿。

2. 患者衣被适温透气，根据温度天气适时添减衣物，避免汗出，及时补充水分，勿食燥热耗津之品。

3. 患者恶寒发热，不可行擦浴、冰敷等物理降温措施。

4. 做好肛周皮肤护理，保持肛周皮肤清洁、干燥。

（二）病情观察

1. 密切观察患者大便情况及色、质、量的变化，并做好记录。

2. 观察患者有无软瘫、口渴、多尿、心悸等症状。

（三）用药护理

1. 做好用药护理，指导患者按时服用中药汤剂，一日 1 剂，分 2 次于早晚温服。

2. 密切观察服药后体温变化及汗出情况，药后汗出及时擦干，更换衣服，切忌汗出当风，同时避免汗出过多耗伤正气。

（四）情志调理

1. 做好心理疏导，使患者保持心情平和，从容而处。

2. 帮助患者克服对病毒的恐惧，为患者讲解疾病相关知识，减少因对疾病的未知造成的恐惧焦虑，增强患者战胜病毒的信心。

（五）中医特色护理技术

刮痧（图 3-5-3-3）

（1）选穴部位：足太阳膀胱经项背腰段范围，手阳明大肠经、足阳明胃经、足太阴脾经经穴位置。重点穴位：合谷、上巨虚、脾俞、胃俞、公孙、太白、天枢。

（2）操作方法：协助患者取坐位，充分暴露患者背部并注意保暖。将润滑油涂抹于刮痧部位，均匀抹平，刮痧板与皮肤成45°，从上至下刮擦，保持方向单一，下板力度均匀，以受刮者能忍受为度，刮痧以皮肤红热为度，对不出痧或出痧较少的部位不强求出痧。刮痧时先刮膀胱经上的大杼、膏肓、神堂，刮透后由上往下刮拭膀胱经。然后予患者更换体位，予刮拭手上大肠经经穴部位，从肩关节经络所过处由上往下刮，从手指末端带出，再在重点穴位上做适当加

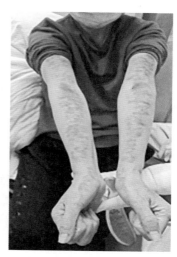

图 3-5-3-3　刮痧

强。上肢刮透后予下肢刮痧,从膝关节以下经络所过处由上往下刮,从脚趾末端带出,最后将刮痧板放平在公孙、太白穴上打磨至局部发热。

(3)注意事项:做好消毒隔离工作,刮痧板用2 000mg/L含氯消毒液浸泡1h,再用清水冲洗干净,沥干待用。操作过程中患者应注意保暖,刮痧后4~6h方可沐浴,避风避寒,密切观察患者局部皮肤情况,询问有无不适感,若有不适及时调整。刮痧间隔时间以患者痧退为准,3~5次为一疗程。

【护理评价】

1月31日,患者每日解黄褐色稀烂便2次,每次约100ml,腹泻症状较前好转。

2月1日,患者解褐色软便1次,大便成形,约200g,腹泻症状痊愈(图3-5-3-4)。

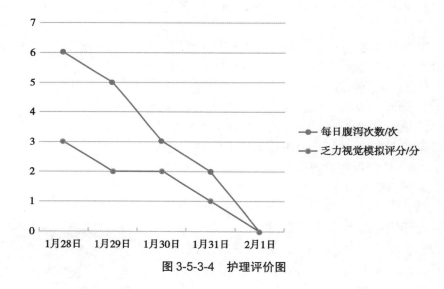

图3-5-3-4 护理评价图

五、出院指导及延续护理

(一)出院小结

患者神清,精神状态佳,无发热,无腹泻,无胸闷喘促,无乏力,新型冠状病毒核酸检测阴性,双肺呼吸音稍粗,胸部CT示双肺感染较前明显改善,符合新型冠状病毒肺炎的出院标准,2月9日予出院。

(二)指导要点及延续护理

1. 定点医院要做好与患者居住地基层医疗机构间的联系,共享病历资料,及时将出院患者信息推送至患者辖区或居住地居委会和基层医疗卫生机构。

2. 患者出院后，建议应继续进行 14 天的隔离管理和健康状况监测，佩戴口罩，有条件的患者居住在通风良好的单人房间，减少与家人的近距离密切接触，分餐饮食，做好手卫生，避免外出活动；日常用品可用乙醇或含氯消毒剂擦拭；房间可悬挂中药香囊，内纳芳香燥湿类药物，如苍术、厚朴、藿香等，以辟秽浊；也可用苍术、艾条等药物或用艾条熏燃，辟秽去污，净化空气。

3. 建议在出院后第 2 周和第 4 周到医院随访、复诊。

4. 适风寒。起居有常，随季节气候的变化而增减衣物，注意保暖，天寒避免受凉受风，天热避免暑热燥邪。

5. 畅情志。保持心情舒畅、平和，勿思（伤脾）、勿悲（伤肺）、勿恐（伤肾），克服对病毒的恐惧心理，增强战胜病毒的信心和意志力。

6. 节饮食。饮食要节制，宜清淡，多饮温水，应少量多餐，保护脾胃功能。辨证施膳方面，患者属于湿热蕴肺证，饮食宜清热解毒、开胃易消化、清肺滋阴之品，如雪耳、百合、雪梨、菊花茶等；可以粥水类调理脾胃，如陈皮小米粥、米汤水等；可选取山药、莲子、薏苡仁、砂仁作食疗健脾祛湿。忌生冷辛辣厚腻、油炸燥热等伤津之品，戒烟酒，勿食用野生动物。新型冠状病毒肺炎流行期间勿外出进餐、勿聚会进餐，餐具每餐高温消毒。

7. 强体魄。坚持适当规律锻炼，如太极拳、八段锦等，以提高免疫力。

8. 定期门诊复诊，遵医嘱服药。

9. 搭建延续护理信息平台，将患者加入微信群中，将延续护理移动化落实，患者出院后为患者提供线上健康管理指导，对患者进行定期线上随访。

案例 4

一、病例简介

卢某，男，38 岁，体重 75kg。

入院日期：2020 年 1 月 30 日。

发病节气：大寒。

主诉：发热 1 周。

现病史：患者 1 周前无明显诱因出现发热，体温 37.3～38.0℃，无头痛胸闷、呼吸困难、盗汗等不适，口服药物治疗无明显好转。2 天前体温 38.5℃，就诊行血常规、CRP 等检查，口服药物治疗后体温无明显下降，并开始出现食欲不振、体力下降等症状，今为进一步治疗就诊，行胸部 CT 检查，结果提示双肺磨玻璃样感染，门诊以"新型冠状病毒肺炎"收入科。

入院症见：患者神清，精神欠佳，发热，急性面容，面色萎黄，乏力，体力下降，近 2 日腹泻，每日解黄褐烂便 3 次，纳、眠差，无恶寒，无喘促，小便清长，双肺呼吸音稍粗，左下肺可闻及少量湿啰音，舌红，苔白厚腻，脉浮数。

T：38.2℃，P：76 次 /min，R：20 次 /min，BP：115/78mmHg。

既往史：否认高血压、冠心病、糖尿病、肝炎、肺结核等病史，有肾结石、肝囊肿、胆囊息肉病史，无手术史、输血史，否认药物、食物过敏史，无吸烟史，偶有少量饮酒。无地方病地区居住史，无毒品接触史。

相关实验室检查：

项目	正常值	1月31日	2月1日	2月4日	2月5日	2月12日
C 反应蛋白（mg/L）	<3	15.33↑	/	/	/	/
C 反应蛋白（临）（mg/L）	<10	/	/	/	50.10↑	<0.50
白细胞总数（×10⁹/L）	3.3～9.6	4.06	/	/	15.50↑	7.81
中性粒细胞百分数（%）	50～70	35.90↓	/	/	90.80↑	66.50
淋巴细胞百分数（%）	20～40	51.8↑	/	/	6.0↓	
血氧分压（mmHg）	71～104	141.00↑	/	/	/	/
二氧化碳分压（mmHg）	35～46	36.00	/	/	/	/
血液酸碱度	7.35～7.45	7.41	/	/	/	/
全血剩余碱（mmol/L）	−3～3	−1.4	/	/	/	/
新型冠状病毒核酸检测	阴性	/	阴性	阴性	/	/

其他检查：2020 年 1 月 30 日查胸部 CT 示双肺磨玻璃样病变。2020 年 2 月 8 日查胸部 CT 示双肺磨玻璃样病变（图 3-5-4-1）。

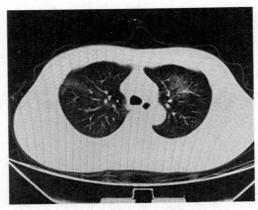

图 3-5-4-1　2020 年 2 月 8 日患者胸部 CT

护理评估：

一般护理评估	生命体征	T：38.2℃；P：76 次 /min；R：20 次 /min；BP：115/78mmHg
专科评估	呼吸系统	视诊：呼吸运动正常 触诊：语颤减弱，无胸膜摩擦感，无皮下捻发感 叩诊：清音，肺下界正常，肺下界移动度：右 6cm，左 6cm 听诊：肺呼吸音稍粗，左下肺可闻及少量湿啰音
其他系统评估	循环系统	视诊：心尖搏动正常，无剑突下搏动，心尖搏动位置正常 触诊：心尖搏动正常，无震颤，无心包摩擦感 叩诊：心相对浊音界正常 听诊：心律齐，未闻及病理性杂音，无附加心音，无心包摩擦音
	消化系统	视诊：外形正常，无胃型，无腹壁静脉曲张，无手术疤痕 触诊：腹软，无压痛及反跳痛，腹部包块未触及，肝脾肋下未触及，胆囊未触及，墨菲征阴性 叩诊：肝浊音界存在，肝上界于右锁骨中线第 5 肋间，无移动性浊音，双肾区无叩痛 听诊：肠鸣音正常，无气过水声，无血管杂音
	泌尿 / 生殖系统	小便正常，外生殖器未查
	神经系统	生理反射存在，病理反射未引出
量表评分	乏力视觉模拟评分（VAS）	3 分

中医护理评估：

评估内容			评估结果		
望诊	望神	神疲	问诊	一问寒热	但热不寒
	望面色	黄色萎黄		二问汗	无汗
	望形	无异常		三问头身	乏力
	望态	无异常		四问便	大便黄褐稀溏，3 次 / 日，小便清长
	望舌	舌红，苔白厚腻（图 3-5-4-2）		五问饮食	纳呆
	望皮肤	皮肤色泽发黄		六问胸腹	无异常
	望排泄物	大便黄褐稀溏，小便清长		七问聋	无耳聋耳鸣
闻诊	闻声音	无异常		八问渴	口不渴
	闻气味	大便酸臭		九问睡眠	眠差（难入眠）
切诊	脉诊	脉浮数		十问妇科	/

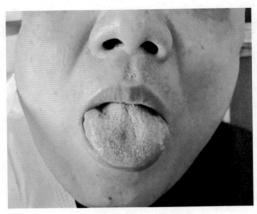

图 3-5-4-2　患者入院舌象

诊断:

中医诊断:疫病(湿热蕴肺证)

西医诊断:新型冠状病毒肺炎

　　用药情况:参照《新型冠状病毒肺炎诊疗方案》,西医予抗炎、抗病毒、护胃、营养支持等治疗,中医以清热宣肺、利湿化浊、辟秽解毒为法,辨证给予中药方药配合中医特色疗法治疗。经过中西医结合治疗,患者症状明显好转。

二、辨证思路

　　新型冠状病毒肺炎属于中医"疫病"的范畴。病因为感受"疫疠"之气,核心病机为疫毒阻肺。患者久居卑湿之地,湿邪夹热,内袭于肺,疫毒闭肺,故而发热。脾为肺之母,子病及母,故湿邪犯肺累及脾土,脾喜燥恶湿,湿气困脾,脾失运化,故而泄泻;肺与大肠相表里,湿热阻肺,下注大肠,故而腹泻。脾主肌肉,湿气困脾,则腠理气机闭阻,故而乏力。脾主运化,脾与胃相表里,湿邪困脾,脾胃失和,水谷不得运化而积滞于内,故而纳呆。舌红,苔白厚腻,脉浮数,为湿热邪在肺卫之象当积极治疗以防病变。

　　本病病机为疫毒阻肺,病性属实,病位在肺、脾、大肠、胃,辨证当属湿热蕴肺证,治法当为祛湿降逆,宣肺开闭,健脾和胃。

三、主要护理问题

　　1. 发热　与湿热袭肺、肺失清肃有关。(参照《护理方案》)

　　2. 腹泻　与湿气困脾、大肠炽热有关。

　　3. 乏力　与湿气困脾、腠理气机闭阻有关。(参照《护理方案》)

4. 纳呆　与湿邪困脾,脾胃失和有关。(参照《护理方案》)

四、临证护理

1月30日入院时自诉腹泻2日,每日解黄烂便3次,每次约200ml。

【分析思路】

中医认为腹泻属"泄泻"范畴,《素问·阴阳应象大论》云"湿胜则濡泄"。腹泻与感受湿、热等邪气有关,病位在脾,关乎大肠与胃。

腹泻症状主要原因是脾喜燥恶湿,湿邪易困脾土,今患者久居卑湿之地,湿邪入内,首犯脾土,脾失运化,水谷精微不得运化,是以清气不升,浊气不降,清浊不分,故而泄泻;另一方面,湿热蕴肺,而肺与大肠相表里,湿热下注,故而泄泻。当治以清热祛湿,健脾止泻之法。故可采用穴位按摩足三里治疗。

穴位按摩是以中医理论为基础的保健按摩,以经络穴位按摩为主,其手法渗透力强,可以解除疲劳、调节人体功能、提高人体免疫能力,通过适当的按摩手法,刺激特定的穴位,达到疏通经络、平衡阴阳、调理脏腑之功效。穴位选取足三里穴。足三里属胃经,为胃之下合穴,具有燥化脾湿、生发胃气、温阳散寒,调理脾胃之功,主治泄泻、腹胀、便秘、胃痛、呕吐、肠鸣、消化不良等症;《四总穴歌》中言道"肚腹三里留",可见足三里是调理脾胃的要穴。故而按摩足三里穴可以调理脾胃,以健脾祛湿,去浊止泻。

【护理措施】

(一)生活起居

1. 保持病室整洁安静,空气清新流通,温度舒适,避免过热。

2. 患者衣被适温透气,根据温度天气适时添减衣物,避免受凉。

3. 做好肛周皮肤护理,保持肛周皮肤清洁、干燥。

(二)病情观察

1. 密切观察患者大便情况(颜色、性质及量),并做好记录。

2. 观察患者有无软瘫、口渴、多尿、心悸等症状。

(三)用药护理

1. 做好用药护理,指导患者按时服用中药汤剂,一日1剂,分2次于早晚温服。

2. 密切观察服药后体温变化及汗出情况,药后汗出及时擦干,更换衣服,切忌汗出当风,同时避免汗出过多耗伤正气。

(四)情志调理

1. 做好心理疏导,使患者保持心情平和,从容而处,勿思以免伤脾、勿悲以免伤肺、勿恐以免伤肾。

2. 帮助患者克服对病毒的恐惧，为患者讲解治愈出院案例，增强患者战胜病毒的信心。

（五）中医特色护理技术

穴位按摩　选取双侧足三里，手法采用手指揉法，病性属实，故手法为泻法，力度宜重，速度宜快，以右手拇指按在患者足三里（犊鼻穴下三寸，胫骨旁开一横指），做轻柔回旋揉动，要求逐渐施力，由轻到重，由重至轻，反复循环 10 次，按揉力度以患者感觉到酸、麻、胀、重，即"得气"为准。每侧足三里穴按摩 20min，每日 2 次（图 3-5-4-3）。

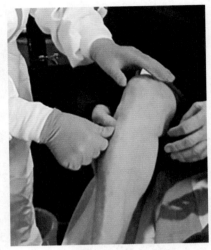

图 3-5-4-3　穴位按摩

【护理评价】

2 月 1 日，患者每日解黄烂便 1 次，每次约 150ml。腹泻症状较前好转，但大便仍不成形。

【分析思路】

患者腹泻不止，气味恶臭，原因是湿气困脾、大肠炽热所致，应当祛湿健脾，调理脾胃。故增加刮痧技术，可起到疏通腠理，祛邪外出，疏通经络，通调营卫，和谐脏腑的作用。本病因湿热蕴肺，肺与大肠相表里，热入大肠；湿邪犯肺累及脾土；膀胱经统领一身之阳气，主阳气的化生与输布，同时可补充中焦的脾胃之气，所以刮痧的经络宜选取足太阳膀胱经，手阳明大肠经、足阳明胃经、足太阴脾经经穴位置，手阳明大肠经重点刮拭曲池至合谷段，足阳明胃经重点刮拭足三里至下巨虚段。重点穴位：合谷、上巨虚、脾俞、胃俞、公孙、太白、天枢。

【护理措施】

增刮痧技术

（1）选穴部位：足太阳膀胱经项背腰段范围，手阳明大肠经、足阳明胃经、足太阴脾经经穴位置。重点穴位：合谷、上巨虚、脾俞、胃俞、公孙、太白、天枢。

（2）操作方法：协助患者取坐位，充分暴露患者背部并注意保暖。将润滑油涂抹于刮痧部位，均匀抹平，刮痧板与皮肤成 45°，从上至下刮擦，保持方向单一，下板力度均匀，板压力度以受刮者能忍受为度，刮痧以皮肤红热为度，对不出痧或出痧较少的部位不强求出痧。刮痧时先刮膀胱经上的大杼、膏肓、神堂，刮透后由上往下刮拭膀胱经。然后予患者更换体位，予刮拭手上大肠经经穴部位，从肩关节经络所过处由上往下刮，从手指末端带出，再在重点穴位上做适当加强。上肢刮透后予下肢刮痧，从膝关节以下经络所过处由上往下刮，从脚趾末端带出，最后将刮痧板放平在公孙、太白上打磨至局部发热。

（3）注意事项：做好消毒隔离工作，刮痧板用 2 000mg/L 含氯消毒液浸泡 1h，再用清水冲洗干净，沥干待用。操作过程中患者应注意保暖，刮痧后 4～6h 方可沐浴，避风避寒，密切观察患者局部皮肤情况，询问有无不适感，若有不适及时调整。刮痧间隔时间以患者痧退为准，3～5 次为一疗程。

【护理评价】

2月3日，患者解黄软便1次，大便成形，约150g，腹泻症状痊愈（图3-5-4-4）。

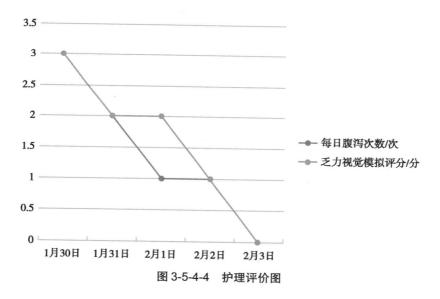

图 3-5-4-4　护理评价图

五、出院指导及延续护理

（一）出院小结

患者神清、精神可，无发热，无腹泻，无乏力，纳、眠可，2月1日、2月4日新型冠状病毒核酸检测均为阴性，胸部 CT 提示磨玻璃病变较前改善。符合新型冠状病毒肺炎的出院标准，2月12日予出院。

（二）指导要点及延续护理

1. 定点医院要做好与患者居住地基层医疗机构间的联系，共享病历资料，及时将出院患者信息推送至患者辖区或居住地居委会和基层医疗卫生机构。

2. 患者出院后，建议应继续进行 14 天的隔离管理和健康状况监测，佩戴口罩，有条件的患者居住在通风良好的单人房间，减少与家人的近距离密切接触，分餐饮食，做好手卫生，避免外出活动；日常用品可用乙醇或含氯消毒剂擦拭；房间可悬挂中药香囊，内纳芳香燥湿类药物，如苍术、厚朴、藿香等，以辟秽浊；也可用苍术等药物或用艾条熏燃，辟秽去污，净化空气。

3. 建议在出院后第 2 周和第 4 周到医院随访、复诊。

4. 适风寒。起居有常，随季节气候的变化而增减衣物，注意保暖，天寒避免受凉受风，天热避免暑热燥邪。

5. 畅情志。保持心情舒畅、平和，增强对抗病毒的信心，保持积极乐观态度。

6. 节饮食。饮食要节制，宜清淡，多饮温水，应少量多餐，保护脾胃功能。辨证施膳方面，患者属于湿热蕴肺证，饮食宜清热解毒、开胃易消化、清肺滋阴之品，如苦瓜、冬瓜、绿豆、菊花茶、芦根煎汤代水饮、沙参玉竹瘦肉汤等；可以粥水类调理脾胃，如陈皮小米粥、米汤水等；可选取山药、莲子、薏苡仁、砂仁作食疗健脾祛湿。忌食肥甘厚腻、煎炸燥热之品，戒烟酒，勿食用野生动物。新型冠状病毒肺炎流行期间勿外出进餐、勿聚会进餐，餐具每餐高温消毒。

7. 强身体。坚持适当规律锻炼，如太极拳、八段锦等，以提高免疫力；增加呼吸肌锻炼，如缩唇式呼吸训练。

8. 搭建延续护理信息平台，将患者加入微信群中，将延续护理移动化落实，患者出院后为患者提供线上健康管理指导，对患者进行定期线上随访。

第六节　不　寐

案例 1

一、病例简介

刘某，女性，75 岁。

入院日期：2020 年 2 月 19 日。

发病节气：雨水。

主诉：咳嗽 24 天。

现病史：患者 24 天前开始出现咳嗽，全身酸痛、乏力，无发热、鼻塞、盗汗，无呼吸困难、心悸、恶心、呕吐等不适，自行来院检查，急诊行胸部 CT 检查提示肺部感染，考虑病毒性肺炎，以"新型冠状病毒肺炎"收入院。

入院症见：患者神清，精神欠佳，咳嗽，全身酸痛、乏力，脘痞食少，纳呆，眠差，入睡困难，醒后难以入睡，大便正常，小便短黄，舌体胖大有齿痕，舌质淡，苔黄腻，脉浮数。

T: 36.2℃, P: 92 次 /min, R: 20 次 /min, BP: 130/76mmHg。

既往史：无高血压、冠心病、糖尿病、肺结核、肝炎等病史，无家族遗传病史，无药物、食物过敏史，无吸烟、饮酒史。患者经常居住武汉，配偶患新型冠状病毒肺炎，已隔离。

相关实验室检查：

项目	正常值	2月20日	2月21日	2月26日
C 反应蛋白（mg/l）	<3	1.98	/	/
白细胞总数（×10⁹/L）	3.3～9.6	2.92↓	/	/
中性粒细胞百分数（%）	50～70	56.1	/	/
淋巴细胞百分比（%）	20～40	9.2↓	/	/
血液酸碱度	7.35～7.45	7.42	/	/
血氧分压（mmHg）	71～104	109↑	/	/
血二氧化碳分压（mmHg）	35～46	46	/	/
全血剩余碱（mmol/L）	−3～3	4.6↑	/	/
总蛋白（g/L）	60～85	55.8↓	/	/
白蛋白（g/L）	40～55	35.4↓	/	/
新型冠状病毒核酸检测	阴性	阳性	阴性	阴性

其他检查：2020 年 2 月 23 日胸部 CT 示双肺感染性病变。

护理评估：

一般护理评估	生命体征	T: 36.2℃；P: 92 次 /min；R: 20 次 /min；BP: 130/76mmHg
专科评估	呼吸系统	视：呼吸运动正常 触：语颤正常，无胸膜摩擦感 叩：双肺呼吸音清 听：双肺呼吸音稍粗
其他系统评估	循环系统	心前区无隆起，心界不大，心率 92 次 /min，律齐，各瓣膜听诊区未闻及病理性杂音
	消化系统	腹平软，肠鸣音正常，大便调
	泌尿 / 生殖系统	发育正常，小便短黄
	内分泌系统	无异常
	神经系统	无异常

续表

量表评分	乏力视觉模拟评分（VAS）	6分
	咳嗽视觉模拟评分（VAS）	5分
	GAD-7焦虑量表评分	13分（中度焦虑状态）
	St.Mary's医院睡眠问卷评分	10分

中医护理评估：

评估内容			评估结果		
望诊	望神	少神	问诊	一问寒热	但寒不热
	望面色	红黄隐隐		二问汗	无汗出
	望形	形体偏胖		三问头身	肌肉酸痛，肢倦乏力
	望态	体态自如		四问便	大便调，小便短黄
	望舌	舌体胖大有齿痕，舌质淡，苔黄腻（图3-6-1-1）		五问饮食	纳呆
	望皮肤	正常		六问胸腹	脘痞食少
	望排泄物	大便正常，小便短黄		七问耳目	无耳聋耳鸣
闻诊	闻声音	语声轻微，少言		八问渴	口不渴
	闻气味	口气酸臭		九问睡眠	眠差，难以入睡、睡后易醒
切诊	脉诊	脉浮数		十问妇科	已绝经

诊断：

中医诊断：疫病（湿热蕴肺证）

西医诊断：新型冠状病毒肺炎

诊疗经过： 参照《新型冠状病毒肺炎诊疗方案》，西医予以抗病毒、抗感染等治疗；中医以清热祛湿，宣肺开闭为法，辨证给予中药方药和中医护理技术治疗。经过中西医结合治疗，患者症状明显好转。

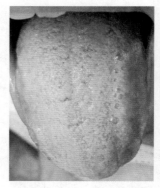

图3-6-1-1　患者入院舌象

二、辨证思路

新型冠状病毒肺炎当属中医"疫病"范畴。病因为感受"疫疠"之气，患者久居寒湿之地，寒邪由口鼻而入，表邪未解，入里化湿，湿蕴化热。患者年老体虚，寒湿夹杂，内袭于肺，肺失宣降，肺气闭郁，不得宣通，故见干咳、脉浮；湿邪留恋四肢肌肉，故肢体酸痛；湿热蕴结下焦，故小便短黄；湿邪入里，脾失健运，且蕴而化热，故纳呆，舌质淡、苔黄腻、脉数；患者病程近月，其配偶也因此病隔离治疗，思虑过度，思虑伤脾致脾运失健，气血生化乏源，不能上奉养心，以致心神失养，湿蕴化热，热扰心神而失眠。

本病病机为疫毒阻肺，病性属实，病位在肺，与心、脾、肾有关，故辨证为"湿热蕴肺证"。治法当以化湿祛热、宣肺开闭、补益心脾为主。

三、主要护理问题

1. 咳嗽　与湿热蕴肺，肺失宣降有关。（参照《护理方案》）
2. 不寐　与心神失养，湿蕴化热，热扰心神有关。
3. 焦虑　与情志过极，思虑过度，心失所养有关。（参照《护理方案》）

四、临证护理

2月19日，患者自诉眠差，入睡困难、醒后难以入睡，早晨起床后有头脑昏沉感。St.Mary's医院睡眠问卷评分为10分。

【分析思路】

本患者病程近1个月，加之其配偶已确诊为新型冠状病毒肺炎，进行隔离治疗，焦虑心理明显，患者思虑太过则伤心脾，致心血暗耗，脾胃受损，气血生化乏源，不能上奉养心，以致心神失养。故护理上应以补益心脾，益气生血为主，滋补以平心安神，滋补肾阴，引火下行。

根据患者的症状和情况可选择耳穴贴压，调和脏腑经络，推动气血运行，起到治疗疾病的作用。选穴为心、肺、脑、肾、失眠、交感、神门、内分泌、脾、膀胱。心、肺、脑、肾为对症穴位；交感起调节自主神经的作用；神门主调节自主神经、镇静、宁心安神；内分泌主通经络、消痰除湿；脾起健脾益气的作用；膀胱起清热利水的作用；失眠是耳穴贴压治疗失眠的经验穴位，主治入睡困难。

八段锦通过八个动作锻炼人体四肢，能够调心、调息、调形，改善气血运行，调节脏腑功能，疏导患者的不良情绪，达到强健身体、气血流畅的效果，从而提升人体阳气以及代谢水平，增强自身对抗湿毒的能力。可着重练习"调理脾胃须单举"，通过左右上肢一松一紧、一上一下的上下对拉，可以牵拉腹腔，对中焦脾胃起到按摩的作用，同时刺激胸胁部的相关经络以及背部腧穴，达到疏通经脉、调理脏腑的作用。"五劳七伤往后瞧"等动作通过头颈的反复拧转运动加强了颈部肌肉的伸缩能力，改善头颈部的血液循环，有助于解除中枢神经系统的疲劳，增强和改善其功能。

【护理措施】
（一）生活起居

维持病室环境整洁及空气清新，保持适宜温湿度，避免病房内存在噪声及强光刺激。病房内床铺保持软硬适宜，保持整体舒适。枕头维持适宜高度，置于枕部及颈部，避免颈部处于悬空状态感到不适。治疗、护理过程中保持"四轻"，将噪声降至最低。

（二）用药护理

指导患者按时服用中药汤剂，每日1剂，早晚分开服用，宜温服。（参照《护理方案》）

（三）情志调理

鼓励患者倾诉，为患者播放宣教片，消除其对病毒的恐惧心理，帮助患者树立战胜疾病的信心。鼓励患者与其配偶视频通话，交流日常生活状态、治疗心得等，互相鼓励积极支持配合后续治疗。

（四）中医特色护理技术

1. 耳穴贴压　患者取坐位，操作者穿防护服，戴双层乳胶手套，用75%乙醇自上而下、由内到外、从前到后清洁耳部皮肤，待干，左手固定耳郭，右手用镊子夹取粘贴王不留行籽的胶布对准耳穴贴敷，选取心、肺、脑、肾、失眠、神门、交感、内分泌、脾、膀胱，贴好后双手对按，使耳郭发热、发胀、有放射感为宜，以补益心脾。嘱咐患者每日自行按压3～5次，每次每穴1～2min，睡前1h避免按压，每隔3天更换1次（图3-6-1-2）。

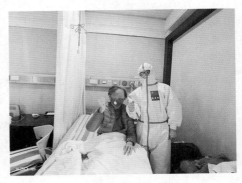

图3-6-1-2　耳穴贴压

2. 导引术　教会患者每日练习八段锦各招式，着重练习第三式调理脾胃须单举。动作要领：双手经腹前捧至胸前，左手翻掌上举成单臂托天状（掌心向上），右手翻掌下按于右胯旁（掌心向下），抬头向上看；转左掌心向后顺体下落，右手沿体前上穿，两手臂经胸前交会，右手臂上举成托天状，左手顺体下按停于左胯旁；转右掌心向后顺体下落，左手沿体前上穿，两手臂经胸前交会，向前合抱于胸前，掌心由上向下，缓慢放下垂与体侧。第四式五劳七伤往后瞧动作要领：全身放松，两脚并步站立，双手放于背后交叉，两臂外旋时下颏微收，向后转动时上体正中，头慢慢向左后转动，转至最大限度，同时斜看后下方45°，尽量向左后看，保持2s抻拉，同时吸气；转头还原，同时呼气。如此以上动作共6遍，配合呼吸。

【护理评价】

2月22日，患者焦虑评分由13分降至0分，St.Mary's医院睡眠问卷评分由10分提高至19分，醒后难以入睡、早晨起床后头脑不清醒感明显改善。

【病情变化】

2月23日23：00患者诉胃部闷胀不适，难入睡。

【分析思路】

患者今日诉胃部闷胀不适，为湿邪困阻脾胃，脾胃失和。祖国医学认为脾胃是气血生化之源，濡养五脏六腑，而五脏六腑的功能失衡会影响睡眠，可予运化脾胃之气，促进全身气机的稳定，调和阴阳，以促进睡眠。

针对患者胃部闷胀不适给予穴位按摩。合谷为大肠经之原穴，按摩此穴使气能升降，血能宣通；足三里为足阳明胃经的主要穴位之一，按摩此穴能生化胃气，燥化脾湿。二穴合用，调理肠胃，宽中理气。针对患者难以入睡增加头部按摩开天门疗法，运用推、抹、揉、轻叩等柔和缓慢的手法，解除患者精神紧张状态，促进患者头部气血运行，活血通络，开窍醒神。配合音乐疗法中的宫调式音乐，宫音入脾，疏通脾胃之气。二者的配合，有助调理气机，补益心脾、养心安神。

【护理措施】

1．按医嘱予用药。给予胃肠促动药口服。

2．放松疗法。患者取舒适放松卧位，轻闭双眼，用意念掌控自身神经与肌肉的紧张，主动掌握松弛过程。逐渐放松全身肌肉，直至全身心的放松。再结合深而慢的呼吸，后再屏息数秒，而后迟缓呼气，放松全身。

3．穴位按摩。患者取坐位，操作者穿防护服，双手戴乳胶手套，在按摩部位涂抹润滑油，用双手大拇指指尖对患者的双侧合谷穴进行按压刺激，指关节呈90°，其余四指于大鱼际位置，起固定作用，按压力度以患者感到穴位处酸胀为度，动作应轻柔，力度要均匀。点按患者一侧足三里，拇指指尖与穴位处皮肤呈45°向上方按摩，由轻到重，逐渐加压按摩，以患者感到酸胀感为度，继续在原处指腹顺时针按摩，以使酸胀感向膝部及腹部放射为佳，持续按摩2～3min，嘱患者深呼吸以配合；另一侧同法按摩。

4．音乐疗法。选择宫调式音乐，如《月儿高》《春江花月夜》《平湖秋月》等，循环播放，约30min，可以起到健脾胃、滋补气血、安神之效。

5．开天门。患者仰卧，头放正垫治疗巾，保持自然，闭目。操作者站于患者床前。推上星：由印堂向上推至上星36次；推头维：由印堂向斜上推至头维36次；抹眉：从两侧攒竹沿眉围至丝竹空36次；梳理太阳经：双手交替用指腹梳理太阳经10～20次；叩印堂：中指端弯曲，叩印堂36次；叩百会：中指弯曲，用指腹叩击百会36次；揉太阳穴：双手大拇指指腹揉两侧太阳穴，顺时针、逆时针各 10 次；轻拍前额 3min：双掌合十，手指并拢从前额→左侧太阳穴→前额→右侧太阳穴→前额→额顶；收功：用指腹按揉双侧风池、肩井各 10 次。

2 月 24 日—2 月 26 日，继续予耳穴贴压治疗、晚上予开天门配合音乐疗法 1 次，同时教会患者放松疗法、八段锦运动疗法。

【护理评价】

2 月 24 日，00：40 患者诉胃部闷胀不适缓解，01：00 安静入睡。2 月 27 日，St.Mary's 医院睡眠问卷评分由 19 分提高至 24 分，夜间醒来次数减少，睡眠质量较前明显好转（表 3-6-1-1）。

表 3-6-1-1　患者睡眠质量评分变化（St.Mary's 医院睡眠问卷）

评估项目	2 月 19 日	2 月 22 日	2 月 24 日	2 月 27 日
睡眠情况	非常浅（1 分）	有点浅（3 分）	相对较深（5 分）	相对较浅（4 分）
夜间醒来次数	5 次（3 分）	5 次（3 分）	3 次（5 分）	3 次（5 分）
昨夜睡眠质量	非常差（1 分）	差（2 分）	比较差（3 分）	差（2 分）
昨夜入睡难度	比较困难（2 分）	有一点困难（3 分）	有一点困难（3 分）	有一点困难（3 分）
昨夜睡眠满意度	非常不满意（1 分）	比较不满意（2 分）	有点不满意（3 分）	有点不满意（3 分）
今晨起床后清醒度	实际上还很瞌睡（1 分）	比较清醒（4 分）	比较清醒（4 分）	清醒（5 分）
是否有因为觉醒时间过早而难以入睡	有（1 分）	无（2 分）	有（1 分）	无（2 分）
总分	10 分	19 分	24 分	24 分

五、出院指导及延续护理

（一）出院小结

患者神志清楚，精神状态佳，纳、眠可，连续 3 日无发热，无咳嗽、全身酸痛，二便调，新型冠状病毒核酸检测阴性。符合新型冠状病毒肺炎的出院标准，2 月 28 日予出院。

（二）指导要点及延续护理

1. 定点医院要做好与患者居住地基层医疗机构间的联系，共享病历资料，及时将出院患者信息推送至患者辖区或居住地居委会和基层医疗卫生机构。

2. 患者出院后，嘱其继续进行医学隔离观察 14 天，佩戴口罩，建议患者居住通风良好的单人房间，减少与家人的近距离密切接触，分餐饮食，做好手卫生,避免外出活动。

3. 遵医嘱按时服药,药物均应温服。

4. 房间保持通风状态,温湿度适宜,每日通风 2 次,每次 30min。室内物品表面可用乙醇或含氯消毒剂擦拭。可悬挂中药香囊,内纳辛香燥湿类药物,助除湿辟秽,也可用苍术等药物或用艾条熏燃,辟秽去污,净化空气。

5. 起居有时,顺应四时,本次患者外感寒湿之邪,嘱患者防寒保暖,随季节气候的变化而增减衣物,避免受凉。

6. 切忌熬夜,早睡早起,建议 22 点前入睡,保证充足睡眠,勿熬夜。

7. 注意劳逸结合,合理安排休息与活动,患者虽全身乏力症状好转,仍不可过劳,勿进行过激运动,可行定量行走、在家进行八段锦等柔式养生锻炼,以提高机体抗病能力,顾护阳气。患者在院期间具有干咳症状,可指导患者进行呼吸操训练。嘱患者按照视频教程学习呼吸操,可每日晨起进行 1 次呼吸操锻炼,改善肺功能;每日下午进行 1 次八段锦锻炼,按照在院所学的招式,舒展筋脉;三餐饭后在家适当行走 10min。嘱患者锻炼需注意循序渐进,以不觉疲惫为宜。睡前温水足浴,按摩神门、足三里、涌泉等穴位。

8. 饮食上以补益心脾、行气化湿,益气生血为原则,酌情选择营养膳食,改善营养状况,增强抵抗力。宜进食小米粥、陈皮薏米怀山粥、桂圆莲子粥等。忌滋腻厚味,如糯米、肥肉等。忌生冷寒凉,如寒凉性水果。

9. 出院后第 2 周和第 4 周到医院随访、复诊。

案例 2

一、病例简介

高某,男性,57 岁。

入院日期:2020 年 1 月 28 日。

发病节气:大寒。

主诉:咳嗽发热 1 个月。

现病史:患者 1 个月前开始出现咳嗽,干咳为主,未予重视,1 天后感发热不适,自行服用感冒药物,症状稍改善。1 月 20 日发热、咳嗽症状较前加重,于次日就诊,胸部 CT 示双肺感染性病变,于门诊输液,上述症状无明显改善,门诊以"新型冠状病毒肺炎"收入院。

入院症见:患者神清,精神欠佳,无发热,咳嗽,以干咳为主,伴乏力,纳呆,脘痞腹胀,睡眠欠佳,难入睡,睡后易醒,大便溏,小便可。舌质淡红,苔白腻,脉数。

T:36.4℃,P:100 次 /min,R:20 次 /min,BP:110/80mmHg。

既往史：有慢性胃炎病史，无高血压、冠心病、糖尿病等病史，无家族遗传病史，无药物、食物过敏史，无吸烟、饮酒史。患者经常居留武汉，无类似疾病家族聚集史。

相关实验室检查：

项目	正常值	1月29日	2月5日	2月9日	2月14日
C反应蛋白（mg/l）	<3.0	23.2↑	9.04↑	/	2.13
白细胞总数（×10⁹/L）	3.3～9.6	3.29↓	5.96	5.81	4.62
中性粒细胞百分数（%）	50～70	69.04	69.1	70.1	55.0
淋巴细胞百分比（%）	20～40	17.9↓	21.2	20.4	32.5
血液酸碱度	7.35～7.45	7.44	/	/	/
血氧分压（mmHg）	71～104	101	/	/	/
血二氧化碳分压（mmHg）	35～46	40	/	/	/
全血剩余碱（mmol/L）	−3～3	2.8	/	/	/
总蛋白（g/L）	60～85	63.4	58.1↓	/	70.1
白蛋白（g/L）	40～55	33.2↓	29.8↓	/	38.4↓
新型冠状病毒核酸检测	阴性	/	/	阳性	阴性

护理评估：

一般护理评估	生命体征		T: 36.4℃；P: 100次/min；R: 20次/min；BP: 110/80mmHg
专科评估	呼吸系统		视：呼吸运动正常 触：语颤正常，无胸膜摩擦感 叩：双肺呼吸音清 听：双肺呼吸音稍粗，可闻及少许湿啰音
其他系统评估	循环系统		心前区无隆起，心界不大，心率100次/min，律齐，各瓣膜听诊区未闻及病理性杂音
	消化系统		腹平软，肠鸣音正常，大便不成形
	泌尿/生殖系统		发育正常，小便调
	内分泌系统		无异常
	神经系统		无异常
量表评分	乏力视觉模拟评分（VAS）		3分
	咳嗽视觉模拟评分（VAS）		5分
	GAD-7焦虑量表评分		16分（中重度焦虑状态）
	St.Mary's医院睡眠问卷评分		13分

中医护理评估：

评估内容			评估结果			
望诊	望神	少神	问诊	一问寒热	无发热，微恶寒	
	望面色	红黄隐隐		二问汗	无汗出	
	望形	形体高瘦		三问头身	肢倦乏力	
	望态	体态自如		四问便	大便溏，小便正常	
	望舌	舌质淡红，苔白腻（图3-6-2-1）		五问饮食	纳呆	
	望皮肤	正常		六问胸腹	脘痞腹胀	
	望排泄物	大便溏，小便正常		七问耳目	无耳聋耳鸣	
闻诊	闻声音	语声轻微		八问渴	口不渴	
	闻气味	口气酸臭		九问睡眠	难入睡、睡后易醒	
切诊	脉诊	脉数		十问经带	/	

诊断：

中医诊断：疫病（湿热蕴肺证）

西医诊断：1. 新型冠状病毒肺炎

　　　　　　2. 慢性胃炎

诊疗经过：参照《新型冠状病毒肺炎诊疗方案》，西医予以抗病毒、抗感染等治疗；中医以清热宣肺，利湿解毒为法，辨证给予中药方药和中医护理技术治疗。经过中西医结合治疗，患者症状明显好转。

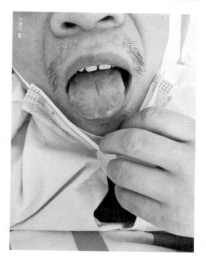

图3-6-2-1　患者入院舌象

二、辨证思路

新型冠状病毒肺炎当属中医"疫病"范畴。病因为感受"疫疠"之气，患者久居寒湿之地，感受湿邪，入里化热，上袭于肺，肺失宣降，故见干咳；湿邪困阻四肢致肢体乏力；湿邪困脾，脾失健运，故见口臭、痞满、纳呆；热扰心神，故见失眠；舌淡红、苔白腻，脉数，为湿邪化热之象。

本病病机为疫毒阻肺，病性属实，病位在肺，与心、脾、胃、肠有关，故辨证为"湿热蕴肺证"。治法当以化湿祛热、宣肺开闭、调和脾胃、宁心安神为主。

三、主要护理问题

1. 咳嗽　与湿热壅肺、肺失宣降有关。（参照《护理方案》）

2．不寐　与湿阻于脾，郁而化热，致脾失运化，心神受扰有关。

3．焦虑　与情志过极，思虑过度，心失所养有关。（参照《护理方案》）

四、临证护理

1月29日患者自诉眠差，难入睡，易醒，早晨起床后有头脑昏沉感。St.Mary's医院睡眠问卷评分为13分。

【分析思路】

本患者因新型冠状病毒疫情，恐惧焦虑心理明显，思虑太过则伤心脾，致心血暗耗，脾胃受损，气血生化乏源，不能上奉养心。故护理上应以补益心脾，益气生血为主，以平心安神。

根据患者的症状和情况可选择耳穴贴压，调和脏腑经络，推动气血运行，起到治疗疾病的作用。耳穴选择心、肺、脑、直肠、交感、神门、脾。心、肺、脑、直肠为对症穴位；交感起调节内脏自主神经的作用；神门主调节自主神经、镇静、宁心安神；脾起健脾益气的作用。

选择音乐疗法，其中宫音入脾，可疏通脾胃之气，促进全身气机的稳定，因此为患者选择宫调式音乐。

选择头部按摩开天门疗法，解除患者精神紧张状态，促进患者头部气血运行，活血通络，开窍醒神。

【护理措施】

（一）生活起居

维持病室环境整洁及空气清新，保持适宜温湿度，避免病房内存在噪声及强光刺激。病房内床铺保持软硬适宜，保持整体舒适。枕头维持适宜高度，置于枕部及颈部，避免颈部处于悬空状态感到不适。治疗、护理过程中保持"四轻"，将噪声降至最低。

（二）用药护理

指导患者按时服用中药汤剂，1次1剂，分早晚2次服用，宜温服。（参照《护理方案》）

（三）情志调理

鼓励患者倾诉，为患者播放宣教片，消除其对病毒的恐惧心理，帮助患者树立战胜疾病的信心。鼓励患者与其家人视频通话，交流日常生活状态、治疗心得等，互相鼓励积极支持配合后续治疗。

（四）中医特色护理技术

1．耳穴贴压　患者取坐位，操作者穿防护服，戴双层乳胶手套，用75%乙醇自上而下、由内到外、从前到后清洁耳部皮肤，待干，左手固定耳郭，右手用镊子夹取粘贴王不留行籽的胶布对准耳穴贴敷，选取心、肺、脑、直肠、神门、交感、脾，贴好后双手对按，使耳郭发热、发胀、有放射感为宜，以补益心脾，嘱咐患者每日自行按压 3～5 次，每次每穴 1～2min，睡前 1h 避免按压，每隔 3 天更换 1 次。

2. 音乐疗法　为患者选择宫调式音乐。如《月儿高》《春江花月夜》《平湖秋月》，循环播放，约 30min。

3. 开天门疗法　患者仰卧，头放正、垫治疗巾，保持自然，闭目。施术者站于患者床前操作。推上星：由印堂向上推至上星 36 次；推头维：由印堂向斜上推至头维 36 次；抹眉：从两侧攒竹穴沿眉围至丝竹空 36 次；梳理太阳经：双手交替用指腹梳理太阳经 10～20 次；叩印堂：中指端弯曲叩印堂 36 次；叩百会：中指弯曲，用指腹叩击百会穴 36 次；揉太阳穴：双手大拇指指腹揉两侧太阳穴，顺时针、逆时针各 10 次；轻拍前额 3min：双掌合十，手指并拢从前额→左侧太阳穴→前额→右侧太阳穴→前额→额顶；收功：用指腹按揉双侧风池、肩井各 10 次（图 3-6-2-2）。

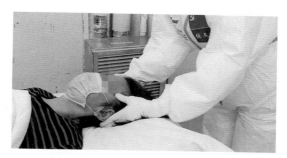

图 3-6-2-2　予患者实施开天门疗法

【护理评价】

2 月 5 日，患者 St.Mary's 医院睡眠问卷评分由 13 分提高至 25 分，睡眠质量较前好转。

【病情变化】

2 月 9 日 23：00 患者诉腹胀，难入睡。

【分析思路】

患者 2 日未解大便，口淡无味，腹部胀满，为脾胃失和，食滞内扰，以致不寐。为患者实施腹部按摩疗法，以健脾和胃，调脏通腑，补益气血，引气归元，宁心安神。

【护理措施】

1. 放松疗法。患者取舒适放松卧位，轻闭双眼，用意念掌控自身神经与肌肉的紧张，主动掌握松弛过程。逐渐放松全身肌肉，促进全身心的放松。再结合深而慢的呼吸，后再屏息数秒，而后迟缓呼气，放松全身。

2. 腹部按摩。嘱患者排空膀胱，取仰卧位，注意保暖，操作者穿防护服，戴双层乳胶手套，患者腹部铺治疗巾或隔衣，以顺时针方向手掌摩腹，单掌按揉中脘、神阙、中极，随呼吸掌按腹部，以神阙为中心，吸气时深按，吐气时轻抬以引气归元，宁心安神，全程15～20min。

2月10—16日继续予患者行耳穴贴压，增加耳穴十二指肠、皮质下，配合音乐疗法、开天门以改善睡眠质量。

【护理评价】

2月10日，患者夜间安睡，晨起如厕，解大便1次，量中，质烂，诉精神佳。

2月17日，患者St.Mary's医院睡眠问卷评分由25分提高至34分，睡眠质量较前好转（表3-6-2-1）。

表3-6-2-1 患者睡眠质量评分变化（St.Mary's医院睡眠问卷）

评估项目	1月29日	2月5日	2月10日	2月17日
睡眠情况	比较浅（2分）	相对较深（5分）	相对较深（5分）	比较深（6分）
夜间醒来次数	5次（3分）	3次（5分）	2次（6分）	没有觉醒（8分）
昨夜睡眠质量	差（2分）	比较差（3分）	比较好（4分）	好（5分）
昨夜入睡难度	比较困难（2分）	有一点困难（3分）	有一点困难（3分）	没有任何困难（4分）
昨夜睡眠满意度	非常不满意（1分）	有点不满意（3分）	比较满意（4分）	比较满意（4分）
今晨起床后清醒度	还很瞌睡（2分）	比较清醒（4分）	比较清醒（4分）	清醒（5分）
是否有因为觉醒时间过早而难以入睡	有（1分）	无（2分）	无（2分）	无（2分）
总分	13分	25分	28分	34分

五、出院指导及延续护理

（一）出院小结

患者神志清楚，精神可，纳、眠可，无咳嗽，无乏力，二便调，新型冠状病毒核酸检测阴性，胸部CT示：双肺感染性病变较前吸收。符合新型冠状病毒肺炎的出院标准，2月18日予出院。

（二）指导要点及延续护理

1. 定点医院要做好与患者居住地基层医疗机构间的联系，共享病历资料，及时将出院患者信息推送至患者辖区或居住地居委会和基层医疗卫生机构。

2. 患者出院后，嘱其继续进行医学隔离观察14天，佩戴口罩，建议患者居住通风良好的单人房间,减少与家人的近距离密切接触,分餐饮食,做好手卫生,避免外出活动。

3. 遵医嘱按时服药,药物均应温服。

4. 房间温湿度适宜,每日通风 2 次,每次 30min。室内物品表面可用乙醇或含氯消毒剂擦拭。可悬挂中药香囊,内纳辛香燥湿类药物,助除湿辟秽,也可用苍术等药物或用艾条熏燃,辟秽去污,净化空气。

5. 起居有时,顺应四时,本次患者外感寒湿之邪,嘱患者防寒保暖,随季节气候的变化而增减衣物,避免受凉。

6. 切忌熬夜,早睡早起,建议 22 点前入睡,保证充足睡眠,勿过度使用电子产品,勿熬夜,处处顾护阳气。

7. 注意劳逸结合,合理安排休息与活动,患者虽全身乏力症状好转,仍不可过劳,勿进行过激运动,可行定量行走、在家进行八段锦等柔式养生锻炼,以提高机体抗病能力,顾护阳气。患者在院期间有干咳症状,可指导患者进行呼吸操训练。嘱患者按照视频教程学习呼吸操,可每日晨起进行 1 次呼吸操锻炼,改善肺功能;每日下午进行 1 次八段锦锻炼,按照在院所学的招式,舒展筋脉;三餐饭后在家适当行走 10min;睡前温水足浴,按摩神门、足三里、涌泉等穴位。

8. 饮食上以补益心脾、行气化湿、益气生血为原则,酌情选择营养膳食,改善营养状况,增强抵抗力。宜进食小米粥、陈皮薏米怀山粥、桂圆莲子粥等。忌滋腻厚味,如糯米、肥肉等。忌生冷寒凉,如寒凉性水果。

9. 慢性胃炎专科指导:嘱患者饮食宜软烂,勿食粗糙、过硬、过冷、煎炸、油腻的食物;少量多餐,勿食过饱,如有不适,建议专科门诊随诊。

10. 出院后第 2 周和第 4 周到医院随访、复诊。

11. 搭建延续护理信息平台,鼓励其加入微信病友群中,定期为患者提供线上健康管理指导,加强对患者的线上随访。

案例 3

一、病例简介

孟某,女性,64 岁。

入院日期: 2020 年 1 月 28 日。

发病节气: 大寒。

主诉: 发热 3 天。

现病史: 患者 3 天前出现发热,最高体温 38.6℃,咳嗽、咳痰,自行服用药物治疗,体温无明显下降,行胸部 CT 检查提示双肺感染,门诊给予抗病毒、抗感染药物对症治疗，患者仍间断发热，最高体温38.8℃，今为进一步诊治，以"新型冠状病毒肺炎"收入院。

入院症见：患者神清，精神欠佳，发热，微恶寒，咳嗽，咳痰稀薄色白，全身酸痛乏力，起病以来脘痞食少，难入睡、梦多易醒，二便调，舌淡苔白腻，脉弦滑。

T：37.6℃，P：70次/min，R：20次/min，BP：110/90mmHg。

既往史：否认高血压、心脏病、糖尿病等病史。无药物、食物过敏史。患者经常居留武汉，有类似疾病家族聚集史。

相关实验室检查：

项目	正常值	1月29日	2月2日	2月8日	2月12日
C反应蛋白（mg/l）	<3.0	27.67↑	18.03↑	/	/
C反应蛋白（临）（mg/L）	<10	/	/	/	0.61
白细胞总数（×10⁹/L）	3.3～9.6	5.04	/	/	5.05
中性粒细胞百分数（%）	50～70	82.9↑	/	/	65
淋巴细胞百分比（%）	20～40	12.9↓	/	/	26.5
血液酸碱度	7.35～7.45	/	/	/	7.42
血氧分压（mmHg）	71～104	/	/	/	77
血二氧化碳分压（mmHg）	35～46	/	/	/	46
全血剩余碱（mmol/L）	-3～3	/	/	/	4.9↑
总蛋白（g/L）	60～85	60.9	/	/	69.5
白蛋白（g/L）	40～55	35.1↓	/	/	40
新型冠状病毒核酸检测	阴性	/	阳性	阴性	/

其他检查：2020年2月8肺部CT示双肺多发感染性病变。

护理评估：

一般护理评估	生命体征	T：37.6℃；P：70次/min；R：20次/min；BP：110/90mmHg
专科评估	呼吸系统	视：呼吸运动正常 触：语颤正常，无胸膜摩擦感 叩：双肺呼吸音清 听：双肺呼吸音稍粗
其他系统评估	循环系统	心前区无隆起，心界不大，心率70次/min，律齐，各瓣膜听诊区未闻及病理性杂音
	消化系统	腹平软，肠鸣音正常，大便调

续表

其他系统评估	泌尿/生殖系统	发育正常，小便调
	内分泌系统	无异常
	神经系统	无异常
量表评分	乏力视觉模拟评分（VAS）	6分
	咳嗽视觉模拟评分（VAS）	5分
	GAD-7焦虑量表评分	17分（中重度焦虑状态）
	St.Mary's医院睡眠问卷评分	14分

中医护理评估：

评估内容		评估结果			
望诊	望神	少神	问诊	一问寒热	发热，微恶寒
	望面色	红黄隐隐		二问汗	无汗出
	望形	形体偏胖		三问头身	肌肉酸痛，肢倦乏力
	望态	体态自如		四问便	二便调
	望舌	舌淡，苔白腻（图3-6-3-1）		五问饮食	纳呆
	望皮肤	无异常		六问胸腹	脘痞食少
	望排泄物	二便调，咳痰稀薄色白		七问耳目	无耳聋耳鸣
闻诊	闻声音	声音低微		八问渴	口不渴
	闻气味	无异常		九问睡眠	难入睡、梦多易醒
切诊	脉诊	脉弦滑		十问经带	已绝经

诊断：

中医诊断：疫病（寒湿郁肺证）

西医诊断：新型冠状病毒肺炎

诊疗经过： 参照《新型冠状病毒肺炎诊疗方案》，西医予抗炎、抗病毒等治疗；中医以祛湿散寒，利湿解毒，辟秽化浊为法，辨证给予中药方药和中医护理技术治疗。经过中西医结合治疗，患者症状明显好转。

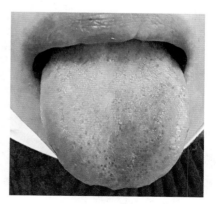

图3-6-3-1　患者舌象

二、辨证思路

新型冠状病毒肺炎当属中医"疫病"范畴。病因为感受"疫疠"之气,患者久居寒湿之地,感受寒邪、湿邪。寒邪犯表客肺,卫阳受损,故见发热、恶寒、无汗;寒邪客肺,肺气宣降不利,故见咳嗽、咳痰;寒邪直中,困阻中焦,则中阳受损,故脘痞食少,舌淡,苔白腻,脉弦滑;寒湿束表,经气不畅,故见肢体酸痛乏力;患者年老素虚兼高热、湿困等,致阴阳气机紊乱,故失眠;热扰心神,故多梦。

本病病机为疫毒阻肺,病性属实,病位在肺,与心、脾相关,故辨证为"寒湿郁肺证"。治法当以祛湿散寒、宣肺开闭、益气生血、宁心安神为主。

三、主要护理问题

1. 发热　与疫毒外感,湿邪内蕴,郁而化火有关。(参照《护理方案》)
2. 咳嗽　与毒邪直中太阴,肺失宣发肃降有关。(参照《护理方案》)
3. 焦虑　与情志过极,心失所养有关。(参照《护理方案》)
4. 不寐　与寒湿困脾,气血生化乏源,心、脑失于濡养有关。
5. 纳差　与湿邪直中太阴,中土(脾胃)斡旋失司有关。(参照《护理方案》)

四、临证护理

1月28日患者自诉眠差,难以入睡、梦多易醒,St.Mary's医院睡眠问卷评分为14分。

【分析思路】

患者间断发热,肢倦神疲,脘痞食少,久病体虚,致气血生化乏源,心、脑失于濡养,患者不寐主要表现为难以入睡、梦多易醒,故护理上应以补益心脾,益气生血,平心安神为主。

根据患者的症状和情况可选择耳穴贴压技术,调和脏腑经络,推动气血运行,起到安神定志除烦的作用。选择心、肺、脑、肾、交感、神门、内分泌、脾。心、肺、脑、肾为对症穴位;交感起调节自主神经的作用;神门主调节自主神经、镇静、宁心安神;内分泌主通经络、消痰除湿;脾起健脾益气的作用。

同时选择中药沐足技术,足浴后足部的气血加快,促进发汗散寒解表,从而达到宁心安神、加快入睡、改善睡眠的功效。

【护理措施】

(一)生活起居

维持病室环境整洁及空气清新,保持适宜温湿度,避免病房内存在噪声及强光刺激。病房内床铺保持软硬适宜，保持整体舒适。枕头维持适宜高度，置于枕部及颈部，避免颈部处于悬空状态感到不适。治疗、护理过程中保持"四轻"，将噪声降至最低。

（二）用药护理

指导患者按时服用中药汤剂，每日1剂，早晚分开服用，宜温服。（参照《护理方案》）

（三）情志调理

鼓励患者倾诉，为患者播放宣教片，消除其对病毒的恐惧心理，帮助患者树立战胜疾病的信心。鼓励患者与家人视频通话，交流日常生活状态、治疗心得等，互相鼓励积极支持配合后续治疗。

（四）中医特色护理技术

1. 耳穴贴压　患者取坐位，操作者穿防护服，戴双层乳胶手套，用75%乙醇自上而下、由内到外、从前到后清洁耳部皮肤，待干，左手固定耳郭，右手用镊子夹取粘贴王不留行籽的胶布对准耳穴贴敷，选取心、肺、脑、肾、交感、神门、内分泌、脾，贴好后双手对按，使耳郭发热、发胀、有放射感为宜。嘱咐患者每日自行按压3～5次，每次每穴1～2min，睡前1h避免按压，每隔3天更换1次。

2. 中药沐足　按医嘱配制药液，将中药煎剂或中药免煎颗粒倒入容器盆中加热水，调节水温至41～43℃，取沐足器，套上1次性塑料袋，将已配制好的中药沐足液倒入沐足器中。沐足时间控制至患者额头或后背有少许汗液发出为宜，一般为20～30min，每日1次。完成沐足后，选取患者涌泉穴，以拇指指腹进行按压，共30次，按压时间控制在20～30s。宜每晚睡前进行，沐足后注意保暖，避风寒（图3-6-3-2）。

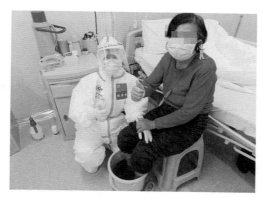

图3-6-3-2　为患者行中药沐足

【护理评价】

2 月 3 日，患者夜间醒来次数减少，易入睡，St.Mary's 医院睡眠问卷评分由 14 分提高至 26 分，睡眠质量较前好转。2 月 17 日，患者夜间易入睡，梦少，早晨醒来精神佳，St.Mary's 医院睡眠问卷评分由 26 分提高至 32 分，睡眠质量好（表 3-6-3-1）。

表 3-6-3-1　患者睡眠质量评分变化（St.Mary's 医院睡眠问卷）

评估项目	1 月 28 日	2 月 3 日	2 月 17 日
睡眠情况	比较浅（2 分）	有点浅（3 分）	相对较深（5 分）
夜间醒来次数	5 次（3 分）	2 次（6 分）	没有觉醒（8 分）
昨夜睡眠质量	差（2 分）	比较好（4 分）	好（5 分）
昨夜入睡难度	比较困难（2 分）	有一点困难（3 分）	没有任何困难（4 分）
昨夜睡眠满意度	比较不满意（2 分）	比较满意（4 分）	比较满意（4 分）
今晨起床后清醒度	还瞌睡（2 分）	比较清醒（4 分）	比较清醒（4 分）
是否有因为觉醒时间过早而难以入睡	有（1 分）	无（2 分）	无（2 分）
总分	14 分	26 分	32 分

五、出院指导及延续护理

（一）出院小结

患者神志清楚，精神可，无发热恶寒，无咳嗽咳痰，无全身酸痛乏力，纳、眠可，二便调，新型冠状病毒核酸检测阴性，胸部 CT 示：双肺多发感染性病灶较前吸收。符合新型冠状病毒肺炎的出院标准，2 月 18 日予出院。

（二）指导要点及延续护理

1．定点医院要做好与患者居住地基层医疗机构间的联系，共享病历资料，及时将出院患者信息推送至患者辖区或居住地居委会和基层医疗卫生机构。

2．患者出院后，嘱其继续进行医学隔离观察 14 天，佩戴口罩，建议患者居住通风良好的单人房间，减少与家人的近距离密切接触，分餐饮食，做好手卫生，避免外出活动。

3．遵医嘱按时服药，药物均应温服。

4．房间温湿度适宜，每日通风 2 次，每次 30min。室内物品表面可用乙醇或含氯消毒剂擦拭。可悬挂中药香囊，内纳辛香燥湿类药物，助除湿辟秽，也可用苍术等药物或用艾条熏燃，辟秽去污，净化空气。

5. 起居有时，顺应四时。本次患者外感寒湿之邪，嘱患者防寒保暖，随季节气候的变化而增减衣物，避免受凉。

6. 切忌熬夜，早睡早起，建议 22 点前入睡，保证充足睡眠。

7. 注意劳逸结合，合理安排休息与活动。患者虽全身乏力症状好转，仍不可过劳，勿进行过激运动，可行定量行走、在家进行八段锦等柔式养生锻炼，以提高机体抗病能力，顾护阳气。患者在院期间有咳嗽症状，可指导患者进行呼吸操训练。嘱患者按照视频教程学习呼吸操，可每日晨起进行 1 次呼吸操锻炼，改善肺功能；每日下午进行 1 次八段锦锻炼，按照在院所学的招式，舒展筋脉；三餐饭后在家适当行走 10min。嘱患者锻炼需注意循序渐进，以不觉疲惫为宜。睡前温水足浴，按摩神门、足三里、涌泉等穴位。

8. 饮食上以补益心脾、益气生血为原则，酌情选择营养膳食，改善营养状况，增强抵抗力。宜进食小米粥、陈皮薏米怀山粥、桂圆莲子粥等。忌滋腻厚味，如糯米、肥肉等；忌生冷寒凉，如寒凉性水果。

9. 出院后第 2 周和第 4 周到医院随访、复诊。

10. 搭建延续护理信息平台，鼓励其加入微信病友群中，定期为患者提供线上健康管理指导，加强对患者的线上随访。

案例 4

一、病例简介

刘某，男性，68 岁。

入院日期： 2020 年 2 月 5 日。

发病节气： 立春。

主诉： 咳嗽 1 个月，发热 4 天。

现病史： 患者 1 个月前开始出现咳嗽，以干咳为主，无发热，无全身酸痛、乏力，无鼻塞、流涕、咽痛、呼吸困难等不适，某院行胸部 CT 示支气管肺炎，予以对症处理。4 天前患者出现发热，最高体温 38.3℃，2 月 4 日某院新型冠状病毒核酸检测为阳性，门诊以"新型冠状病毒肺炎"收入院。

入院症见： 患者神清，声微懒言，咳嗽有痰，色白质黏，全身乏力，大便 1 日 1 次，质软，小便量正常，纳呆，夜眠稍差，稍寐即醒。舌淡，苔白腻，脉滑。

T：36.9℃，P：81 次 /min，R：20 次 /min，BP：119/72mmHg。

既往史： 有冠心病、肺气肿病史，无高血压、糖尿病等病史，无家族遗传病史，无药物、食物过敏史，已戒烟，无饮酒史。患者经常居留武汉，无类似疾病家族聚集。

相关实验室检查：

项目	正常值	2月6日	2月8日	2月11日	2月14日
C反应蛋白（mg/L）	<3.0	4.54↑	/	3.33↑	/
白细胞总数（×10⁹/L）	3.3～9.6	8.23	/	8.93	
中性粒细胞百分数（%）	50～70	69.7	/	75.4↑	
淋巴细胞百分比（%）	20～40	19↓	/	12.5↓	
血液酸碱度	7.35～7.45	7.48↑	7.47↑	/	/
血氧分压（mmHg）	71～104	209↑	115↑	/	/
血二氧化碳分压（mmHg）	35～46	37	37	/	/
全血剩余碱（mmol/L）	−3～3	4↑	3.1↑	/	/
总蛋白（g/L）	60～85	/	/	68.6	70.1
白蛋白（g/L）	40～55	/	/	34.1↓	38.4↓
新型冠状病毒核酸检测	阴性	/	/	/	阴性

其他检查： 2020年2月16日胸部CT示慢性支气管炎、肺气肿、双肺下叶间质改变，并右肺上叶感染；双肺上叶纤维条索及钙化灶。

护理评估：

一般护理评估	生命体征	T：36.9℃；P：81次/min；R：20次/min；BP：119/72mmHg
专科评估	呼吸系统	视：呼吸运动正常 触：语颤正常，无胸膜摩擦感 叩：双肺呼吸音清 听：双肺呼吸音稍粗，可闻及少许湿啰音
其他系统评估	循环系统	心前区无隆起，心界不大，心率81次/min，律齐，各瓣膜听诊区未闻及病理性杂音
	消化系统	腹平软，肠鸣音正常
	泌尿/生殖系统	发育正常，小便调
	内分泌系统	无异常
	神经系统	无异常
量表评分	乏力视觉模拟评分（VAS）	5分
	咳嗽视觉模拟评分（VAS）	5分
	GAD-7焦虑量表评分	18分（中重度焦虑状态）
	St.Mary's医院睡眠问卷评分	18分

中医护理评估：

评估内容		评估结果			
望诊	望神	少神	问诊	一问寒热	无发热，微恶寒
	望面色	面色萎黄，眼睑略淡白		二问汗	无汗出
	望形	形体消瘦		三问头身	肢倦乏力
	望态	体态自如		四问便	二便调
	望舌	舌淡，苔白腻（图3-6-4-1）		五问饮食	纳呆
	望皮肤	无异常		六问胸腹	无腹痛、腹胀
	望排泄物	二便调		七问聋	无耳聋耳鸣
闻诊	闻声音	声微懒言		八问渴	口不渴
	闻气味	无异常		九问睡眠	稍寐即醒
切诊	脉诊	脉滑		十问经带	/

诊断：

中医诊断：疫病（湿热蕴肺证）

西医诊断：（1）新型冠状病毒肺炎

（2）慢性阻塞性肺病合并肺部感染

（3）肺气肿

（4）冠心病，冠状动脉支架植入术后

诊疗经过： 参照《新型冠状病毒肺炎诊疗方案》，西医予抗炎、抗病毒、护胃等治疗；中医以清热解毒，利湿化痰为法，辨证给予中药方药和中医护理技术治疗。经过中西医结合治疗，患者症状明显好转。

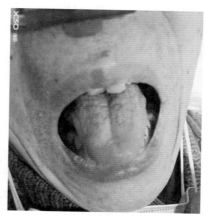

图3-6-4-1 患者入院舌象

二、辨证思路

新型冠状病毒肺炎当属中医"疫病"范畴。患者年事渐高，容易受疫疬邪气侵袭而染病，一开始未能入院获得及时治疗，正邪交争，邪胜正伤，导致气虚，故倦怠乏力；外邪侵袭入肺，湿热内生，故见咳嗽；苔白腻、脉滑则为脾胃运化失司，湿浊邪毒内蕴之象；痰热扰心，故见失眠。

本病病机为疫毒阻肺，病性属实，病位在肺，与心、肝、肾相关，故辨证为"湿热蕴肺证"。治法当以健脾化湿，清热利湿，安神除烦为主。

三、主要护理问题

1. 咳嗽　与湿热郁肺，肺失宣降有关。（参照《护理方案》）
2. 焦虑　与情志过极，心失所养有关。（参照《护理方案》）
3. 不寐　与寒湿遏阻中焦，痰饮内停，痰热扰心有关。
4. 纳差　与湿邪直中太阴，中焦（脾胃）斡旋失司有关。（参照《护理方案》）

四、临证护理

2月5日患者自诉眠差，睡后易醒，醒后有疲劳感，St.Mary's 医院睡眠问卷评分为18分。

【分析思路】

本患者久病体虚，湿邪困阻中焦，水饮内停，扰动心神，故不寐，故护理上应以健脾化湿，清热利湿，安神除烦为主。

根据患者的症状和情况可选择耳穴贴压技术，调和脏腑经络，推动气血运行，起到治疗疾病的作用。耳穴选择心、肺、脑、肾、交感、神门、内分泌、脾。心、肺、脑、肾为对症穴位；交感起调节自主神经的作用；神门主调节自主神经、镇静、宁心安神；内分泌主通经络、消痰除湿；脾起健脾益气的作用。

选择穴位敷贴，调节脏腑气血阴阳。吴茱萸粉安神定志，将其与蜂蜜调匀贴于神门，神门乃心气出入之门户，具有宁心安神、平衡阴阳、调和气血之功效；足三里为足阳明胃经的主要穴位之一，有生发胃气，燥化脾湿的功效；涌泉属足少阴肾经，是人体位置最低的穴位，可引气血下行，使阴阳协调，水火既济，自然神安寐宁。

配合八段锦运动，微微汗出，强健身体，使气血流畅，从而提升人体阳气，调和阴阳，增强机体对抗湿毒的能力。着重练习"调理脾胃须单举"，通过两手交叉上托，缓慢用力，保持拉伸，可上调心肺，中调脾胃，下调肝肾，达到三焦通畅，调理脏腑功能，并可调和气血运行；"摇头摆尾去心火"通过两脚下蹲，摇动尾闾，可刺激督脉，摇头可刺激大椎穴，达到舒经泄热的目的，有助于祛除心火。

【护理措施】

（一）生活起居

维持病室环境整洁及空气清新，保持适宜温湿度，避免病房内存在噪声及强光刺激。病房内床铺保持软硬适宜，保持整体舒适。枕头维持适宜高度，置于枕部及颈部，避免颈部处于悬空状态感到不适。治疗、护理过程中保持"四轻"，将噪声降至最低。

（二）用药护理

指导患者按时服用中药汤剂，每日 1 剂，早晚分开服用，宜温服。（参考《护理方案》）

（三）情志调理

1. 鼓励患者倾诉，为患者播放宣教片，消除其对病毒的陌生恐惧心理，帮助患者树立战胜疾病的信心。鼓励患者与家人视频通话，交流日常生活状态、治疗心得等，互相鼓励积极支持配合后续治疗。

2. 教会患者放松疗法，取舒适放松卧位，轻闭双眼，用意念掌控自身神经与肌肉的紧张，逐渐放松全身肌肉，构成全身心的放松。再结合深而慢的呼吸，后再屏息数秒，而后迟缓呼气，放松全身。

（四）中医特色护理技术

1. 耳穴贴压　患者取坐位，操作者穿防护服，戴双层乳胶手套，用 75% 乙醇自上而下、由内到外、从前到后清洁耳部皮肤，待干，左手固定耳郭，右手用镊子夹取粘贴王不留行籽的胶布对准耳穴贴敷，选取心、肺、脑、肾、交感、神门、内分泌、脾，贴好后双手对按，使耳郭发热、发胀、有放射感为宜，以补益肝肾。嘱咐患者每日自行按压 3～5 次，每次每穴 1～2min，睡前 1h 避免按压，每隔 3 天更换 1 次。

2. 穴位敷贴　将吴茱萸粉加入蜂蜜调成糊状，取花生米粒大小贴于双侧神门、足三里、涌泉，敷贴 2～4h 后取下，每日 1 次，观察有无过敏反应。

3. 导引术　教会患者每日练习八段锦各招式，着重练习第三式"调理脾胃须单举"，动作要领：双手经腹前捧至胸前，左手翻掌上举成单臂托天状（掌心向上），右手翻掌下按于右胯旁（掌心向下），抬头向上看；转左掌心向后顺体下落，右手沿体前上穿，两手臂经胸前交会，右手臂上举成托天状，左手顺体下按停于左胯旁；转右掌心向后顺体下落，左手沿体前上穿，两手臂经胸前交会，向前合抱于胸前，掌心由上向下，缓慢放下垂与体侧。第五式"摇头摆尾去心火"动作要领：马步下蹲臀收敛，两手虎口向里扶在大腿上；上体及头前俯深屈，随即在左前方尽量作弧形摇转，同时臀部相应右摆，左腿及右臂适当伸展，以辅助摇摆，同时呼气；上体转正复原，同时吸气。如此以上动作共 6 遍，配合呼吸（图 3-6-4-2）。

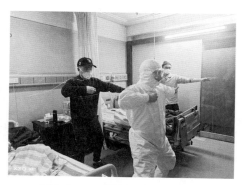

图 3-6-4-2　带领患者做八段锦

【护理评价】

2 月 11 日，患者夜间醒来易入

睡，St.Mary's 医院睡眠问卷评分由 18 分提高至 25 分。2 月 24 日，患者夜间可安睡，醒来精神佳，St.Mary's 医院睡眠问卷评分由 25 分提高至 30 分，睡眠质量较前好转（表 3-6-4-1）。

表 3-6-4-1　患者睡眠质量评分变化（St.Mary's 医院睡眠问卷）

评估项目	2 月 5 日	2 月 11 日	2 月 24 日
睡眠情况	有点浅（3 分）	相对较浅（4 分）	相对较深（5 分）
夜间醒来次数	3 次（5 分）	4 次（4 分）	1 次（7 分）
昨夜睡眠质量	比较差（3 分）	比较差（3 分）	比较好（4 分）
昨夜入睡难度	比较困难（2 分）	没有任何困难（4 分）	没有任何困难（4 分）
昨夜睡眠满意度	比较不满意（2 分）	比较满意（4 分）	比较满意（4 分）
今晨起床后清醒度	还瞌睡（2 分）	比较清醒（4 分）	比较清醒（4 分）
是否有因为觉醒时间过早而难以入睡	有（1 分）	无（2 分）	无（2 分）
总分	18 分	25 分	30 分

五、出院指导及延续护理

（一）出院小结

患者神志清楚，精神可，纳、眠可，无咳嗽咳痰，无全身乏力，二便调，新型冠状病毒核酸检测阴性，胸部 CT 示：肺部感染性病灶较前吸收。符合新型冠状病毒肺炎的出院标准，2 月 25 日予出院。

（二）指导要点及延续护理

1. 定点医院要做好与患者居住地基层医疗机构间的联系，共享病历资料，及时将出院患者信息推送至患者辖区或居住地居委会和基层医疗卫生机构。

2. 患者出院后，嘱其继续进行医学隔离观察 14 天，佩戴口罩，建议患者居住通风良好的单人房间，减少与家人的近距离密切接触，分餐饮食，做好手卫生，避免外出活动。

3. 遵医嘱按时服药，药物均应温服。

4. 房间温湿度适宜，每日通风 2 次，每次 30min。室内物品表面可用乙醇或含氯消毒剂擦拭。可悬挂中药香囊，内纳辛香燥湿类药物，助除湿辟秽，也可用苍术等药物或用艾条熏燃，辟秽去污，净化空气。

5. 起居有时,顺应四时。本次患者外感寒湿之邪,嘱患者防寒保暖,随季节气候的变化而增减衣物,避免受凉。

6. 切忌熬夜,早睡早起,建议 22 点前入睡,保证充足睡眠。

7. 注意劳逸结合,合理安排休息与活动。患者虽全身乏力症状好转,仍不可过劳,勿进行过激运动,可行定量行走、在家进行八段锦等柔式养生锻炼,以提高机体抗病能力,顾护阳气。患者在院期间有干咳症状,可指导患者进行呼吸操训练。嘱患者按照视频教程学习呼吸操,可每日晨起进行 1 次呼吸操锻炼,改善肺功能;每日下午进行 1 次八段锦锻炼,按照在院所学的招式,舒展筋脉;三餐饭后在家适当行走 10min。嘱患者锻炼需注意循序渐进,以不觉疲惫为宜。睡前温水足浴,按摩神门、足三里、涌泉等穴位。

8. 饮食上以清热祛湿,滋阴降火,清心安神为原则,酌情选择营养膳食,改善营养状况,增强抵抗力。宜进食麦冬瘦肉水、桂圆莲子粥等。忌滋腻厚味,如糯米、肥肉等;忌生冷寒凉,如寒凉性水果。

9. 患者有呼吸系统及循环系统疾病,建议定期专科门诊复查。

10. 出院后第 2 周和第 4 周到医院随访、复诊。

11. 搭建延续护理信息平台,鼓励其加入微信病友群中,定期为患者提供线上健康管理指导,加强对患者的线上随访。

第七节 焦 虑

案例 1

一、病例简介

李某,女,70 岁,身高 155cm,体重 60kg。

入院日期: 2020 年 1 月 29 日。

发病节气: 大寒。

主诉: 发热 9 天,咳嗽伴全身乏力。

现病史: 患者于 1 月 17 日接触可疑"病毒性肺炎"患者后未诉不适,但 1 月 20 日开始出现发热,体温 37.6℃,咳嗽、无咳痰,伴全身酸痛乏力,无头晕头痛,后自服奥司他韦 75mg(每日 2 次,口服)以及盐酸莫西沙星(拜复乐)400mg(每日 1 次,口服)治疗,连服 3 天,患者无明显好转,仍间断有发热,伴有胸痛、咳嗽、憋气,曾行胸部 CT 检查提示双肺感染。现为求进一步诊治前来就诊,以"新型冠状病毒肺炎"收治入院。患者自诉近一周感到非常焦虑,精神状况不佳，影响食欲及睡眠。

入院症见：患者神清，精神欠佳，情绪紧张焦虑。无发热恶寒，干咳，无痰，伴胸痛。起病以来，饮食、睡眠欠佳，二便调，体力稍下降，体重无明显变化。舌质淡，苔薄白，脉浮紧。1月26日胸部CT显示双肺多发感染性病变，主动脉及冠状动脉壁钙化，肝脏钙化或肝内胆管结石。

T：36.5℃，P：77次/min，R：20次/min，BP：116/85mmHg。

既往史：有高血压病史，平素口服苯磺酸氨氯地平（安内真）2.5mg、每日1次，美托洛尔片12.5mg/d，血压控制尚可；2005年诊断为脑梗死；有心房纤颤病史，口服华法林2.5mg、1.875mg，每日1次交替口服；有慢性咽炎、胆总管结石伴急性胆管炎病史，曾行内镜逆行胰胆管造影（ERCP）；否认糖尿病病史。否认外伤史、手术史及药物过敏史。患者长居武汉，居住环境良好，有类似疾病接触史。

相关实验室检查：

项目	正常参考值	1月30日	2月2日	2月3日	2月5日	2月8日	2月15日	2月17日
白细胞总数（×10⁹/L）	3.3～9.6	2.43↓	10.61↑	/	6.72	9.98↑	/	/
淋巴细胞百分比（%）	20～40	38.4	3.5↓		6.8↓	4.7↓	/	/
中性粒细胞百分比（%）	50～70	53.8					/	/
C反应蛋白（临）（mg/L）	<10	30.33↑	43.76↑	/	/	37.88↑	/	/
红细胞沉降率（mm/h）	<20	27.1↑	/		6.8		/	/
D-二聚体（mg/L）	<0.5	0.22	0.31	/	6.72↑		/	/
凝血酶原时间（s）	11～14	35.6↑	/	73.6↑	13.4	19.7↑	/	/
国际标准化比率	0.88～1.26	3.13↑		3.13↑	1.12	1.68↑	/	/
血液酸碱度	7.35～7.45	7.37					/	/
血氧分压（mmHg）	71～104	91					/	/
血二氧化碳分压（mmHg）	35～46	41	/	/	/	/	/	/
全血剩余碱（mmol/L）	−3～3	−1.5↓	/	/	/	/	/	/
新型冠状病毒核酸检测	阴性	阳性	/	/	/	/	阴性	阴性

其他检查：2020年2月9日胸部CT显示双肺多发感染性病变（图3-7-1-1）。

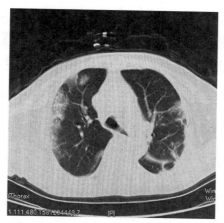

图 3-7-1-1　2020 年 2 月 9 日患者胸部 CT

护理评估：

一般护理评估	生命体征	T: 36.5℃；P: 77 次 /min；R: 20 次 /min；BP: 116/85mmHg
专科评估	呼吸系统	视：呼吸运动正常 触：语颤正常，无胸膜摩擦感 叩：双肺呼吸音清，肺下界下移 听：双肺呼吸音稍粗，未闻及明显干湿啰音
其他系统评估	循环系统	视：心前区无隆起，心尖搏动及位置正常 触：心尖搏动正常，无震颤，无心包摩擦感 叩：心相对浊音界正常 听：房颤率，心率 77 次 /min；各瓣膜听诊区未闻及病理性杂音，无心包摩擦音
	消化系统	腹平软，无压痛及反跳痛，肝脾肋下未触及；肠鸣音正常，大便调
	泌尿系统	小便调
	生殖系统	发育正常
	运动系统	脊柱、四肢正常
	内分泌系统	无异常
	神经系统	生理反射存在，病理反射未引出
量表评分	干咳视觉模拟评分（VAS）	2 分
	乏力视觉模拟评分（VAS）	2 分
	日常生活活动能力（Barthel 评分）	100 分
	GAD-7 焦虑量表评分	17 分（中重度焦虑）
	St.Mary's 医院睡眠问卷评分	15 分
	Morse 跌倒危险因素评分	35 分（低度危险）

中医护理评估：

评估内容			评估结果		
望诊	望神	少神	问诊	一问寒热	无发热恶寒
	望面色	红黄隐隐		二问汗	无汗出
	望形	形体偏胖		三问头身	神疲乏力
	望态	体态自如		四问便	二便调
	望舌	舌淡，苔薄白		五问饮食	纳呆
	望皮肤	无异常		六问胸腹	胸痛
	望排泄物	二便调		七问聋	无耳聋耳鸣
闻诊	闻声音	声高气粗，干咳无痰		八问渴	口不渴
	闻气味	无异常		九问睡眠	眠稍差（难入睡）
切诊	脉诊	脉浮紧		十问妇科	已绝经

诊断：

中医诊断：疫病（风寒袭肺证）

西医诊断：新型冠状病毒肺炎，脑梗死后遗症，慢性心房颤动，高血压3级

用药情况及诊疗经过：参照《新型冠状病毒肺炎诊疗方案》，西医予以抗病毒、抗感染、控制血压等治疗；中医以祛风散寒解表为法，辨证给予中药方药配合中医特色护理技术。经过中西医结合治疗，患者症状明显好转。

二、辨证思路

新型冠状病毒肺炎属中医"疫病"范畴。病因为感受"疫疠"之气，患者有疑似病例接触史，受戾气侵染后染病。风寒之邪外束肌表，内袭于肺，肺卫失宣，肺气闭郁，不得宣通，故咳嗽、憋气；风寒外束于表，皮毛闭塞，卫阳被遏，故肢体酸楚乏力，出现恶寒、发热等；舌苔薄白，脉浮紧均为风寒袭肺之象。此外，患者年已七旬，任脉亏虚，合并心、脑血管基础疾病，心血不足，染病后精神紧张，忧愁哀伤，情志不畅，表现为中重度的焦虑，从而影响患者的睡眠；情志所伤，肝失调达，表现为胸胁胀痛。

本病病机为风寒疫毒阻肺，病性属实，病位主要在肺，与心、肝相关，辨证为"风寒袭肺证"。治法当以祛风散寒，宣肺解表，养心安神，疏肝理气为主。

三、主要护理问题

1. 咳嗽　与外感风寒，肺卫失宣有关。（参照《护理方案》）
2. 焦虑　与心血不足，情志过极有关。
3. 胸痛　与情志所伤，肝失调达有关。（参照《护理方案》）
4. 不寐　与咳嗽及情志变化影响夜间休息有关。（参照《护理方案》）

四、临证护理

1月29日，患者入院诉近来精神状态较差，发病近10天才得以住院治疗，内心感到非常焦虑，心慌，害怕，偶尔烦躁，已影响睡眠。入院GAD-7焦虑评分为17分，为中重度焦虑；St.Mary's医院睡眠问卷评分为15分。

【分析思路】

心主藏神，人的情志变化首先影响心神，意识也属于心藏神、主神明功用之一。如《素问·灵兰秘典论》称："心者，君主之官也，神明出焉。"《灵枢·邪客》谓："心者，五脏六腑之大主也，精神之所舍也。"人体的情志变化可因于内因，也可受到外因的影响（疫疠之气不属于六淫）。此次新型冠状病毒肺炎由于外染"疫疠"之气而发病，传染性强，加之患者年事较高，有心血不足之基础，严重影响到心主神明之用，表现出精神紧张，忧愁哀伤，情志过极，而出现中重度的焦虑，从而影响患者的睡眠。

采用中医心理护理的方法对患者进行劝慰疏导，以帮助患者保持内在的平衡，宁心安神。五行音乐疗法是结合传统阴阳五行学说与音乐医学的一种辅助治疗手段，其按照五脏的生理节律和特性施乐，利用音乐音频、节奏、曲式、和声等和人体经络产生共振，通过经络的传导与反射，促进人体脏腑功能和气血津液的正常协调，使人逐渐心平气静，呼吸深缓，从而使紧张的大脑皮层弛缓，起到镇静、安神作用。该患者为心血不足、心神失养，主要选用入心经的徵调式音乐，以养心安神，同时配合入肝经角调式音乐，疏肝解郁，以改善患者的情绪状态。

穴位按摩是通过手法、经络、穴位的相互配合，通调全身气血，调和脏腑功能来达到治病、康复理疗的目的。临床研究证明通过推拿、按摩等可疏畅气机、调畅经络、调整气血、平衡阴阳。患者年纪较大，心血不足，选穴以心经穴位为主，配合太冲、太阳、印堂、风池等穴位以养心安神理气、疏解情绪。极泉为心经的第一个穴位，为气血之泉眼，心脏以此穴为起点向全身各处源源不断地提供气血，具有宽胸理气、调理气血的作用；内关为心包之络穴，是八脉交会之穴，通阴维脉，联络诸阴经以通任脉，具有养心理气、镇静安神的作用；神门为心经原穴，可镇静安神、宁心定悸；百会居于人体头部正中最高点，乃诸阳之会，与脑密切相关，是调节大脑功能之要穴，具有较明显的调节情志、醒脑开窍、安神定志功效；太阳为经外奇穴，有醒脑调神的功效；太冲为肝经原穴，有疏肝理气、疏解情绪之效。

【护理措施】

（一）生活起居

保持居室整洁、安静，温湿度适宜，消除噪声干扰，避免强光刺激。生活起居有规律,劳逸结合,保证患者有足够的睡眠时间。

(二)用药护理

汤药要温服,服药后注意观察患者寒热、汗出等情况。

(三)中医心理护理

1. 中医开导劝慰法 以中医心理学重要思想"告之以其败,语之以其善,导之以其所便,开之以其所苦"为宗旨,在治疗过程中要诱导及纠正患者一些特定的错误认知思维模式:①非黑即白。思想偏激两极化(例如患新型冠状病毒肺炎即等于死亡或我的一生完结了)。②以偏盖全。将事件以小见大(例如治疗引起的不良反应及后遗症,将终生残留或不断重复)。③先入为主(例如时常猜测身体不适即代表新型冠状病毒肺炎加重或复发)。④情绪推理或个人化。没有事实根据,仅凭自己感觉下判断(例如自责、感觉自己犯错有罪、咎由自取、应受惩罚而患病)。

2. 中医情志相胜法 根据"怒伤肝、悲胜怒;喜伤心、恐胜喜;思伤脾、怒胜思;忧伤肺、喜胜忧;恐伤肾、思胜恐"的五行相生相克理论。情志相胜法是在理解患者个性差异前提下,引导患者用一种或多种情志去克制其病态情志、宣泄压抑情感的一种方法。如患者忧虑情绪较重,可以根据"喜胜忧"的原理,帮助患者回忆一些开心的事情,或做一些让患者感到开心的事情等,利用喜悦的情绪去制胜忧虑,从而改善患者抑郁的情绪状态。

3. 移情易性法 移情易性法是通过转移患者的意志、思维和注意力,达到"恬淡虚无,精神内守"。发掘各种兴趣,如阅读、音乐、运动等来分散、缓冲压力,减少情志波动,以消除及缓解过多的压力达到移情易性的作用。

4. 暗示治疗法 暗示治疗法是诱导患者在无形或潜意识中,接受积极暗示而获得治疗。鼓励患者通过对自己过去生活的回顾,发掘生命中的闪光点,肯定患者的才能和贡献,增强自我信心和价值更能提高生命的意义态度。

(四)五行音乐疗法

选择徵调式音乐,徵属火,主长,为夏音,其声活泼轻快,与心与小肠相通,有温阳补心之功,可用于缓解患者紧张焦虑的情绪状态,改善精神状况。角属木,主生,为春音,其声柔和舒畅,与肝胆相通。角调式音乐具有调节肝胆疏泄功能,疏肝解郁之功,可用于缓解患者胸痛、情志不畅、失眠、纳差等症状,改善精神状态。选用代表性乐曲《百鸟朝凤》《金蛇狂舞》《喜洋洋》《姑苏行》《江南丝竹乐》《春风得意》,每日2~3次,每次30min左右。

(五)中医特色护理技术

1. 穴位按摩 选极泉、内关、神门、太冲,采用手法为点、按、揉,每日按摩1~2次,每次10min。

2. 头部开天门 选百会、印堂、太阳、头维、风池,手法为叩、揉和推,每日1次。头部叩百会、印堂：中指弯曲，用指腹分别叩击百会、印堂36次；双手拇指同时自印堂向上推至头维，36次（图3-7-1-2）；揉太阳：大拇指指腹顺时针揉10次，逆时针揉10次；揉风池：用指腹按揉风池5～10次。患者年事已高，心血亏虚，子午流注理论认为，人体经脉的气血周流随着时间的不同而有着盛衰开阖的变化，午时气血运行到心，心经旺，

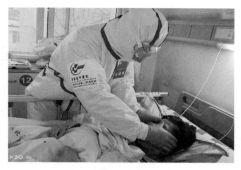

图3-7-1-2　患者接受开天门

有利于周身血液循环，为养精气神的最佳时机。可把握时间，午时取穴按摩，可获得最佳疗效。

【护理评价】

2月8日患者自觉精神较前明显好转，可下床活动。2月13日患者精神状态较前继续得以改善。2月17日患者GAD-7焦虑量表评分由入院时的17分降至0分。

五、出院指导及延续护理

（一）出院小结

患者神清，精神可，情绪平和；现无发热恶寒，无咳嗽咳痰，无喘促，纳、眠可，肺部CT示病灶较前吸收，新型冠状病毒核酸检测阴性。符合新型冠状病毒肺炎的出院标准，2月18日予出院。

（二）出院指导及延续性护理

1. 定点医院要做好与患者居住地基层医疗机构间的联系，共享病历资料，及时将出院患者信息推送至患者辖区或居住地居委会和基层医疗卫生机构。

2. 患者出院后，建议应继续进行14天的隔离管理和健康状况监测，佩戴口罩，有条件的患者居住在通风良好的单人房间，减少与家人的近距离密切接触，分餐饮食，做好手卫生，避免外出活动。

3. 建议在出院后第2周和第4周到医院随访、复诊。

4. 慎起居，适寒温，劳逸结合。随季节气候的变化而增减衣物，特别注意颈部（天突）及肩背部（定喘、肺俞）的保暖，避免受凉感冒。

5. 畅情志。精神上要乐观，勿恼怒、急躁、消沉，保持良好的情绪和心理状态，树立战胜疾病的信心。指导患者欣赏徵调式及角调式音乐的代表性乐曲，如《百鸟朝凤》《春风得意》等。

6. 调饮食。饮食宜清淡、营养、易消化，多喝水。宜温肺散寒、宣肺平喘

之品，如姜糖水、葱白糖水。忌生冷食物及饮料，戒烟酒，忌辛辣、过甜、肥甘厚腻之品。

7. 定期电话或微信线上随访，了解患者身心状况，及时给予相应的信息及心理支持，必要时协助转诊。

8. 合并症护理。高血压：按时服用降压药物，定期监测血压；适度运动，若血压<90/60mmHg、>140/90mmHg 或运动后出现血压波动超过基线 20mmHg，伴有明显头晕、头痛等不适症状，立即原地休息，情况较重不能自行缓解时应及时就诊。心房颤动：按时服用抗凝药物，定期监测凝血功能，平时注意有无皮下瘀点瘀斑、牙龈持续出血等症状；静态心率>100 次 /min 时不宜运动，以休息为主；若突然出现头痛、胸闷、肢体麻木、面瘫、言语不利或下肢肿胀等栓子脱落的症状，应及时送至医院就诊。

案例 2

一、病例简介

龚某，男，71 岁，身高 168cm，体重 60kg。

入院日期：2020 年 2 月 6 日。

发病节气：立春。

主诉：发热伴咳嗽 3 天。

现病史：患者于 2 月 3 日无明显诱因出现发热，最高达 37.6℃，伴咳嗽，干咳为主，无明显憋气及气喘，无咳血、胸闷、胸痛、恶心、呕吐、腹痛、腹泻、尿频、尿急等不适，未行特殊治疗，于 2 月 4 日至某院门诊就诊，行胸部 CT：双肺多发磨玻璃样感染灶，于 2 月 5 日行核酸检测提示阳性，予以抗感染（莫西沙星）、抗病毒（奥司他韦、连花清瘟颗粒）治疗，患者发热症状好转，仍有咳嗽，今日为求进一步诊治，遂来门诊就诊，以"新型冠状病毒肺炎"收入院。

入院症见：患者神清，精神欠佳，焦虑不安，无发热恶寒，咳嗽，无痰，咳声无力，声低气怯。起病以来，饮食、睡眠欠佳，二便调，体力稍下降，体重无明显变化。舌淡红，苔薄白，脉滑。2 月 4 日胸部 CT 显示双肺多发磨玻璃样感染灶。

T：36.5℃，P：72 次 /min，R：20 次 /min，BP：130/70mmHg。

既往史：有高血压病史，目前口服缬沙坦胶囊（代文）80mg、每日 1 次，平素血压控制尚可；有糖尿病史，口服格列齐特缓释片（美达康）30mg、每日 1 次，血糖控制不详。否认其他特殊病史，否认肝炎、肺结核病史，否认外伤史、手术史及药物过敏史。患者长居武汉，居住环境良好。

相关实验室检查：

项目	正常参考值	2月7日	2月13日	2月18日	2月23日	2月25日
白细胞总数（×10⁹/L）	3.3～9.6	5.05	7.61	/	/	/
淋巴细胞百分比（%）	20～40	12.7↓	27.2			
中性粒细胞百分比（%）	50～70	78.8↑	65.1	/	/	/
C反应蛋白（mg/L）	<3.0	41.67↑	/	/	/	/
C反应蛋白（临）（mg/L）	<10.0	/	3.78			
D-二聚体（mg/L）	<0.5	4.55↑	5.6↑			
空腹血糖（mmol/L）	3.9～6.1	7.54↑	/	/	/	/
新型冠状病毒核酸检测	阴性	阳性	/	可疑阳性	阴性	阴性

其他检查： 2020年2月16日胸部CT显示双肺病灶较前吸收（图3-7-2-1）。

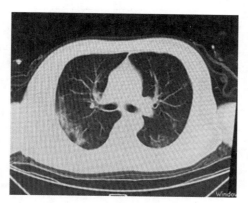

图3-7-2-1　2020年2月16日患者胸部CT

护理评估：

一般护理评估	生命体征	T：36.5℃；P：72次/min；R：20次/min；BP：130/70mmHg
专科评估	呼吸系统	视：呼吸运动正常 触：语颤正常，无胸膜摩擦感 叩：双肺呼吸音清；肺下界下移 听：双肺呼吸音稍粗，未闻及明显干湿啰音
其他系统评估	循环系统	视：心前区无隆起，心尖搏动及位置正常 触：心尖搏动正常，无震颤，无心包摩擦感 叩：心相对浊音界正常 听：心率72次/min，律齐，各瓣膜听诊区未闻及病理性杂音，无心包摩擦音

续表

其他系统评估	消化系统	腹平软,无压痛及反跳痛,肝脾肋下未触及;肠鸣音正常,大便调
	泌尿系统	发育正常,小便调
	生殖系统	发育正常
	运动系统	脊柱、四肢正常
	内分泌系统	糖尿病
	神经系统	生理反射存在,病理反射未引出
量表评分	干咳视觉模拟评分(VAS)	2分
	日常生活活动能力(Barthel评分)	100分
	GAD-7焦虑量表评分	16分(中重度焦虑)
	St.Mary's医院睡眠问卷评分	15分
	Morse跌倒危险因素评分	35分(低度危险)

中医护理评估:

评估内容		评估结果		
望诊	望神	少神	一问寒热	无发热恶寒
	望面色	面色青白	二问汗	无汗出
	望形	形态正常	三问头身	乏力
	望态	体态自如	四问便	二便调
	望舌	舌淡红,苔薄白(图3-7-2-2)	五问饮食	稍纳呆
	望皮肤	无异常	六问胸腹	无胸腹痞满
	望排泄物	二便调	七问聋	无耳聋耳鸣
闻诊	闻声音	咳声无力,声低气怯	八问渴	口不渴
	闻气味	无异常	九问睡眠	眠稍差(易醒)
切诊	脉诊	脉滑	十问妇科	/

诊断:

中医诊断:疫病(寒湿阻肺证)

西医诊断:新型冠状病毒肺炎,高血压,糖尿病

用药情况及诊疗经过:参照《新型冠状病毒肺炎诊疗方案》,西医予以抗病毒,抗感染,控制血压、血糖等治疗;中医以祛湿散寒,宣肺止咳为法,辨证

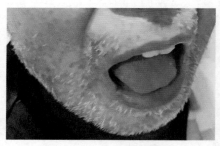

图3-7-2-2 患者入院舌象

给予中药方药配合中医特色护理技术。经过中西医结合治疗，患者症状明显好转。

二、辨证思路

新型冠状病毒肺炎属中医"疫病"范畴。寒湿疫毒是最主要的病因，寒湿疫毒阻肺是核心病机，湿邪贯穿始终，随疾病进展及个体禀赋差异可出现化热、化燥，少数可见寒化。中医辨证多属邪在气分，症状与普通外感初期相似。患者为老年男性，先天禀赋不足，劳逸失常，体质下降，正气抗病能力减弱，加之寒湿疫毒外袭肺卫，肺失宣肃，发为本病。咳嗽为外邪袭肺，肺失宣肃之象；发热为邪在卫分，邪正交争之象；舌淡红，苔薄白，脉滑为寒湿疫毒困脾阻肺之象。此外，由于患者年事较高，加之染病，精神紧张，忧愁哀伤，出现中重度焦虑。

本病病机为寒湿疫毒阻肺，病性属实，病位在肺、脾、心，辨证为"寒湿阻肺证"，治疗上当以祛湿散寒，宣肺止咳，养心理气为法。

三、主要护理问题

1．咳嗽　与寒湿阻肺，肺失宣降有关。（参照《护理方案》）
2．焦虑　与情志过极，心失所养有关。
3．不寐　与情志变化影响夜间休息有关。（参照《护理方案》）

四、临证护理

2月6日，患者入院时自诉诊断为新型冠状病毒肺炎后较为焦虑，常常感到担心，害怕，饮食、睡眠也受到影响，睡眠较浅、易醒，食欲较前下降。GAD-7焦虑量表评分为16分，为中重度焦虑，St.Mary's医院睡眠问卷评分为22分。

【分析思路】

患者感染新型冠状病毒肺炎，躯体上感到不适，加之患者年纪偏大，确诊之后产生焦虑情绪。患者焦虑的病因病机为环境、疾病等外部因素引起情志过极、心失所养、心神不安，表现为睡眠质量下降；情志变化反之又影响脏腑功能，导致脾之运化失常，表现为食欲下降、乏力等。护理上当以养心、疏通脾胃之气为主，以促进全身气机调畅，脏腑功能正常，进一步改善患者焦虑状态及饮食睡眠情况。

采用中医心理护理、开天门与穴位按摩相配合的方法帮助患者疏解情绪。开天门是指运用各种推拿手法按摩头部穴位的操作技术，主要是刺激末梢神经，使机体产生感应，疏通经络，促进血液循环，加强机体代谢功能，从而达到阴阳平衡,有发汗解表、开窍醒神等作用,帮助患者调节情绪,缓解焦虑与失眠。特定穴位按摩可以疏畅气机、调畅经络、调整气血、宁心安神。合谷为大肠经原穴,具有升清降浊,疏风散表,宣通气血,舒缓情绪的作用;神门为心经原穴,可镇静安神,宁心定悸;内关为心包之络穴,具有养心理气、镇静安神的作用。

【护理措施】

(一)生活起居

保持居室整洁、安静,温湿度适宜,消除噪声干扰,避免强光刺激。生活起居有规律,劳逸结合,保证患者有足够的睡眠时间。

(二)用药护理

中药汤剂温服,服药后注意观察患者寒热、汗出等情况。

(三)中医心理护理

1. 移情易性法 移情易性法通过转移患者的意志、思维和注意力,优化情性。多与患者沟通,发掘其平素的兴趣爱好,给患者提供平素爱读的报纸杂志、喜欢的剧目,以分散缓冲压力,减少情志波动,以消除及缓解过多的压力,优化性情。

2. 暗示治疗法 暗示治疗法是诱导患者在无形或潜意识中,接受积极暗示而获得治疗。患者此次患病住院后,不仅担心自身健康,更因远离家人感到孤独,教会患者使用微信,帮助患者与亲人联系,获取家人的支持与鼓励;鼓励患者回顾生活中的美好瞬间,找到精神支柱,获取战胜疾病的信心与力量。同时,多向患者介绍其病情恢复进展,以每日点滴的进展作为正向刺激,增强患者信心,缓解焦虑。

(四)中医特色护理技术

以开天门为主,每天 1 次。主要手法包括:推上星、推头维各 36 次;抹眉 36 次;梳理太阳经 10～20 次;叩印堂及百会各 36 次;顺时针、逆时针揉太阳穴各 10 次;轻拍前额 3min:双掌合十,手指并拢从前额→左侧太阳穴→前额→右侧太阳穴→前额→额顶(图 3-7-2-3);按揉风池及肩井 5～10 次。配合手部合谷、神门、内关进行穴位按摩,手法为点按揉,每次 10min,以宁心安神,缓解焦虑。

【护理评价】

2 月 12 日患者自诉焦虑有所改善,对生活充满信心。2 月 18 日,患者诉近 2 日常感心神不宁,紧张不安,夜间入睡后易醒,醒来后感觉心慌。

【分析思路】

患者感觉到心神不宁、紧张不安,外因是由于本次患病,且疫情严重,疾病及环境因素共同作用,导致患者情志过极、心失所养、神明失守;内因是由于患者年事已高,心气不足。护理上当注意调理气血,养心安神。

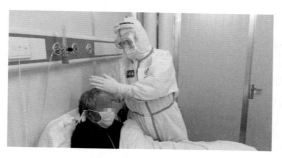

图 3-7-2-3　开天门

　　焦虑归属于中医七情之一。情志过极则致病，也会在耳穴相应的脏腑部位表现出来。由于耳郭分布有丰富的神经、血管和淋巴管，因此对外来刺激比较敏感。大脑神经内部的神经核被人体外部反映点耳穴刺激激活后，通过神经调节反射作用，从而缓解情绪，调节脏腑功能。针对此患者的情况，选穴以宁心安神为主，以缓解焦虑恐惧情绪，改善睡眠。心有宁心安神、调和营血之效；枕有镇静安神之效；神门有镇静安神之效；皮质下有调节大脑皮层兴奋和抑制中枢之效，可镇静安神；快活穴、身心穴有缓解紧张焦虑，平衡情绪之效；多梦区有改善神经衰弱，调节情绪、睡眠之效。

【护理措施】

　　中医特色护理技术——耳穴贴压　用 75% 乙醇自上而下、由内到外、从前到后清洁耳部皮肤。选用质硬而光滑的王不留行籽黏附在 0.7cm×0.7cm 大小的胶布中央，用止血钳夹住贴敷于选定的耳穴部位上。选取主穴心、枕、神门、皮质下，配穴肾、快活穴、身心穴、多梦区（后），以缓解焦虑恐惧，神经紧张的症状。适当按压（揉），使患者有热、麻、胀、痛的感觉，即"得气"。指导患者每日按压 3～5 次，隔 3 天更换 1 次，两耳交替；耳穴压贴掉落者及时补贴；睡前 1h 不按压刺激。患者为老年男性，合并糖尿病，按压时切勿揉搓，以免搓伤皮肤，每日注意观察耳部皮肤情况，若有脱皮溃破立即轻取下耳穴压贴，并注意破口的消毒清洁。

【护理评价】

　　2 月 21 日患者自觉情绪紧张较前缓解，睡眠质量提高。2 月 27 日患者 GAD-7 焦虑量表评分由入院时的 16 分降至 0 分。

五、出院指导及延续护理

（一）出院小结

　　患者神清，精神可，情绪平和。现无发热恶寒，无咳嗽咳痰，无喘促，纳、眠可。双肺呼吸音稍粗，双肺未闻及散在湿啰音，新型冠状病毒核酸检测阴性。符合新型冠状病毒肺炎的出院标准，2 月 27 日予出院。

（二）出院指导及延续性护理

1. 定点医院要做好与患者居住地基层医疗机构间的联系，共享病历资料，及时将出院患者信息推送至患者辖区或居住地居委会和基层医疗卫生机构。

2. 患者出院后，建议应继续进行 14 天的隔离管理和健康状况监测，佩戴口罩，有条件的患者居住在通风良好的单人房间，减少与家人的近距离密切接触，分餐饮食，做好手卫生，避免外出活动。

3. 建议在出院后第 2 周和第 4 周到医院随访、复诊。

4. 慎起居，适寒温，劳逸结合。随天气的变化而增减衣物，避免外邪侵袭。可根据身体情况进行适量散步、八段锦、太极拳等锻炼，避免过劳。

5. 畅情志。精神上要乐观，勿恼怒、急躁、消沉，保持良好的情绪和心理状态，树立战胜疾病的信心。感觉情绪不佳时可以通过阅读、欣赏感兴趣的剧目等转移注意力。指导患者自行按摩印堂、太阳、合谷、神门、内关，以宁心镇静安神。

6. 调饮食。饮食宜清淡、营养、易消化，以保护脾胃功能。适当选用怀山药、麦冬、沙参、薏苡仁等食疗，烹饪方式可以选择煲汤、泡水等，忌采用温燥煎炸的方式，忌辛辣、过甜、肥甘厚腻之品。

7. 定期电话随访，了解患者身心状况，及时给予相应的信息及心理支持，必要时协助转诊。

8. 合并症护理。按时服用降压、降糖药物，定时监测血压、血糖情况；适度运动，运动前后注意血压、血糖的监测，有明显头晕、头痛、心慌、出冷汗等不适症状，立即原地休息，情况较重不能自行缓解时应及时就医。

案例 3

一、病例简介

柳某，女，43 岁，身高 163cm，体重 50kg。

入院日期： 2020 年 1 月 28 日。

发病节气： 大寒。

主诉： 发热 1 周，伴全身酸痛、乏力，咳嗽。

现病史： 患者于 1 周前无明显诱因出现发热，体温 39℃，感全身酸痛、乏力，无明显鼻塞、咳嗽，无呼吸困难，无盗汗，无心悸，无恶心、呕吐等不适。患者自行到武汉某医院就诊，行胸部 CT 检查示肺部感染，考虑病毒性肺炎，予以热毒宁＋更替洛韦补液治疗 6 天，奥司他韦＋连花清瘟颗粒口服，患者仍间断高热。昨日在武汉市某医院就诊，复查 CT 示肺部感染较前加重，考虑病毒性肺炎。今来就诊，门诊以"新型冠状病毒肺炎"收入科。

入院症见：患者神清，精神欠佳，情绪紧张，焦躁不安，发热，无恶寒，咳嗽，痰少，饮食、睡眠欠佳，小便调，大便质烂不成形，体力下降，活动后气促喘息。舌暗红有齿痕，苔白厚腻，脉滑数。1 月 22 日胸部 CT 显示肺部感染。1 月 27 日胸部 CT 显示双肺感染较前加重。

T：38.6℃，P：82 次 /min，R：22 次 /min，BP：121/78mmHg。

既往史：否认高血压、冠心病、糖尿病、肝炎、肺结核等病史；14 年前因卵巢癌在武汉某医院行手术治疗，术后定期复查，未见肿瘤复发。平素体质状态较差，易感冒。否认吸烟、饮酒史，否认外伤史，有青霉素过敏性休克史。长期居于武汉，居住环境良好。

相关实验室检查：

项目	正常参考值	1月29日	1月30日	1月31日	2月3日	2月7日	2月9日	2月12日	2月19日	2月21日
白细胞总数（×10⁹/L）	3.3～9.6	2.14↓	/	14.00↑	6.43	/	/	5.52	/	/
淋巴细胞百分比（%）	20～40	30.2	/	8.4↓	30.3	/	/	37.9	/	/
中性粒细胞百分比（%）	50～70	66.5	/	88.1↑	59.9	/	/	51.9	/	/
C 反应蛋白（mg/L）	<3.0	/	5.57↑	/	/	/	/	/	/	/
C 反应蛋白（临）（mg/L）	<10.0				5.23			3.26		
血液酸碱度	7.35～7.45	/	7.44							
血氧分压（mmHg）	71～104	/	98							
血二氧化碳分压（mmHg）	35～46	/	35							
全血剩余碱（mmol/L）	−3～3	/	0.2							
血钾（mmol/L）	3.5～5.5	/	3.00↓					4.24		
新型冠状病毒核酸检测	阴性	/	/	/	/	阳性	阳性	/	阴性	阴性

其他检查：2020 年 2 月 5 日胸部 CT 显示双肺多发磨玻璃样感染（图 3-7-3-1）。2020 年 2 月 11 日胸部 CT 显示右下肺少许感染灶，较 2 月 5 日胸部 CT 所示明显吸收（图 3-7-3-2）。

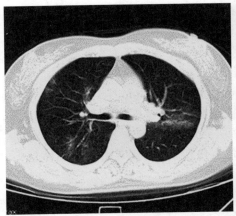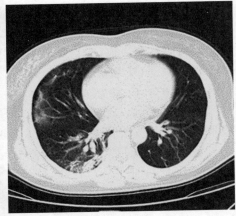

图 3-7-3-1　2020 年 2 月 5 日患者胸部 CT

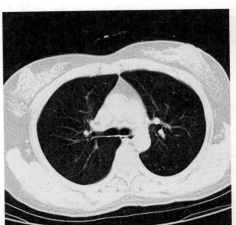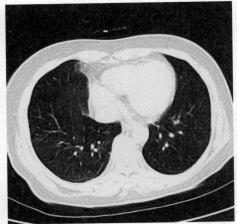

图 3-7-3-2　2020 年 2 月 11 日患者胸部 CT

护理评估：

一般护理评估	生命体征	T：38.6℃；P：82 次 /min；R：22 次 /min；BP：121/78mmHg
专科评估	呼吸系统	视：呼吸运动正常 触：语颤正常，无胸膜摩擦感 叩：双肺呼吸音清；肺下界下移 听：双肺呼吸音稍粗，左下肺可闻及少量湿啰音

续表

其他系统评估	循环系统	视：心前区无隆起，心尖搏动及位置正常 触：心尖搏动正常，无震颤，无心包摩擦感 叩：心相对浊音界正常 听：心率82次/min，律齐，各瓣膜听诊区未闻及病理性杂音，无心包摩擦音
	消化系统	腹平软，无压痛及反跳痛，肝脾肋下未触及；肠鸣音正常，大便质烂不成形
	泌尿系统	发育正常，小便调
	生殖系统	发育正常，14年前因"卵巢癌"行手术治疗
	运动系统	脊柱、四肢正常
	内分泌系统	无异常
	神经系统	生理反射存在，病理反射未引出
量表评分	乏力视觉模拟评分（VAS）	5分
	气促视觉模拟评分（VAS）	2分
	干咳视觉模拟评分（VAS）	5分
	日常生活活动能力（Barthel评分）	100分
	GAD-7焦虑量表评分	21分（重度焦虑）
	St.Mary's医院睡眠问卷评分	15分

中医护理评估：

评估内容		评估结果		
望诊	望神	少神	一问寒热	发热，无恶寒
	望面色	面色萎黄	二问汗	无汗出
	望形	形体正常	三问头身	乏力
	望态	体态自如	四问便	小便调，大便质烂
	望舌	舌暗红、有齿痕，苔白厚腻（图3-7-3-3）	五问饮食	纳呆
	望皮肤	正常	六问胸腹	无胸腹痞满
	望排泄物	小便调，大便烂，痰黏色黄量少	七问聋	无耳聋耳鸣
闻诊	闻声音	声微懒言，咳声低微无力	八问渴	口不渴
	闻气味	口气酸臭	九问睡眠	眠差（难入睡，心悸多梦）
切诊	脉诊	滑数	十问妇科	14年前因"卵巢癌"行手术治疗

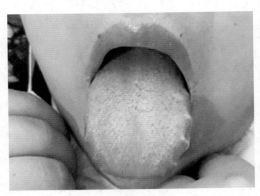

图 3-7-3-3　患者入院舌象

诊断：

中医诊断：疫病（湿热蕴肺证）

西医诊断：新型冠状病毒肺炎

用药情况及诊疗经过：参照《新型冠状病毒肺炎诊疗方案》，西医予抗病毒、抗感染、补液补钾等对症治疗；中医以清热化湿，分消湿毒为法，辨证给予中药方药配合中医特色护理技术。经过中西医结合治疗，患者症状明显好转。

二、辨证思路

本次新型冠状病毒肺炎属于中医"疫病"范畴，湿毒疫邪是最主要的致病因素，湿邪困脾、疫毒闭肺是核心病机，疫毒之气传染性强，变化迅速。患者素体虚弱，加之感受湿毒疫邪，湿毒疫邪侵犯肺卫，邪郁肌表，则见发热；疫毒闭肺，肺气不宣，宣降失司，则见咳嗽、痰少。湿邪困脾，中焦受阻，气血生化乏源，则见气短、肢体酸痛乏力、纳差，舌暗红、有齿痕，苔白厚腻，脉滑数；湿热蕴结于肠，则见大便烂。

此外，患者既往有恶性肿瘤病史，经手术治疗，存在正气虚衰，心气不足；加之本次染病，入院前治疗一星期效果不佳，湿邪困脾，气血生化乏源，以致心失所养，表现为重度焦虑；情志过极，郁而化火，以致心肾不交，故入睡困难，心悸多梦。

本病病机为湿热疫毒蕴肺，病性属标实之证，病位主要在肺，与脾、心、肾相关，辨证为"湿热蕴肺证"。治法当以宣肺清热，分消湿毒，益气健脾为主。

三、护理问题及治疗计划

1. 发热　与外感时邪，卫表失和有关。（参照《护理方案》）

2. 咳嗽　与湿热蕴肺，肺气不宣有关。（参照《护理方案》）

3．焦虑　与心血不足，心失所养，情志过极有关。

4．睡眠形态紊乱　与情志失调，心肾不交有关。（参照《护理方案》）

四、临证护理

1月28日，患者入院自诉诊断为新型冠状病毒肺炎以来常常有担心害怕情绪，加之院外治疗近一星期效果不太理想，担心自身疾病进展与转归，同时又担心家里的孩子和老人无人照顾，因而产生了极度焦虑的情绪。入院GAD-7焦虑量表评分为21分，为重度焦虑；St.Mary's医院睡眠问卷评分为15分。

【分析思路】

中医学认为情志、精神心理变化与心紧密相关。本次疫情发展迅速，传播范围广，加之患者受家庭、素体虚弱等因素的影响，导致心神耗伤，心气心血不足；湿邪困脾，气血生化乏源，以致心失所养，表现为重度焦虑进而影响睡眠。

护理时当注意养心安神，宁心定志，改善焦虑及睡眠情况，以促进全身气机的稳定。采用中医心理护理帮助患者正确认识疾病，转移注意力，增强战胜疾病的信心；运用五行音乐疗法，通过经络的传导与反射，促进人体脏腑功能和气血津液的正常协调，使人逐渐平心静气，呼吸深缓，从而使紧张的大脑皮层弛缓，起到镇静、安神的作用。患者此次染病后表现为心脾两虚之症，情绪不畅、精神疲倦、气短乏力、食欲不振、便溏，可同时选用入心、脾的徵调式音乐和宫调式音乐。

焦虑归属于中医七情因素，与脏腑关系密切，是脏腑功能活动的表现形式之一。情志过极则致病，同步也会在耳穴相应的脏腑部位表现出来。由于耳郭分布有丰富的神经、血管和淋巴管，因此对外来刺激比较敏感。大脑神经内部的神经核被人体外部反映点耳穴刺激激活后，通过神经调节反射作用，从而缓解情绪。予患者采用耳穴贴压调和脏腑，促进气血运行，起到缓解症状的作用。患者焦虑主要与心有关，选穴以宁心安神为主，配以调理脾胃及睡眠。心有宁心安神、调和营血之效；脑有养血调经、镇静安神、行气解郁之效；神门有镇静安神之效；皮质下有调节大脑皮层兴奋和抑制中枢之效，可镇静安神；身心穴、快活穴有改善情志之效；多梦区、神经衰弱点（区）有改善睡眠之效；肝有疏肝理气解郁之效；脾有健脾补气之效；胃与脾相表里，辅其健脾行气；小肠与心相表里，辅助调理心神，有从阳引阴之意。

【护理措施】

（一）生活起居

保持居室整洁、安静，温湿度适宜，消除噪声干扰，避免强光刺激。生活起居有规律,劳逸结合,保证患者有足够的睡眠时间。

(二)用药护理

中药汤剂以饭后温热服用,安神药睡前服用为宜,药物按时按量服用,观察用药后症状缓解情况。

(三)中医心理调护

中医心理调护强调"精神内守"之道,鼓励患者放空自己或观察自己,舒缓各种不良情绪;做好患者心理调护,耐心与患者沟通,告知患者该疾病可防可控可治,多数为轻症病例,鼓励患者听取专家和正规消息渠道的信息发布,切不可莫名恐慌,人云亦云。分享成功救治案例,多告诉患者其病情上的进展,以本次治疗的真实感受与疗效增强患者信心。患者入院后常常担心家人的生活,通过音频、视频、熟悉物件等保持患者与家人的联络,帮助患者缓解担忧;鼓励患者通过回忆自己过去和家人生活的温馨瞬间,发掘生活中的积极因素,将之转化为患者战胜疾病的坚定信念与心理支柱,提高患者能动性,主动调整不良情绪,增强战胜疾病的信心。

(四)五行音乐疗法

徵调式音乐活泼轻快,和心与小肠相通,具有温阳补心、补脾气、利肺气的功效,可用于缓解患者情绪不畅、活动后气短的症状。宫调式音乐庄重悠扬,与脾胃相通,具有调畅气机,健脾养胃之功,可用于缓解脾胃虚弱、食欲不振、便溏、乏力、精神疲倦等病症。因而选择两者的代表性音乐《百鸟朝凤》《喜洋洋》《金蛇狂舞》《秋湖月夜》《平湖秋月》《十面埋伏》等,每日2～3次,每次30min左右。

(五)中医特色护理技术

耳穴贴压　用75%乙醇自上而下、由内到外、从前到后清洁耳部皮肤。选用质硬而光滑的王不留行籽黏附在0.7cm×0.7cm大小的胶布中央,用止血钳夹住贴敷于选好耳穴的部位上。选取主穴心、脑、神门、皮质下、快活穴、多梦区、神经衰弱点(区)缓解焦虑恐惧、神经紧张的症状,配穴肝、脾、胃、小肠调节脾胃。每次选择一侧耳穴,两耳交替压贴,适当按压(揉),使患者有热、麻、胀、痛的感觉,即"得气"。指导患者每日按压3～5次,隔3天更换1次,两耳交替;耳穴压贴掉落者及时补贴;睡前1h不按压刺激。留置压贴期间注意观察按压点局部皮肤情况(图3-7-3-4)。

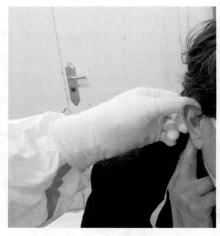

图3-7-3-4　耳穴贴压

【护理评价】

2月11日，患者自诉精神可，情绪状态改善。2月14日，患者自诉近日身体状况可，但考虑到自己素来体虚，开始担忧出院后自己的身体状况，以致时常焦虑不安。

【分析思路】

患者既往有恶性肿瘤病史，经手术治疗，存在正气虚衰，素来抵抗力低下。在日常护理上除了调节脾胃功能外，还应注意养生，调理气血，增强机体抵抗力。针对患者的情况，指导其进行可耐受的运动，提高机体抗病能力，不仅能帮助其改善机体状态，还能因此改善其情绪状态。

八段锦是中医健身功法中的一种，现代分为立式和坐式两种，常被中医作为调心、调气、调身的养生功法，可以疏通全身经络，使气血流通，增强自体免疫力，加速疾病康复。新型冠状病毒肺炎患者以湿为主，可通过微微汗出、调理胃肠功能、保持大小便通畅等促进湿邪的排出。八段锦通过八个动作锻炼人体四肢，达到强健身体、气血流畅的效果，从而提升人体阳气以及代谢功能，增强自身对抗湿毒的能力。练习时随着自然流畅的呼吸，意念配合动作进行，由此达到心神宁静、情绪平稳，可帮助患者放松身心，调节情绪和心理状态；同时，八段锦练习具有改善肺活量，增强机体活动耐力的效果。患者素来体虚，抵抗力低下，坚持练习可以增强活动耐力，提高机体抵抗力。

【护理措施】

中医特色护理技术——八段锦　指导患者每日练习卧式或坐式八段锦，根据患者的情况选择适合患者的招式，刚开始可由卧式八段锦开始，每次1～2式，循序渐进，待患者情况逐渐好转，可每次增加1～2个招式或进行坐式八段锦的练习，每日1～2次，每个动作4次。锻炼量以患者自觉身体微微发汗，不疲劳气喘为度。根据患者的感觉，循序渐进，增加或减缓动作的幅度。切忌过度劳累，如有不适，应停止运动，卧床休息。

卧式八段锦共八个口诀。其中第三式调理脾胃须摩腹，可影响腹壁及腹腔脏器的血流，调节消化分泌功能，促进胃肠蠕动及消化吸收和排泄。指导患者双手重叠置于上腹部，以肚脐为中心，先顺时针摩腹，再逆时针摩腹，共36遍。摩腹的时候要掌根用力，力量适中，紧摩慢移，按摩至腹壁微红或腹部透热为度。第八式足背屈伸定心神，可以刺激腿部经络，促进气血的运行，而气血运行通畅，也助于保持心神宁静。指导患者平卧，屈踝，双脚最大限度向上勾脚，使脚尖朝向自己，使踝屈至最大角度保持10s；伸踝，用力绷脚，使脚尖尽量朝下踩，使足背伸至最大角度保持10s，共7遍。

坐式八段锦招式共八个口诀。其中第二式内关曲泽通心包中，内关、曲泽皆属厥阴心包经，通过拍打此 2 穴可达到清心泻火、除烦安神的作用。指导患者双手自坐式起势起，缓缓抬起于身前，拍打双手曲泽、内关各 8 次，一息一动。第三式膻中鸠尾调心经，不仅对配合治疗胸痛、心悸等病症有良好疗效，且贯通任脉，调畅人体阴经气血。双手自坐式起势动作起，缓缓自身前上升，于胸前双手合十，平举于胸前，双手紧贴胸骨，然后以手掌桡侧面敲打胸前膻中 8～10 次，并配合呼吸，一息一动。

【护理评价】

2 月 16 日，患者自觉精神状态较好，睡眠较前改善，对未来充满信心。2 月 22 日，患者 GAD-7 焦虑量表评分由入院时的 21 分降至 2 分。

五、出院指导及延续护理

（一）出院小结

患者神清，精神可，情绪平和；现无发热恶寒，无咳嗽咳痰，无喘促，纳、眠可，二便调。胸部 CT 显示肺部感染灶明显吸收，新型冠状病毒核酸检测阴性。符合新型冠状病毒肺炎的出院标准，2 月 22 日予出院。

（二）出院指导及延续性护理

1. 定点医院要做好与患者居住地基层医疗机构间的联系，共享病历资料，及时将出院患者信息推送至患者辖区或居住地居委会和基层医疗卫生机构。

2. 患者出院后，建议应继续进行 14 天的隔离管理和健康状况监测，佩戴口罩，有条件的患者居住在通风良好的单人房间，减少与家人的近距离密切接触，分餐饮食，做好手卫生，避免外出活动。

3. 建议在出院后第 2 周和第 4 周到医院随访、复诊。

4. 慎起居，适寒温。随季节气候的变化而增减衣物，避免受凉感冒。劳逸结合，避免过度劳累。指导患者出院后可继续练习八段锦，以疏通经脉气血，调畅情志，增强体质。

5. 畅情志。精神上要乐观，避免急躁、愠怒、消沉，保持良好的情绪和心理状态，树立战胜疾病的信心。可继续欣赏《百鸟朝凤》《喜洋洋》《平湖秋月》《十面埋伏》等入心、脾的五行音乐，调畅气机，疏解情绪。

6. 调饮食。饮食宜清淡、营养、易消化，多喝水。忌烟酒，忌油炸、香燥、辛辣、肥甘厚腻之品。患者湿热蕴肺，可用薏苡仁、扁豆、怀山药、莲藕、白萝卜等益气健脾、行气化湿之品食疗。

7. 定期微信随访，了解患者身心状况，及时给予相应的信息及心理支持，必要时协助转诊。

第八节 纳 呆

案例 1

一、病例简介

陈某，女，87 岁，身高 158cm，体重 48kg。

入院日期： 2020 年 2 月 19 日

发病节气： 雨水。

主诉： 纳呆 3 天。

现病史： 患者 3 天前无明显诱因出现纳呆、乏力，偶有咳嗽，咳痰（量少色白），无发热咽痛，无心慌胸闷，少许气促，当时于武汉某医院行抗病毒等对症支持治疗，后新型冠状病毒核酸检测结果示阳性，为进一步诊治，以"新型冠状病毒肺炎"入院。

入院症见： 患者神清，疲倦懒言，近 3 天纳呆、乏力，无食欲，平均每日 1～2 餐，食后脘痞不适，体力下降；偶有咳嗽咳痰，痰少质稀色白，少许气促；无发热恶寒汗出，无口干口渴，四肢肤温可；眠差，夜尿频，每晚 2～3 次，大便溏，每日 1 次。舌质淡，苔白腻，脉浮紧。

T：36.5℃，P：82 次/min，R：23 次/min，BP：128/81mmHg，血氧饱和度：92%。

既往史： 有高血压病史 10 年，乳腺术后 5 年，心脏起搏器植入术后 3 年，否认家族病病史，过敏史及个人史不详。患者长居武汉，无华南海鲜市场接触史，有类似疾病家族聚集史。

相关实验室检查：

项目	正常参考值	2 月 21 日	2 月 29 日	3 月 7 日	3 月 9 日
C 反应蛋白（mg/L）	<3.0	30.23↑	6.35↑	/	/
白细胞总数（×10⁹/L）	3.3～9.6	10.24↑	5.14	/	/
红细胞沉降率（mm/h）	<20.0	93.4↑	/	67.3↑	/
中性粒细胞百分数（%）	50～70	63.0	52.9	/	/
淋巴细胞百分比（%）	20～40	31.4	41.2↑	/	/
血液酸碱度	7.35～7.45	7.39	/	/	/
血氧分压（mmHg）	71～104	84.0	/	/	/
血二氧化碳分压（mmHg）	35～46	37.0	/	/	/
全血剩余碱（mmol/L）	-3～3	-2.2	/	/	/

续表

项目	正常参考值	2月21日	2月29日	3月7日	3月9日
血红蛋白（g/L）	110～150	123	129	/	/
白蛋白（g/L）	40～55	/	35.5↓	34.7↓	/
前白蛋白（mg/L）	170～420	/	95.8↓	136.6↓	/
新型冠状病毒核酸检测	阴性	阳性	/	阴性	阴性

其他检查：2020年2月24日胸部CT示双肺上、下叶支气管扩张并感染。心脏起搏器置入术后改变，左室增大，主动脉及左侧冠状动脉壁钙化。2020年3月6日胸部CT示双肺见散在多发磨玻璃斑片状感染灶，左侧胸廓软组织内见高密度影，可疑为乳腺术后病变。

护理评估：

一般护理评估	生命体征	T：36.5℃；P：82次/min，R：23次/min，BP：128/81mmHg
专科评估	呼吸系统	视：呼吸运动稍促 触：语颤正常，无胸膜摩擦感 叩：双肺呼吸音清；肺下界下移 听：双肺呼吸音稍粗，左下肺可闻及少量湿啰音
其他系统评估	循环系统	心前区无隆起，心界不大，心率82次/min，律齐，各瓣膜听诊区未闻及病理性杂音
	消化系统	腹平软，肠鸣音正常，大便溏
	泌尿/生殖系统	发育正常，夜尿2～3次
	内分泌系统	无异常
	神经系统	无异常
量表评分	胃肠道症状评定量表（GSRS）	4分
	食欲视觉模拟评分（VAS）	3分
	上臂围（cm）	18.5，轻度营养不良
	BMI	19.2，正常范围
	营养风险筛查评估（NRS2002）	3分，有营养不良的风险
	GAD-7焦虑量表评分	13分（中度焦虑）
	St.Mary's医院睡眠问卷评分	17分
	乏力视觉模拟评分（VAS）	4分
	咳嗽视觉模拟评分（VAS）	3分
	气促视觉模拟评分（VAS）	2分
	Morse跌倒风险评估量表	45分（高危风险）

中医护理评估：

评估内容			评估结果			
望诊	望神	少神	问诊	一问寒热	无发热恶寒	
	望面色	黄红隐隐		二问汗	无汗出	
	望形	形体正常		三问头身	肢倦乏力、神疲体倦	
	望态	体态自如		四问便	大便溏，夜尿频	
	望舌	舌质淡暗，苔白腻（图3-8-1-1）		五问饮食	纳呆	
	望皮肤	无异常		六问胸腹	脘痞食少	
	望排泄物	痰稀量少色白；大便溏，夜尿频		七问聋	无耳聋耳鸣	
闻诊	闻声音	咳声低微无力		八问渴	口不渴	
	闻气味	无异常		九问睡眠	睡后易醒	
切诊	脉诊	脉浮紧		十问妇科	已绝经	

诊断：

中医诊断：疫病（寒湿阻肺证）

西医诊断：新型冠状病毒肺炎

用药情况： 参照《新型冠状病毒肺炎诊疗方案》，西医予以抗病毒、清热消炎、化痰平喘、护胃等对症治疗；中医以散寒解表，健脾祛湿，宣肺补肾为法，辨证给予中药方剂并配合中医特色护理技术。经过中西医结合治疗，患者症状明显好转。

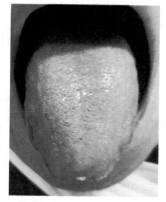

图3-8-1-1　患者入院舌象

二、辨证思路

新型冠状病毒肺炎属中医"疫病"范畴。患者受疫疠邪气侵袭而染病，邪胜正伤，肺脾之气受损，故见疲倦懒言、乏力；患者年过古稀，肺脾亏虚，寒湿疫疠之邪外袭肺脏使肺气宣降失常，水液停聚而为痰湿，阻于肺间，肺失宣发而上逆，故见咳嗽气促、痰液稀薄、色白、易于咳出；寒湿邪气长驱直入，湿性黏滞趋下，下行中焦困于脾胃，故见纳呆、脘痞、不思饮食；脾胃不和，则夜寐不安；水湿下行致津液过盛，大肠传导失司，则大便溏；夜尿短频，体力下降，乃肾气不足之象。舌质淡，苔白腻，脉浮紧，为寒湿内阻之征。

本病病机为寒湿疫毒束表，湿浊阻肺，病性属实，本病病位在肺，与脾、胃、肾密切相关，故辨证为"寒湿阻肺证"。治疗当以散寒解表，健脾祛湿，宣肺补肾为法。

三、主要护理问题

1. 纳呆　与寒湿中阻,困于脾胃有关。
2. 乏力　与寒湿中阻,肺脾受损有关。(参照《护理方案》)
3. 不寐　与脾胃不和,心失濡养有关。(参照《护理方案》)
4. 咳嗽　与寒湿阻肺,肺失宣降有关。(参照《护理方案》)
5. 喘促　与肺气不宣,气机升降失常有关。(参照《护理方案》)

四、临证护理

2月19日,患者诉起病以来纳呆,无食欲,近一周平均每日1~2餐,食后脘痞不适,有早饱感,大便溏,胃肠道症状评定量表(GSRS)4分。

【分析思路】

中医学中并无消化不良一词,根据餐后饱胀不适、早饱感等临床症状,可归属于中医学"痞满""纳呆"等范畴。其病因与饮食、寒邪、情志、年龄有关。该患者纳呆、无食欲,近一周平均每日1~2餐,食后脘痞不适,此病位在脾胃。

《脾胃论·脾胃盛衰论》中提到:"百病皆由脾胃衰而生也。"脾胃为全身气机升降之枢纽,同处于中焦,互为表里,是"气血生化之源"。湿邪入侵,脾胃升降失司更甚,水谷失于腐熟运化,滞留胃脘,故见食后脘痞,纳呆,不思饮食。该患者主要为寒湿疫毒束表,湿困脾胃,治法应以健脾祛湿、散寒行气为主。

中药热熨疗法是将中药加热后,热熨患处,利用热力作用,使局部毛细血管扩张,血液循环加快,中药的药性通过皮肤渗透入经络、血脉,使气血流通,从而达到温通散寒、行气健脾之效。本患者年老体虚、为寒湿体质,故热熨药物可选择芥子、紫苏子、莱菔子、吴茱萸。芥子性味辛温,入肺、胃二经,温能发散,故有利气豁痰、温中开胃之功;紫苏子主气,具有降气消痰、止咳平喘之功;吴茱萸味辛、苦,性热,归肝、脾、胃、肾经,具有散寒止痛、降逆止呕之功效;莱菔子味辛、甘,性平,归肺、脾、胃经,用于消食除胀、祛痰降气。

热熨取穴:中脘、天枢、气海。中脘,胃之募穴,具有疏通腹部经络,补气健脾和胃之功。该穴可促进胃肠蠕动,加速胃肠血液循环,促进损伤修复,是主治脐腹、胃脘等局部病症及相应内脏病症的常用穴。现代研究发现,刺激中脘对胃酸及生长抑素有双向调节作用,对消化道疾病具有较好的治疗作用。气海,是先天元气聚会之处,有调理下焦、引气归元之功效,热熨此穴可改善胃肠功能,提升元气。天枢具有健脾和胃、散寒补虚之功效,主治腹痛、腹胀、便秘、腹泻等。故中脘、气海、天枢联合热熨,可达到健脾和胃、行气消胀、燥湿散寒、温阳补肾之效。

【护理措施】

(一)生活起居

1. 嘱患者多饮温水,少量多餐,必要时可适当冲服蛋白粉补充营养。

2. 指导患者在床上进行翻身、四肢活动等主动运动。

(二)病情观察

观察患者胃脘、肠道不适症状的性质及特征,如嗳气、纳呆、胃疼、腹胀、肠鸣、矢气情况,大便的量、色、质、次数等。

(三)用药护理

指导患者按时、规律服药;中药汤剂宜温服,早、晚餐后半小时各 1 次。

(四)情志护理

1. 给患者讲解新型冠状病毒肺炎相关知识及康复案例,提高患者对该疾病的认知,增加患者信心。

2. 鼓励患者家属与患者视频通话,获取患者家庭支持。

(五)中医特色护理技术

中药热熨疗法　选取中脘、天枢、气海。将热敷袋置入恒温箱加热,温度控制在 50℃为宜。协助患者采取仰卧位,热敷前将药包放置患者前臂内试温后,再置于患者腹部按顺时针方向依次隔衣热熨,顺序为"中脘→左天枢→气海→右天枢",每次 15～30min,每日 2 次。热熨时注意用一层毛巾或衣服垫隔,询问患者温度是否适宜,热敷袋勿直接接触皮肤,防止烫伤;热熨期间注意腹部保暖;每个热熨袋专人专用,预防交叉感染。

【护理评价】

2 月 25 日,经过连续 6 天(共 11 次)的中药热烫治疗后,患者诉纳呆、食欲稍好转,早饱感稍减轻,脘痞未见明显缓解,大便无明显改善,胃肠道症状评定量表(GSRS)3 分。2 月 26—28 日,患者诉餐后腹胀,近日平均每餐食量仍少,仅为正常量 1/4～1/3,面色无华,大便溏。

【分析思路】

患者年逾古稀,身体功能下降,脾胃虚弱;加之久居湿地,寒湿之气逐渐入里,宣发受阻,致食量减少,运化不力。当予温中散寒,健脾祛湿和胃为法,可采用生姜汁调肉桂粉、吴茱萸粉穴位敷贴。患者胃纳不足,此时可选与胃受纳相关的中脘、天枢、足三里为主穴。面色无华则因受纳后消化吸收不良,不能转为精微气血,此时应配合调理脾胃,因而选取神阙、关元、脾俞、三阴交为配穴进行穴位敷贴,以求行气消胀、健脾益肾之功。

根据中医脏腑-经络相关理论，穴位通过经络与脏腑密切相关，正如《理瀹骈文》所言穴位敷贴疗法是通过"切于皮肤，彻于肉里，摄入吸气，融入渗液"，从而能扶正，通营卫，调升降，理阴阳，安五脏。药物渗入皮肤后可刺激穴位，激发经气，直达病灶。中脘具有和胃健脾、降逆利水之功效；天枢是大肠经募穴，是阳明脉气所发，主疏调肠腑、理气行滞、消食，是腹部要穴；足三里能燥化脾湿，生发胃气；神阙内至脏腑经络，外达四肢百骸，有培元固本、和胃理肠之效；关元具有补肾培元、温阳固脱之效；脾俞可调理腹胀、腹泻等胃肠道症状；关元配合脾俞能缓解泄泻、固本培元；三阴交有健脾和胃，行气活血之效。诸穴合用，起行气消胀、健脾益肾之效，更进一步改善患者纳呆、食积、面色无华之症。

本案例选用生姜汁调肉桂粉、吴茱萸粉，具有温阳散寒之效。肉桂性温，可温中补肾、散寒止痛，治腰膝冷痛，虚寒胃痛，慢性消化不良，腹痛吐泻；吴茱萸味辛、苦，性温，可温肾补脾，燥湿止泻，有温中止痛，疏肝下气，助阳止泻之功，可以治疗泄泻、呕逆、伤寒吐泻、脘腹胀痛以及脾肾阳虚的五更泄泻等病证。现代药理学研究发现，肉桂能增强消化功能，疏通消化道积气，缓解胃肠痉挛，同时可增加胃黏膜血流量而增强自我修复能力；吴茱萸可调节胃肠动力，抑制肠道内异常发酵，有抗胃溃疡的作用。生姜味辛，性微温，归肺、脾、胃经，升腾发散而走表，具有温中散寒、止呕等作用，取生姜磨汁调制药粉，还可以起到透皮发散，助药性渗透的作用。

【护理措施】

选中脘、天枢、足三里为主穴，配神阙、关元、脾俞、三阴交，取适量生姜汁，将吴茱萸粉、肉桂粉调至丸状，每个穴位取花生米大小，置于专用胶布上（图3-8-1-2），贴于相应穴位2h（图3-8-1-3），注意观察患者局部皮肤有无过敏、红肿、发疱等。

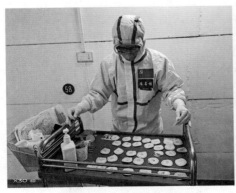

图3-8-1-2　穴位敷贴制作

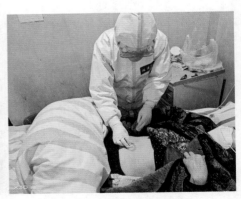

图3-8-1-3　穴位敷贴神阙

【护理评价】

3月9日,患者纳呆、食欲明显好转,餐后腹胀及早饱感缓解,每日3~4餐,饭量为正常的1/2~2/3,大便成形质软,胃肠道症状评定量表(GSRS):0分。(图3-8-1-4)

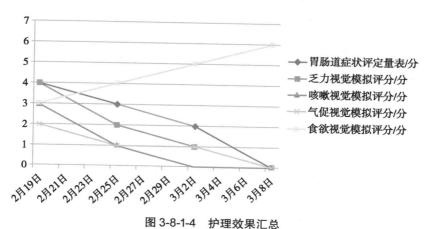

图3-8-1-4 护理效果汇总

五、出院指导及延续护理

(一)出院小结

患者神清,精神可,纳、眠可,大便成形,无咳嗽、咳痰,无气喘乏力,双肺呼吸音粗,未闻及明显干湿啰音,新型冠状病毒核酸检测阴性。符合新型冠状病毒肺炎的出院标准,3月10日予出院。

(二)指导要点及延续护理

1. 定点医院要做好与患者居住地基层医疗机构间的联系,共享病历资料,及时将出院患者信息推送至患者辖区或居住地居委会和基层医疗卫生机构。

2. 患者出院后,建议应继续进行14天的隔离管理和健康状况监测,佩戴口罩,有条件的患者居住在通风良好的单人房间,减少与家人的近距离密切接触,分餐饮食,做好手卫生,避免外出活动。

3. 建议在出院后第2周和第4周到医院随访、复诊。

4. 家中应保持空气流通,温湿度适宜,每日通风2~3次,每次30min。室内物品表面可用乙醇或含氯消毒剂擦拭。

5. 住所可悬挂中药香囊,内纳芳香燥湿类药物,如苍术、厚朴、藿香等,以辟秽浊。也可用苍术等药物或用艾条熏燃,辟秽去污,净化空气。

6. 调饮食。饮食以健脾祛湿、开胃易消化为宜,注意低盐、低脂饮食,避免油腻、辛辣刺激及肥甘厚味、生冷寒凉之品；少食多餐，可多食新鲜蔬菜、水果、山药、小米、陈皮、百合等，适当食用陈皮山药薏米粥、生姜杏仁茯苓煲猪肺等健脾和胃祛湿之品。

7. 适当锻炼身体，增强体质，需注意循序渐进，避免疲劳；注意保暖，尤其颈部（天突穴）、肩背部（定喘穴、肺俞穴）以及腹部和足部等，避免受凉受风，以免六淫邪气乘虚而入。可穴位按摩双足三里，以提高机体抗病能力，方法：取端坐位，两手拇指按压足三里穴（外膝眼下 3 寸，胫骨外侧），旋转按压 30 次（足三里在小腿前外侧，髌韧带两旁外侧凹陷下三寸）。

8. 嘱患者保持规律的生活方式和稳定的情绪，睡眠充足，保持大便通畅，嘱患者按时、规律、准确服药，中药汤剂宜饭后温服。

9. 定期检查心电图及起搏器的功能，指导患者及家属每日定时测量心率并记录，如有异常及时就诊。

10. 随身携带心脏起搏器识别卡及相关急救药物，避免出入高压电场以及强电磁场区域，如 CT、磁共振检查场所，以免影响起搏器正常工作。

案例 2

一、病例简介

胡某，男，38 岁，身高 178cm，体重 75kg。

入院日期：2020 年 2 月 10 日。

发病节气：立春。

主诉：发热 13 天，伴呼吸困难、乏力 8 天。

现病史：患者 2020 年 1 月 28 日开始出现发热，体温 38℃，无恶寒，咳嗽无痰，1 月 30 日至武汉某医院就诊，查胸部 CT 示双肺多发感染性病变，考虑新型冠状病毒肺炎。予抗病毒药物口服，症状无改善，2 月 1 日开始出现呼吸困难、全身乏力，纳呆，全身酸痛。2 月 8 日在武汉某医院行新型冠状病毒核酸检测阳性，且喘促症状持续加重，遂于今日入院治疗。

入院症见：患者神清，精神欠佳，乏力，发热，无恶寒汗出，间断干咳，活动后喘促，无胸闷、心慌。口干口渴多饮，睡眠欠佳，四肢肤温可；纳呆，无嗳气，无明显腹胀，小便黄，大便烂，量少，色黄，每日 1～2 次，便后不爽。舌质红，苔黄腻，脉数。

T：37.5℃，P：85 次 /min，R：30 次 /min，BP：138/62mmhg，血氧饱和度：91%。

既往史：患者既往体健，无重大疾病史，否认家族病病史，有磺胺类药物过敏史。长居武汉，有"新型冠状病毒肺炎"接触史，有类似疾病家族聚集史。

相关实验室检查

项目	正常值	2月10日	2月13日	2月21日	2月28日	3月3日
C 反应蛋白（mg/L）	<3.0	119.29↑	9.21↑	4.13↑	2.13	/
白细胞总数（×10⁹/L）	3.3～9.6	8.60	10.89↑	9.67↑	9.90↑	/
中性粒细胞百分数（%）	50～70	81.70↑	87.7↑	68.10	68.40	/
淋巴细胞百分数（%）	20～40	9.4↓	9.3↓	23.9	25.9	/
血液酸碱度	7.35～7.45	7.52↑	/	/	/	/
血二氧化碳分压（mmHg）	35～46	40.0	/	/	/	/
全血剩余碱（mmol/L）	−3～3	9.10↑	/	/	/	/
钾离子（mmol/L）	3.5～5.3	2.4↓	3.65	/	3.43↓	/
血红蛋白（g/L）	120～160	100↓	110↓	117↓	117↓	/
白蛋白（g/L）	40～55	/	37.6↓	/	40.3	/
CK-MB 活性测定（U/L）	0～24	/	7	/	12	/
乳酸脱氢酶（U/L）	114～240	/	392↑	/	251↑	/
新型冠状病毒核酸检测	阴性	阳性	/	/	阴性	阴性

其他检查：2020 年 2 月 10 日心电图显示正常。2020 年 2 月 19 日胸部 CT 示双肺多发磨玻璃密度影。2020 年 2 月 28 日胸部 CT 示双肺多发磨玻璃样感染灶伴少许纤维化条索影。

护理评估：

一般护理评估	生命体征	T: 37.5℃；P：85 次 /min；R: 30 次 /min；BP: 138/62mmHg
专科评估	呼吸系统	视：呼吸运动急促 触：语颤正常，胸膜有摩擦感，皮下有捻发音 叩：正常清音 听：双肺呼吸音粗，可闻及少许湿啰音
其他系统评估	循环系统	心前区无隆起，心界不大，心率 85 次 /min，律齐，各瓣膜听诊区未闻及病理性杂音
	消化系统	腹平软，肠鸣音正常，大便烂，每日 1～2 次，量少，色黄
	泌尿 / 生殖系统	发育正常，小便黄
	内分泌系统	无异常
	神经系统	无异常
	运动系统	无异常

续表

量表评分	呼吸困难分级（mMRC）	4级
	咳嗽视觉模拟评分（VAS）	3分
	乏力视觉模拟评分（VAS）	5分
	GAD-7焦虑量表评分	18分（中重度焦虑）
	胃肠道症状评定量表（GSRS）	5分
	食欲视觉模拟评分（VAS）	2分
	上臂围（cm）	26.7（无营养不良）
	BMI	23.7（正常范围）
	营养风险筛查评估（NRS2002）	2分（无营养不良的风险）

中医护理评估：

评估内容		评估结果		
望诊	望神	少神	一问寒热	发热，无恶寒
	望面色	黄	二问汗	无汗出
	望形	形体正常	三问头身	肢倦乏力
	望态	体态自如	四问便	大便烂，量少色黄；小便黄
	望舌	舌质红，苔黄腻（图3-8-2-1）	五问饮食	纳呆
	望皮肤	无异常	六问胸腹	无脘腹痞满
	望排泄物	大便烂，量少，色黄；小便黄	七问聋	无耳聋耳鸣
闻诊	闻声音	呼吸喘促，语声重浊	八问渴	口干口渴多饮
	闻气味	大便酸臭	九问睡眠	睡后易醒
切诊	四肢、脉诊	脉数	十问妇科	/

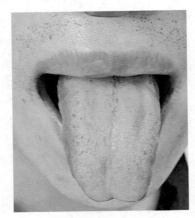

图 3-8-2-1　患者入院舌象

诊断：

中医诊断：疫病（疫毒闭肺证）

西医诊断：新型冠状病毒肺炎

用药情况：参照《新型冠状病毒肺炎诊疗方案》，西医予以抗炎平喘、抗病毒、止咳化痰等对症支持治疗；中医以肺肠同治、宣肺通腑、清热解毒、祛邪扶正为法，辨证给予中药方药并配合中医特色护理技术。经过中西医结合治疗，患者症状明显好转。

二、辨证思路

新型冠状病毒肺炎属于中医学"疫病"范畴，湿毒疫邪是本病的病因。寒湿疫邪多从口鼻而入，郁闭肺气；继则郁而化热，湿热交结，疫毒闭肺；甚则热入营血，乃致内闭外脱；患者青年，素体尚属壮实，正邪交争，耗气伤阴，出现肺闭脾损之证，累及肝胆，并有化燥内陷趋势。病性多表现为疫毒壅盛、正气虚衰、虚实夹杂。在治疗上应祛邪与扶正兼施。

患者为青年男性，久居寒湿之地，受疫疠邪气侵袭而染病，身热不退、乏力为正邪交争，郁阻气机之象；干咳、气喘为湿热交结、疫毒闭肺之象；口干多饮、心烦眠差为湿热毒蕴肝胆之象，纳呆、大便烂为湿热困阻脾胃，累积肠腑，化燥伤阴之象；舌红、苔黄腻、脉数皆为湿热之象。

本病病机为疫毒闭肺，病性属实，病位在肺，累及脾胃、肝胆、肠腑。故辨证为"疫毒闭肺证"。治疗当以肺肠同治、宣肺通腑、清热解毒、祛邪扶正为法。

三、主要护理问题

1. 发热　与正邪交争，郁阻气机有关。（参照《护理方案》）
2. 喘促　与湿热交结、疫毒闭肺有关。（参照《护理方案》）
3. 焦虑　与湿热毒蕴、肝胆疏泄失司有关。（参照《护理方案》）
4. 纳呆　与湿热困阻脾胃，脾失运化有关。

四、临证护理

2月10日，患者精神欠佳，纳呆，口干口渴多饮，大便烂，胃肠道症状评定量表（GSRS）为5分。

【分析思路】

本患者纳呆、口干口渴多饮、大便烂主要是由湿困脾闭肺，气机升降失司，湿毒化热、传入阳明，形成阳明腑实，湿毒瘀热内闭所致。治疗当以"清热解毒、宣肺通腑、祛邪扶正"为法，根据患者的症状和情况可选择耳穴贴压疗法。选取主穴：脾、肺、胃、内分泌，配穴：肝、神门、交感、皮质下、小肠、大肠。《灵枢•口问》云："耳者，宗脉之所聚也。"人体的十二经脉皆上通于耳，耳穴具有双向调节的作用。耳穴贴压通过王不留行籽刺激耳部人体对应穴位，可调和脏腑经络，推动气血运行，缓解患者纳呆症状。现代医学研究表明，耳穴附近分布着丰富的迷走神经，耳穴贴压可调节自主神经功能，缓解迷走神经过度兴奋。脾能改善脾胃虚弱、食欲不振；肺能运行气血、清热利水；胃具有调中焦、和胃降逆止呕之效；内分泌能疏肝理气、祛湿通络；肝具有平肝利胆、理气和胃之功；神门具有镇静安神之功效；交感能行气降逆、清热解毒；皮质下具有健脾益肾、下气通腑之效；小肠能清热化滞、调理胃肠；大肠能清热洁腑、通便止泻。因此，通过刺激患者以上诸穴，能清热解毒、宣肺通腑、护阳固卫。

【护理措施】

（一）生活起居

1. 保持病室整洁安静，空气清新流通，每日 2～3 次，每次 30min 左右。

2. 协助患者取半坐卧位，注意保暖，保证充足的睡眠，减少活动量，保存人体正气。

3. 患者有低钾、低蛋白血症，饮食宜以清淡、易消化、高蛋白、含钾丰富的食物为主，如橙汁、蛋白粉等；患者反复低热、口干，应多饮温水，补充水分。

（二）病情观察

注意观察患者肠道排便、排气情况，记录患者 24h 出入量及大小便量、色、质情况，尤其要关注患者排便情况及排便后感觉。

（三）用药护理

指导患者按时、规律服药；中药汤剂分 2～4 次与餐间隔半小时以上，药温在 43～50℃之间，少量频服。

（四）情志护理

1. 多安慰、鼓励，需耐心解释，消除患者紧张心理。

2. 每天适当安排探视，使患者感受到亲人的关怀。

3. 为患者适时播放《春江花月夜》《月儿高》《平湖秋月》等歌曲，每日 2～3 次，每次 30min 左右，以缓解多思多虑、纳呆等症状。告诉患者保持平和、乐观的心态能促进疗效。

（五）中医特色护理技术

耳穴贴压　选取主穴：脾、肺、胃、内分泌，配穴：肝、神门、交感、皮质下、小肠、大肠（图 3-8-2-2）。将王不留行籽贴敷于选好耳穴的部位上，并给予适当按压（揉）（图 3-8-2-3），使患者有热、麻、胀、痛的感觉，即"得气"。指导患者自行按压，每次按压 3～5 次，每天按压 1～2min。每次选择一侧耳穴，留置时间 3 天，双侧耳穴轮流使用。注意观察患者贴敷耳部皮肤情况，留置期间应防止胶布脱落或污染；对普通胶布过敏者改用脱敏胶布。

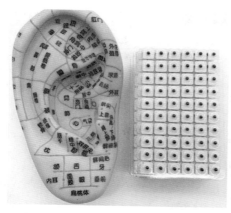

图 3-8-2-2　耳穴模型和王不留行籽

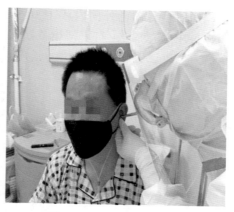

图 3-8-2-3　耳穴贴压操作

【护理评价】

2 月 24 日，经过 3 个疗程的耳穴贴压治疗后，患者纳呆较前稍好转，无口干多饮，大便质软，胃肠道症状评定量表（GSRS）为 2 分，患者餐后腹胀、早饱感均较前减轻。2 月 25 日，患者精神欠佳，疲倦懒言，面色萎黄，但餐后仍然有少许腹胀不适。舌红，苔干黄，脉濡。

【分析思路】

患者青年，素体尚属壮实，但湿性黏滞重浊，病势缠绵反复，疫毒耗气伤阴，虽祛邪数日症状有好转，但正气亦伤，肺脾气虚，故见患者精神欠佳，疲倦懒言，面色萎黄，餐后仍有少许腹胀不适。舌质红，苔干燥，脉濡，属肺燥伤阴之证。"正气存内，邪不可干"，此时正盛邪衰，脾肺气虚，此时宜清肺润燥，并配合扶正为法。

针对腹胀症状，可选择穴位按摩为患者缓解症状。选取腹部脐周穴位、足三里进行穴位按摩。通过有节律地按摩患者腹部，刺激腹部局部穴位，促进脾胃气血运行，气血生化濡养周身，从而调和阴阳。现代医学研究表明，腹部按摩能兴奋迷走神经，促进血液循环，增强胃肠蠕动，减轻腹胀。腹部脐周之中脘、天枢、气海均有健脾和胃之效，足三里具有燥化脾湿，生发胃气之效。诸穴合并按摩，可帮助患者健脾益气，消除腹胀。

此外，患者疲倦懒言，可通过练习八段锦，加速新陈代谢、促进气血流畅，从而提升患者阳气，强健身体，提高抗湿毒的能力。八段锦融合了中医的脏腑、经络学说等理论，具有调心、调息、调形的特点，是一种低强度、长时间的有氧运动，适合该患者此时锻炼，能帮助患者疏通经络，缓解疲劳，扶阳祛邪，提升正气。

【护理措施】

1. **穴位按摩**　手法采用手掌揉法配合手指揉法，先从腹中央开始，手掌根部以神阙为中心，顺时针环转摩腹，并由内逐渐向外环转，做 30～50 次。

再以逆时针方向由外向内环转 30～50 次，早晚各 1 次，手法轻柔，以平补平泻。再用手指揉法，右手拇指依次按中脘、天枢、气海、足三里（图 3-8-2-4），按揉力度以患者感觉到酸、麻、胀、痛，即"得气"为准。每穴按摩 15min，每日 2～3 次，嘱患者注意腹部保暖。

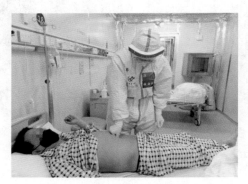

图 3-8-2-4　穴位按摩

2. 八段锦　患者病情逐渐好转至恢复期，指导患者按招式口诀循序渐进行八段锦锻炼，在运动过程中，主要根据自身感受，加强运动幅度，每个动作 4～8 次，每天 2 次。具体运动时长和强度以患者自我感觉舒适为度。可适当加强第二、第三式，以调理肺、脾功能。

【护理评价】

3 月 2 日，患者神清，精神可，面色稍黄，纳呆明显好转，无食后腹胀、早饱感，大便成形质软，胃肠道症状评定量表（GSRS）降为 0 分（图 3-8-2-5）。

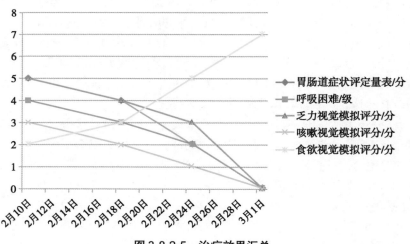

图 3-8-2-5　治疗效果汇总

五、出院指导及延续护理

（一）出院小结

患者神清，精神可，无发热、恶寒，无明显咳嗽、喘促、乏力，无口干、口渴，纳、眠可，二便调，双肺呼吸音粗，新型冠状病毒核酸检测阴性，符合新型冠状病毒肺炎的出院标准，3月3日予出院。

（二）指导要点及延续护理

1. 定点医院要做好与患者居住地基层医疗机构间的联系，共享病历资料，及时将出院患者信息推送至患者辖区或居住地居委会和基层医疗卫生机构。

2. 患者出院后，建议应继续进行14天的隔离管理和健康状况监测，佩戴口罩，有条件的居住在通风良好的单人房间，减少与家人的近距离密切接触，分餐饮食，做好手卫生，避免外出活动。

3. 建议在出院后第2周和第4周到医院随访、复诊。

4. 家中应保持空气流通，温湿度适宜，每日通风2～3次，每次30min。室内物品表面可用乙醇或含氯消毒剂擦拭。

5. 住所可悬挂中药香囊，内纳芳香燥湿类药物，如苍术、厚朴、藿香等，以辟秽浊。也可用苍术等药物或用艾条熏燃，辟秽去污，净化空气。

6. 调饮食。宜健脾补肺食物，如小米、怀山药、党参、黄芪等；可食用药膳方，如参苓粥、山药莲子粥、小米红枣粥、黄芪乌鸡汤等，以益气固表、平补三焦、健脾升阳以益肺。避免油腻、辛辣刺激及肥甘厚味之品。

7. 起居有常，顺应四时。根据气温变化及时增减衣物，注意保暖，汗出及时用干毛巾擦干，忌汗出当风。注意劳逸结合，保持充足的睡眠，保护精、气、神：患者要房事有节，少言语以保气，勿劳心伤神，保持心情舒畅。

8. 嘱患者按时、规律、准确服药，中药汤剂宜饭后温服。

9. 指导患者健脾按摩养生，如腹部按摩：先从腹中央开始，顺时针环转摩腹，并由内逐渐向外环转，做30～50次。再以逆时针方向由外向内环转30～50次。每天下午1—3点揉腹部，促进消化的效果最好。因为，此时段小肠经经气最旺，按揉腹部可以促进消化。

案例 3

一、病例简介

何某，女，18岁，身高163cm，体重70kg。

入院日期：2020年2月18日。

发病节气：雨水。

主诉： 发热 11 天。

现病史： 患者于 2 月 9 日无明显诱因出现发热，最高体温 38.9℃，伴恶寒，少许咳嗽，痰黄、量少、难咳出，口干、口苦，起病后在外院予抗病毒对症治疗（用药时间均不详），上述症状无缓解。2 月 16 日热退，仍有口苦，于武汉市某医院就诊治疗，CT 提示肺部阴影，被送至宾馆隔离。2 月 18 日，因新型冠状病毒核酸检测阳性，为进一步诊治入院。

入院症见： 患者神清，形体偏胖，精神一般，无发热恶寒，无咳嗽气促；纳呆，腹胀不适，无恶心、呕吐等不适；眠一般，稍乏力，小便调，大便偏干，1～2 天 1 次；舌体胖，色暗红，苔黄腻，脉弦。

T：36.1℃，P：84 次 /min，R：20 次 /min，BP：142/83mmHg。

既往史： 既往体健，无重大疾病史，否认家族病病史，否认药物、食物过敏史，个人史不详。患者长居武汉，无华南海鲜市场接触史，无类似疾病家族聚集。

相关实验室检查：

项目	正常值	2 月 20 日	2 月 24 日	2 月 26 日	2 月 29 日
C 反应蛋白（mg/L）	<3.0	/	0.57	1.32	4.9 ↑
白细胞总数（×10⁹/L）	3.3～9.6	5.84	6.77	6.87	8.32
红细胞沉降率（mm/h）	0～20	/	18.0	20.0	29 ↑
中性粒细胞百分数（%）	50～70	41.2 ↓	41.7 ↓	47.3 ↓	58.3
淋巴细胞百分比（%）	20～40	42.0 ↑	41.7 ↑	38.0	29.4
肌酸激酶（IU/L）	0～145	/	54	55	64
乳酸脱氢酶（IU/L）	125～243	/	262 ↑	229	245 ↑
谷草转氨酶（IU/L）	13～35	65 ↑	/	60 ↑	48 ↑
谷丙转氨酶（IU/L）	7～45	154 ↑	/	173 ↑	163 ↑
钾离子（mmol/L）	3.5～5.3	4.74	/	4.56	4.66
血红蛋白（g/L）	120～160	129	/	133	138
白蛋白（g/L）	40～55	42.6	/	41.2	44.5
新型冠状病毒酸检测	阴性	阳性	阴性	阴性	阴性

其他检查： 2020 年 2 月 25 日，胸部 CT 示双肺多发异常改变，考虑为病毒性肺炎（图 3-8-3-1）。2020 年 2 月 28 日，胸部 CT 示双肺病毒性肺炎较前未见明显变化（图 3-8-3-2）。

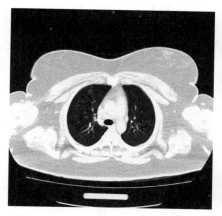

图 3-8-3-1　2020 年 2 月 25 日胸部 CT

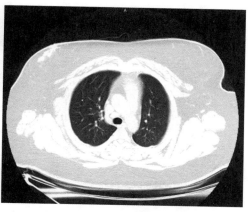

图 3-8-3-2　2020 年 2 月 28 日胸部 CT

护理评估

一般护理评估	生命体征	T：36.1℃；P：84 次 /min；R：20 次 /min；BP：142/83mmHg
专科评估	呼吸系统	视：呼吸运动正常，无寒战 触：语颤正常，无胸膜摩擦感 叩：双侧呼吸音清；肺下界正常 听：双肺呼吸音清，未闻及干湿啰音
其他系统评估	循环系统	心前区无隆起，心界不大，心率 84 次 /min，律齐，各瓣膜听诊区未闻及病理性杂音
	消化系统	腹平软，肠鸣音正常，大便偏干
	泌尿 / 生殖系统	发育正常，小便调
	内分泌系统	无异常
	神经系统	无异常
量表评分	胃肠道症状评定量表（GSRS）	3 分
	食欲视觉模拟评分（VAS）	4 分
	营养风险筛查评估（NRS2002）	0（正常营养状态）
	BMI	26.3
	乏力视觉模拟评分（VAS）	3 分
	咳嗽视觉模拟评分（VAS）	2 分
	St.Mary's 医院睡眠问卷评分	12 分
	GAD-7 焦虑量表评分	16 分（中重度焦虑）

中医护理评估：

评估内容		评估结果			
望诊	望神	少神	问诊	一问寒热	无发热、恶寒
	望面色	无异常		二问汗	无汗出
	望形	形体正常		三问头身	神疲体倦,稍乏力
	望态	体态自如		四问便	大便偏干,小便调
	望舌	舌体胖,色暗红,苔黄腻(图3-8-3-3)		五问饮食	纳呆
	望皮肤	无异常		六问胸腹	腹胀,无腹痛
	望排泄物	大便偏干,小便调		七问聋	无耳聋耳鸣
闻诊	闻声音	无异常		八问渴	口不渴
	闻气味	无异常		九问睡眠	眠一般
切诊	脉诊	脉弦		十问妇科	无异常

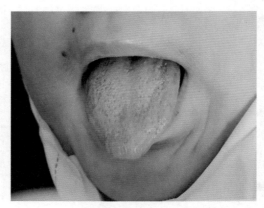

图3-8-3-3　患者入院舌象

诊断：

中医诊断：疫病（湿毒郁肺证）

西医诊断：新型冠状病毒肺炎

用药情况：参照《新型冠状病毒肺炎诊疗方案》,西医予抗炎、抗病毒、护肝对症治疗；中医以和解少阳,内泻热结,健脾扶正为法,辨证给予中药方药配合中医特色护理技术。经过中西医结合治疗,患者症状明显好转。

二、辨证思路

新型冠状病毒肺炎当属中医"疫病"范畴。病因为感受"疫疠"之气,患者为年轻女性,形体偏胖,受疫毒邪气侵袭,患者本不虚,起病初期,正邪交争剧烈，故而发热不恶寒，咳嗽为气机上逆之象；感受邪气十余日后，出现乏力，此为邪胜正伤，肺脾之气受损之象；湿热疫毒阻遏气机，困阻中焦脾胃，运化受纳失调，则见纳呆、腹胀。《伤寒论》云："伤寒十余日，热结在里。"患者外感表证13天，里热明显，湿热下注，累及肠腑，化燥伤阴，表现为舌体胖、色暗红，苔黄腻，脉弦及大便偏干，此为湿毒蕴结，热郁少阳之象。

本病病机为湿毒郁肺，病性属实，病位在肺、脾、胃，累及肝脏、肠腑，故辨证为"湿毒郁肺证"。治疗当以和解少阳，内泻热结，健脾扶正为主。

三、主要护理问题

1. 发热　与疫毒外感，湿邪内蕴有关。（参照《护理方案》）
2. 乏力　与邪胜正伤，肺脾受损有关。（参照《护理方案》）
3. 纳呆　与湿毒蕴结，脾胃失司有关。

四、临证护理

2月18日，患者自诉纳呆，近一周不思饮食，食后腹胀不适，无恶心呕吐，大便干，胃肠道症状评定量表（GSRS）3分。

【分析思路】

本案例患者发病时出现发热，最高体温38.9℃，无恶寒，少许咳嗽，痰量少难咳出，口干、口苦等症状，服用了清热解毒的药物，热退，感受邪气十余日后，湿热疫毒阻遏气机，困阻中焦脾胃，运化受纳失调，则见纳呆。初诊时患者舌红，苔黄腻，脉弦，大便干、难解，体胖，属湿热症状，为实证，因此，治疗上以和解少阳，内泻热结，健脾扶正为法。

根据患者的症状和情况可选择刮痧疗法，可起到疏通腠理，祛邪外出，疏通经络，通调营卫，和谐脏腑的疗效。

本案例患者刮痧治疗选择：本患者乃湿热疫毒阻遏气机，督脉、足太阳膀胱经统领一身之阳气，所以治宜选择督脉、膀胱经；患者苔黄腻，脉弦，大便难解，此时宜选用胆经、胃经以和解少阳、内泻热结；配合带脉消脂调气。重点穴位：大椎、大杼、膏肓、神堂、肺俞、胃俞、脾俞、章门、京门、中脘、天枢、足三里、阳陵泉。

方义：选择督脉、膀胱经进行刮拭，督脉总督一身之阳经，疏通督脉可振奋一身阳气，祛邪外出，有清热利湿的功效；膀胱经统领一身之阳气，主阳气的化生与输布，同时可补充中焦的脾胃之气，疏通膀胱经有助于湿毒排出，促进健脾化湿。胆经是阳气初生之经络，主治发热；胃经主治消化系统疾病、发热。大椎属督脉，乃诸阳之会，可通一身之阳气；大杼、膏肓、神堂乃膀胱经穴，可通调五脏六腑；同时大杼宣肺、膏肓养阴、神堂安神，四穴同为刮痧治疗各病的主要部位。肺俞、胃俞、脾俞属膀胱经，具有宣肺开闭、行气健脾的功效；同时胃俞、脾俞、章门、京门、中脘为俞募配穴，有健脾和胃的作用；膻中至中脘任脉段为任脉经穴部位，其下为胃腑所居；中脘为胃之募穴，是胃气所聚之所，配合胃经合穴足三里，可疏通胃腑之气；天枢为大肠经募穴，可通肠气以降胃气，调理脾胃运化功能。《灵枢》云："邪在腑，取之合。"阳陵泉为足少阳之脉所入为合的合上穴，主治胆腑病证，能和解少阳而清热化湿。《傅青主女科》云："脾胃气虚，则腰脐之气闭，腰脐之气闭，则带脉拘急。"带脉具有调节其他经脉及脏腑气机之升降、气血之冲和的作用，患者体胖，膏脂湿毒困积而致腹满，如通调带脉，则气机开阖有序，气血调和通畅，膏脂湿毒渐消，病可痊愈。

【护理措施】

（一）生活起居

1. 保持空气流通，温湿度适宜，每日通风 2～3 次，每次 30min。

2. 嘱患者少量多餐，饮食清淡有节，勿暴饮暴食；嘱患者平素多饮温水，养成定时排便习惯，保持大便通畅。

3. 指导患者有效腹部按摩，顺、逆时针方向按摩腹部各 30 次，三餐后 1h 各 1 次，以平补平泻，改善胃肠功能。

（二）病情观察

观察患者胃肠不适症状如腹胀、纳呆，记录大便干的次数、持续时间、是否改善等情况。

（三）用药护理

指导患者中药汤剂宜温服，早、晚餐后半小时各 1 次。

（四）情志护理

鼓励患者通过微信多与父母、同事、同学等进行交流，保持心情愉悦舒畅，积极配合治疗。

（五）中医特色护理技术

刮痧疗法

（1）选穴部位：督脉、足太阳膀胱经项背段，任脉（膻中至中脘段），带脉的经穴部位为主。重点穴位：大椎、大杼、膏肓、神堂、肺俞、胃俞、脾俞、章门、京门、中脘、天枢、足三里、阳陵泉。

（2）操作方法：协助患者取坐位，充分暴露患者背部并注意保暖。将润滑油涂抹于刮痧部位，均匀抹平，刮痧板与皮肤成 45°，从上至下刮擦，保持方向单一，下板力度均匀，以受刮者能忍受为度，刮痧以皮肤红热为度，对不出痧或出痧较少的部位不强求出痧。刮痧时先刮督脉和膀胱经上的大椎、大杼、膏肓、神堂四穴，刮透后由上往下刮拭督脉和膀胱经（图 3-8-3-4）。督脉膀胱经刮透后，可让患者站立扶住椅子，从腰部两边往神阙方向刮带脉，动作轻柔,切不可用力过猛,否则易伤及腹部脏器。带脉刮透后予患者取坐位,由上往下刮拭任脉的膻中至中脘段,之后刮胆经,从京门而下,至阳陵泉沿足背而出;最后再刮胃经,从膑骨沿下肢胫骨前缘下行至足背。最后将其他重点穴位重点刮透即可,每个部位一般刮 20~30 次,局部刮痧一般 5~10min。患者为年轻女性,皮肤娇嫩,在刮痧过程中需及时询问患者力度是否适中,有无不适,以免刮伤局部皮肤。

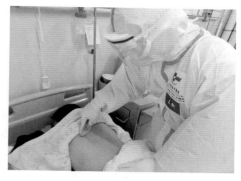

图 3-8-3-4　背部刮痧

(3)注意事项:刮痧后嘱患者饮用适量温开水,刮痧后 4~6h 后方可沐浴,慎避风寒生冷,嘱患者保持心情愉悦。刮痧间隔时间以患者痧退为准,3~5 次为一个疗程。新型冠状病毒肺炎患者使用过的铜砭刮痧板在 100℃的沸水中持续煮沸 5min 后,沥干至常温待用。

【护理评价】

2 月 29 日,患者自诉纳食明显改善,无腹胀不适等症状,大便软,胃肠道症状评定量表(GSRS)0 分(图 3-8-3-5)。

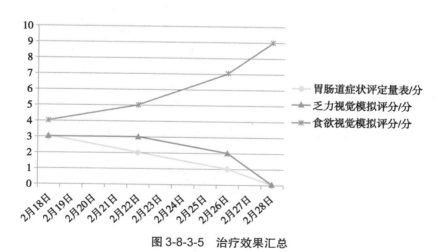

图 3-8-3-5　治疗效果汇总

五、出院指导及延续护理

(一)出院小结

患者神志清,精神可,纳、眠可,无发热恶寒,无咳嗽气促,无腹胀、乏力等不适，二便调，新型冠状病毒核酸检测阴性。符合新型冠状病毒肺炎的出院标准，2月29日予出院。

（二）指导要点及延续护理

1. 定点医院要做好与患者居住地基层医疗机构间的联系，共享病历资料，及时将出院患者信息推送至患者辖区或居住地居委会和基层医疗卫生机构。

2. 患者出院后，建议应继续进行14天的隔离管理和健康状况监测，佩戴口罩，有条件的居住在通风良好的单人房间，减少与家人的近距离密切接触，分餐饮食，做好手卫生，避免外出活动。

3. 建议在出院后第2周和第4周到医院随访、复诊。

4. 家中应保持空气流通，温湿度适宜，每日通风2～3次，每次30min。室内物品表面可用乙醇或含氯消毒剂擦拭。

5. 住所可悬挂中药香囊，内纳芳香燥湿类药物，如苍术、厚朴、藿香等，以辟秽浊。也可用苍术等药物或用艾条熏燃，辟秽去污，净化空气。

6. 调饮食。饮食以清淡祛湿、健脾益气为宜，少食多餐。可多食新鲜蔬菜、水果、鱼类、瘦肉、蛋类、牛奶等；可以粥水类调理脾胃，如陈皮小米粥、米汤水等；可选取山药、莲子、薏苡仁、砂仁食用以健脾祛湿；可适当选用沙参、党参、白术、黄芪、冬虫夏草等补中益气。忌食肥甘厚味之品。

7. 嘱患者养成良好的排便习惯，预防便秘。

8. 嘱患者保持规律的生活方式和稳定的情绪，睡眠充足，按时起居，勿熬夜，注意保暖。适当锻炼身体，增强体质，如跑步、健身，增强抵抗力。

9. 嘱患者按时、规律、准确服药，中药汤剂宜饭后温服。

10. 搭建延续护理信息平台，将患者加入微信群中，将延续护理移动化落实，出院后为患者提供线上健康管理指导，对患者进行定期线上随访。

第九节　其他（肌肉酸痛、胸闷）

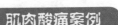

肌肉酸痛案例

一、病例简介

余某，女，72岁，身高155cm，体重44kg。

入院日期： 2020年3月4日。

发病节气： 雨水。

主诉： 咳嗽、胸闷，全身肌肉酸痛，四肢间断乏力感1个多月。

现病史： 患者于1月26日外出买菜接触可疑人员，加之受凉后出现恶寒发热，体温最高达 38.4℃，伴咳嗽、胸闷，全身肌肉酸痛、身重困倦，四肢间断乏力感，无胸痛、气促、呕吐、腹痛、泄泻。1 月 29 日，患者前往某医院就诊，胸部 CT 示双肺多发磨玻璃样感染病灶，考虑新型冠状病毒肺炎。予抗感染、抗病毒治疗后，发热已缓解，但患者仍觉咳嗽、胸闷，全身肌肉酸痛、身重困倦，四肢间断乏力感。3 月 4 日，患者前往某医院复诊，新型冠状病毒核酸检测结果为阳性，今为进一步治疗，门诊以"新型冠状病毒肺炎"收入院。

入院症见：患者神清，精神疲倦，咳嗽、胸闷，全身肌肉酸痛、身重困倦，四肢间断乏力感，无发热、胸痛、气促、呕吐、腹痛、泄泻，纳呆、眠差，二便可。舌淡，苔白腻，脉濡。

T：36.5℃，P：97 次 /min，R：20 次 /min，BP：132/82mmHg。

既往史：既往高血压病史，口服苯磺酸氨氯地平片 5mg、每日 1 次，替米沙坦片 40mg、每日 1 次，血压控制良好。否认家族史，否认药物、食物过敏史。患者长居武汉，有疫区居住史和接触史。

相关实验室检查：

项目	正常值	3 月 5 日	3 月 15 日
C 反应蛋白（mg/L）	<3	0.52	/
白介素 -6（pg/ml）	0～7	1.5	/
白细胞总数（×10⁹/L）	3.3～9.6	4.18	9.02
中性粒细胞百分数（%）	50～70	76.30↑	59.30
淋巴细胞百分数（%）	20～40	15.0↓	28.00
肌酸激酶同工酶（ng/ml）	0～4.97	1.56	/
肌红蛋白（ng/ml）	0～65	13.08	/
超敏肌钙蛋白 I（ng/ml）	0～0.04	0.01	/
B 型钠尿肽	0～100	27.90	/
新型冠状病毒核酸检测	阴性	阳性	阴性

其他检查：2020 年 3 月 4 日，胸部 CT 示双肺多发磨玻璃样感染病灶。

护理评估：

一般护理评估	生命体征	T：36.5℃；P：97 次 /min；R：20 次 /min；BP：132/82mmHg
专科评估	呼吸系统	视：呼吸运动正常 触：语颤正常，无胸膜摩擦感，无皮下捻发感 叩：正常清音 听：双肺呼吸音稍粗，未闻及明显干湿啰音；语音传导正常，无胸膜摩擦音

续表

其他系统评估	神经系统	神清，头颅无畸形，双侧瞳孔等大等圆，直径 3.0mm，对光反射灵敏。生理反射存在，病理反射未引出
	循环系统	心前区无隆起，心尖搏动及位置正常，心相对浊音界正常，心率 97 次 /min，律齐，各瓣膜听诊区未闻及病理性杂音
	消化系统	腹平软，无包块，无压痛及反跳痛，肝脾肋下未触及，无移动性浊音，肠鸣音正常
	运动系统	脊柱、四肢正常，肌力 5 级
	泌尿 / 生殖系统	发育正常，已绝经，出入量正常
量表评分	疼痛视觉模拟评分（VAS）	6 分
	乏力视觉模拟评分（VAS）	5 分
	GAD-7 焦虑量表	8 分（可能有轻微焦虑症）
	St.Mary's 医院睡眠问卷评分	15 分

中医护理评估：

评估内容			评估结果		
望诊	望神	少神	问诊	一问寒热	无恶寒发热
	望面色	面色㿠白		二问汗	无汗出
	望形	形体正常		三问头身	全身肌肉酸痛、肢倦乏力、神疲体倦
	望态	体态自如		四问便	二便调
	望舌	舌淡，苔白腻（图 3-9-1-1）		五问饮食	纳呆
	望皮肤	无异常		六问胸腹	胸闷，无腹痛、腹胀
	望排泄物	二便调，无异常		七问聋	无耳聋耳鸣
闻诊	闻声音	语声轻微低哑少言；咳声重浊有力		八问渴	口不渴
	闻气味	无		九问睡眠	眠差（难入眠）
切诊	脉诊	脉濡		十问妇科	已绝经

诊断：

中医诊断：疫病（寒湿郁肺证）

西医诊断：新型冠状病毒肺炎

诊疗经过：参照《新型冠状病毒肺炎诊疗方案》，西医予抗感染、抗病毒、调理肠道菌群等对症治疗；中医以散寒除湿、宣肺止咳、益气健脾为法，辨证给予中药方药并配合中医特色护理技术。经过中西医结合治疗，患者症状明显好转。

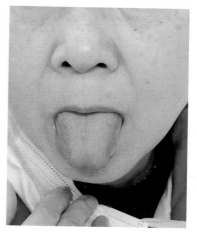

图 3-9-1-1　患者入院舌象

二、辨证思路

新型冠状病毒肺炎当属中医"疫病"范畴。病因为感受"疫疠"之气。该患者为武汉输入病例，有疫区接触史，加之发病节气、地域因素考虑为寒湿疫。患者因外感寒湿之邪，邪袭于肺，肺失宣降，肺气上逆，故见咳嗽、胸闷。寒湿袭肺，客于肌表，湿性重浊，寒凝气滞，气血痹阻，不通则痛，故可见全身肌肉酸痛、身重困倦。患者年老，素体阳虚，脾胃受纳腐熟功能降低，加之湿滞中焦，郁遏脾阳，脾失健运，胃失和降，气血生化乏源，四肢肌肉失于濡养，故可见纳呆、乏力，舌淡、苔白腻，脉濡。湿邪困脾，耗伤胃气，胃不和则卧不安，扰乱心神，故见眠差，难入眠。

本病病机为寒湿犯肺，伤及脾胃。病性属虚实夹杂。病位在肺、脾、胃。结合患者症状，综合考虑为疫病"寒湿郁肺证"。治法：散寒除湿、宣肺止咳、益气健脾。

三、主要护理问题

1. 疼痛　与湿毒犯肺，聚湿生痰，痰浊内蕴，痹阻脉络有关。
2. 咳嗽　与寒湿袭肺，肺失宣降，肺气上逆有关。（参照《护理方案》）
3. 胸闷　与寒湿郁肺，肺失宣降，气机升降失常有关。（参照《护理方案》）
4. 乏力　与脾失健运，胃失和降，气血生化乏源，四肢肌肉失于濡养有关。（参照《护理方案》）
5. 纳呆　与脾失健运，胃失和降有关。（参照《护理方案》）
6. 不寐　与湿邪困脾，耗伤胃气，扰乱心神有关。（参照《护理方案》）

四、临证护理

3月4日，患者诉全身肌肉酸痛、身重困倦。疼痛视觉模拟评分（VAS）6

分，GAD-7焦虑量表评分8分，St.Mary's医院睡眠问卷评分15分。

【分析思路】

肌肉酸痛，根据其发病机制、临床表现和特点，当属中医文献中"肌痹"范畴。"肌痹"为五体痹之一，凡风寒湿、热毒等邪侵袭肌肉，痹阻脉络，气滞血瘀，出现一处或多处肌肉疼痛或酸痛，麻木不仁，甚至肌肉萎缩，疲软无力，手足不遂，谓之"肌痹"。本病患者因感寒湿之邪，寒湿袭肺，客于肌表，湿性重浊，寒凝气滞，气血痹阻，不通则痛，故可见全身肌肉酸痛、身重困倦。

中药沐足为经皮给药系统方法中的一种，其作用机制是通过药液对足部的直接熏洗浸泡，刺激血管神经，改善全身血液循环及神经传导，以达到调理气血、疏通经络，迅速缓解症状的目的。根据患者的发病特点和临床症状，护理上当以散寒解表，宣肺排痰，除湿止痛为主，可辨证给予荆防败毒散加减方（麻黄6g，荆芥10g，防风10g，川芎15g，羌活15g，独活15g，前胡10g，茯苓10g，枳壳10g，桔梗6g，甘草6g）进行中药沐足。荆防败毒散出自《摄生众妙方》，具有发散风寒、解表祛湿的功效。方中麻黄辛温，能宣肺气，开腠理，散风寒，与荆芥、防风同用，可增强发汗解表的功能；羌活、独活发汗散寒，祛风除湿止痛；川芎行气和血，祛风止痛，可加强羌活、独活宣痹止痛之效，以除头身肢体疼痛；桔梗、枳壳一升一降，利气宽胸；前胡降气祛痰，配枳壳、桔梗又可加强宣肺止咳祛痰之效；茯苓、甘草和中健脾，以除生痰之源；甘草调和诸药。诸药合用，共奏散寒解表，宣肺排痰，除湿止痛的功效。

【护理措施】

（一）生活起居

保持病室整洁安静，空气清新流通，每日至少通风3次，每次30min。注意防寒保暖，避风寒湿邪入侵。

（二）病情观察

密切观察患者汗出和肌肉酸痛的部位、性质、程度、发作和持续时间。如有不适，应及时处理。

（三）用药护理

指导患者中药汤剂宜温服，分两次服用，早晚餐后各一次。服药后观察药后效果及汗出情况。宜周身微汗，不可大汗，否则易耗伤津液。汗出过多时，应及时用干毛巾或热毛巾擦干，注意避风寒。

（四）情志调理

向患者讲解肌肉酸痛的原因、机制，以及缓解疼痛和转移疼痛注意力的有效方法，如看电视、听音乐等。

（五）中医特色护理技术

中药沐足（图3-9-1-2）　将荆防败毒散加减方煎汤至2 000ml，倒入沐足器内,将双足架于沐足盆上,使药液蒸气熏蒸双足,待温度降至 41～43℃,将双足浸泡在药液中 20～30min,每日 1～2 次。沐足过程中注意观察患者汗出的情况,以微微发汗为宜,切忌大汗淋漓,以免伤阴亡阳。汗出应及时用毛巾擦干,勿使当风受凉而复感。水温不可过低或过高,慎防烫伤。

【护理评价】

3 月 8 日,患者诉全身肌肉酸痛、身重困倦有所缓解。疼痛视觉模拟评分(VAS)4 分,GAD-7 焦虑量表评分 5 分,St.Mary's 医院睡眠问卷评分 23 分。3 月 12 日,患者自感神清气爽,全身肌肉酸痛、身重困倦已较前好转。

【分析思路】

此时患者病情已趋于稳定并进入疾病恢复期。现阶段的主要目的是改善患者预后、增强体质,保证其

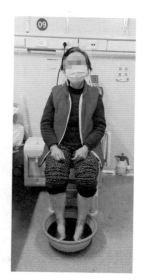

图 3-9-1-2　中药沐足

回归家庭、社会后的功能和体力。因此,在综合治疗的基础上,应循序渐进,结合康复功能锻炼。目前,该患者生命体征稳定,神清气爽,四肢有力,可以八段锦作为主要的康复功能锻炼方法。

八段锦为我国古老的一种导引术,是一种传统健身运动,其动作精炼,运动强度适中,有疏通经络气血、分解粘连、滑利关节、活血化瘀等作用,适于各种疼痛的康复治疗。整个运动以松静自然的态势,将机体调整到相对平衡的状态,可柔筋健骨、养气壮力,协调五脏六腑的功能。练习过程中要求宁静心神,思想集中,物我两忘,可转移疼痛注意力,有效缓解疲劳和肌肉酸痛。此外,八段锦属有氧运动范畴,可调理气息,舒畅情志,畅通肺经,顾护肾气,久练亦可抗疫祛病、强身健体。

【护理措施】

八段锦每日 1～2 次,每个动作 4～8 次。可根据患者情况,增加或减缓动作幅度,锻炼量以患者自觉身体微微发汗为宜,具体运动时长和强度以患者自我感觉舒适为度。

八段锦共八式,可重点练习第一式(图 3-9-1-3)和第八式(图 3-9-1-4)。第一式,两手托天理三焦。通过两手交叉上托,缓慢用力,保持拉伸,可上调心肺,中调脾胃,下调肝肾,达到"三焦"通畅,调理脏腑功能,并可调和气血运行。第八式,背后七颠百病消。颠足可刺激督脉,使全身脏腑经络气血通畅,阴阳平衡,提高人体的平衡能力,落地振动可轻度刺激下肢各关节内外结构,使全身肌肉得到很好的放松,有助缓解肌肉紧张、酸痛。

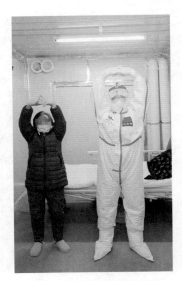
图 3-9-1-3　八段锦第一式

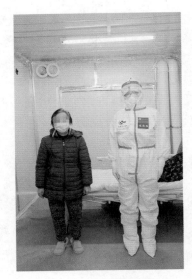
图 3-9-1-4　八段锦第八式

【护理评价】

3 月 15 日，患者诉全身肌肉酸痛、身重困倦已缓解，睡眠质量也得到改善。疼痛视觉模拟评分（VAS）由起初的 6 分降为 1 分，GAD-7 焦虑量表评分由起初的 8 分降为 2 分，St.Mary's 医院睡眠问卷评分由起初的 15 分升高至 32 分（图 3-9-1-5）。

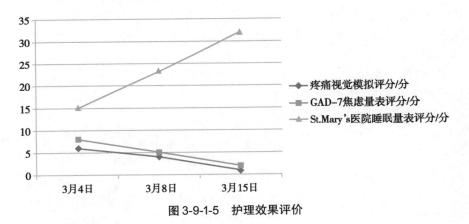
图 3-9-1-5　护理效果评价

五、出院指导及延续护理

（一）出院小结

患者神清，精神可，全身肌肉酸痛、身重困倦、四肢间断乏力感觉均已好转,无发热、咳嗽、胸痛、胸闷气促、呕吐、腹痛、泄泻,纳、眠可,二便调,新型冠状病毒核酸检测阴性。符合新型冠状病毒肺炎出院标准,3月16日予出院。

（二）指导要点及延续护理

1. 定点医院要做好与患者居住地基层医疗机构间的联系,共享病历资料,及时将出院患者信息推送至患者辖区或居住地居委会和基层医疗卫生机构。

2. 患者出院后,建议应继续进行14天的隔离管理和健康状况监测,佩戴口罩,有条件的患者居住在通风良好的单人房间,减少与家人的近距离密切接触,分餐饮食,做好手卫生,避免外出活动。

3. 建议在出院后第2周和第4周到医院随访、复诊。

4. 起居有常,顺应四时,注意防寒保暖,慎防外感。

5. 保持充足的睡眠,合理安排休息与活动,避免过度劳累。

6. 饮食以除湿通络、祛风散寒为原则,食宜清淡、少肥甘,忌生冷、黏腻之物。可多选用生姜、红糖、胡椒、薏苡仁、鳝鱼、鳗鱼、冬瓜、赤小豆、茯苓粥、车前饮、胡椒猪肚汤等。

7. 定期复诊,不适随诊。注意控制血压,按时服药。

8. 搭建延续护理信息平台,将患者加入微信群中,将延续护理移动化落实,患者出院后为患者提供线上健康管理指导,对患者进行定期线上随访。

胸闷案例 1

一、病例简介

李某,女,53岁。

入院日期：2020年2月10日。

发病节气：立春。

主诉：咳嗽伴胸闷,气短,乏力2周。

现病史：患者2周前突发咳嗽,以干咳为主,伴少许白黏痰,胸闷,气短,乏力,活动后加重。无恶寒发热、头痛、胸痛、心悸,无呕吐、腹痛、泄泻。遂到某医院门诊就诊,胸部CT示双肺多发磨玻璃样感染病灶,考虑为新型冠状病毒肺炎。予抗感染、抗病毒、解痉平喘等对症治疗后,患者咳嗽及气短症状较前好转。2月8日,患者曾有一过性发热数小时,体温最高达38℃后恢复正常。但患者仍感胸闷,乏力,活动后加重,今为求系统治疗,门诊以"新型冠状病毒肺炎"收入院。

入院症见：患者神清,精神疲倦,咳嗽以干咳为主,伴少许白黏痰,胸闷,乏力,活动后加重。纳呆,眠差,二便调。舌淡红,苔白腻,边有齿痕,脉弦濡。

T: 36.6℃,P: 88次/min,R: 30次/min,BP: 138/77mmHg,SPO$_2$: 96%。

既往史：既往体健，无重大疾病史，否认家族疾病史，否认药物、食物过敏史。患者长居武汉，有疫区居住史和接触史。

相关实验室检查：

项目	正常值	2月10日	2月13日	2月18日	2月24日
C反应蛋白（mg/L）	<3	3.33↑	/	/	/
白细胞总数（×10⁹/L）	3.3～9.6	4.38	4.48	5.70	6.35
中性粒细胞百分数（%）	50～70	89.30↑	76.88↑	58.56	47.88↓
淋巴细胞百分数（%）	20～40	67.00↑	44.60↑	40.58↑	38.60
血液酸碱度	7.35～7.45	7.36	7.43	7.44	7.38
血氧分压（mmHg）	71～104	72.00	96.00	99.00	98.00
血二氧化碳分压（mmHg）	35～46	51.00↑	43.00	39.00	37.00
全血剩余碱（mmol/L）	−3～3	−2.6	−1.8	−1.5	−0.8
肌酸激酶同工酶（ng/ml）	0～4.97	0.16	/	/	/
肌红蛋白（ng/ml）	0～65	52	/	/	/
超敏肌钙蛋白I（ng/ml）	0～0.04	0.024	/	/	/
新型冠状病毒核酸检测	阴性	阳性	/	/	阴性

其他检查：2020年2月10日，胸部CT示双肺多发磨玻璃密度影及条索状感染灶；心电图示窦性心律。

护理评估：

一般护理评估	生命体征	T：36.6℃；P：88次/min；R：30次/min；BP：138/77mmHg；SPO₂：96%
专科评估	呼吸系统	视：呼吸运动急促 触：语颤正常，无胸膜摩擦感 叩：双肺呼吸音清；肺下界下移 听：双肺呼吸音稍粗，可闻及散在湿啰音
其他系统评估	神经系统	神清，头颅无畸形，双侧瞳孔等大等圆，直径3.5mm，对光反射灵敏。生理反射存在，病理反射未引出
	循环系统	心前区无隆起，心尖搏动及位置正常，心相对浊音界正常，心率88次/min，律齐，各瓣膜听诊区未闻及病理性杂音
	消化系统	腹平软，无包块，无压痛及反跳痛，肝脾肋下未触及，无移动性浊音，肠鸣音正常
	运动系统	脊柱、四肢正常，肌力4级
	内分泌系统	全身或局部浅表淋巴结无肿大
	泌尿/生殖系统	发育正常，已绝经，出入量正常

续表

	呼吸困难分级(mMRC)	3级
	乏力视觉模拟评分(VAS)	4分
	咳嗽视觉模拟评分(VAS)	3分
量表评分	痰液黏稠度分级	Ⅱ度
	GAD-7焦虑量表	3分(没有焦虑症)
	St.Mary's 医院睡眠问卷评分	16分
	日常基本生活活动能力(Barthel 指数评分)	70分

中医护理评估:

评估内容		评估结果		
望诊	望神	少神	一问寒热	无恶寒发热
	望面色	面色萎黄	二问汗	无汗出
	望形	形体偏胖	三问头身	肢倦乏力、神疲体倦
	望态	体态自如	四问便	二便调
	望舌	舌淡红,苔白腻,边有齿痕(图 3-9-2-1)	五问饮食	纳呆
	望皮肤	无异常	六问胸腹	胸闷
	望排泄物	痰少色白质黏,二便调	七问聋	无耳聋耳鸣
闻诊	闻声音	语声轻微低哑少言;咳声重浊有力	八问渴	口不渴
	闻气味	无	九问睡眠	眠差(睡后易醒)
切诊	脉诊	脉弦濡	十问妇科	已绝经

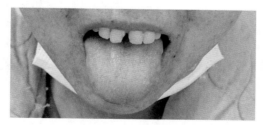

图 3-9-2-1　患者入院舌象

诊断:

中医诊断:疫病(寒湿阻肺证)

西医诊断:新型冠状病毒肺炎

诊疗经过： 参照《新型冠状病毒肺炎诊疗方案》，西医予抗炎、抗病毒、抗感染、护胃、解痉平喘、止咳化痰等对症治疗；中医以解表祛邪、宣肺理气、祛寒化湿为法，辨证给予中药方药并配合中医特色护理技术。经过中西医结合治疗，患者症状明显好转。

二、辨证思路

新型冠状病毒肺炎当属中医"疫病"范畴。病因为感受"疫疠"之气。该患者为武汉输入病例，有疫区接触史，加之发病节气、地域因素考虑为寒湿疫。患者因外感寒湿疫毒，浮于肌表，表里格拒，营卫不和，卫阳郁闭，故可见一过性发热而无恶寒。寒湿袭肺，肺失宣降，肺气上逆，故见咳嗽。患者年老，阳气不足，寒湿阻肺，壅遏脾胃，中气不运，升降不得，故见胸闷、气短、乏力。患者无口干口苦，表明邪气未伤阴；无恶寒，仅乏力、纳呆明显，为寒轻湿重，故可见舌淡红，苔白腻，边有齿痕，脉弦濡。

本病病机为寒湿袭肺，壅遏脾胃，病性属实证，病位在肺、脾、胃，结合患者症状，综合考虑为"寒湿阻肺证"。治以解表祛邪、宣肺理气、祛寒化湿为法。

三、主要护理问题

1. 胸闷　与寒湿阻肺，肺失宣降，气机升降失常有关。
2. 乏力　与寒湿阻肺，壅遏脾胃有关。（参照《护理方案》）
3. 咳嗽　与寒湿袭肺，肺失宣降，肺气上逆有关。（参照《护理方案》）
4. 纳呆　与湿困中焦，脾失健运，胃气不和有关。（参照《护理方案》）
5. 不寐　与湿邪困脾，耗伤胃气，扰乱心神有关。（参照《护理方案》）

四、临证护理

2月10日，患者诉胸闷乏力，活动后加重。血气分析结果示 PO_2 72mmHg，PCO_2 51mmHg。生命体征示 P 88 次/min，R 30 次/min，BP 138/77mmHg，SPO_2 96%。四肢肌力评估均为 4 级，呼吸困难分级（mMRC）3 级，乏力视觉模拟评分（VAS）4 分，St.Mary's 医院睡眠问卷评分 16 分，基本生活活动能力 BADL 量表评分 70 分。

【分析思路】

胸闷是指胸部满闷而不痛的一种自觉症状。古代医籍里未见"胸闷"一词，根据其发病机制、临床表现和特点，当属中医"胸痹""痞满"范畴。此病多为湿浊上壅，痰凝气滞，胸阳遏郁所致，古代常用"胸中痞硬""胸胁苦满"等症状名来描述。该患者因外感寒湿疫毒，寒湿阻肺，壅遏脾胃，中气不运，升降不得，故见胸闷。根据患者的症状，护理上当以宣肺理气、祛寒化湿为主，可选用"八段锦序贯养生操"。

"八段锦序贯养生操"是在国医大师邓铁涛养生学术思想及中医运动疗法的基础上传承创新,集卧式、坐式、立式八段锦于一体的序贯疗法,可根据患者在疾病的不同阶段采用不同的锻炼方式,具有安全、简单、易学、适应范围广的特点,能够调心、调息、调形,改善气血运行,符合低强度、长时间有氧运动的特点,非常适合卧床患者康复训练及健体训练。卧式和坐式八段锦相对于立式八段锦更为柔和,其动作简单易行,运动量小、对体力要求更低,活动后不易出现疲劳,适合体质虚弱需卧床休息的患者。

目前该患者以寒湿为主,可通过八段锦的八个动作锻炼,达到强身健体、气血流畅的效果,从而提升人体阳气以及代谢功能,增强自身对抗湿毒的能力,亦可通过微微汗出促进人体湿毒的排泄。练习时要求气沉丹田,缓慢深吸气,感受气体从命门到丹田,然后缓慢呼气,以宣肺理气,顺畅腹部气机,缓解胸闷症状。现患者生命体征稳定,肌力评估≥3级,R≤30次/min,SPO_2≥90%,经医生评估可进行早期康复运动,但因目前患者精神疲倦,胸闷乏力,活动后易加重,因此宜选择运动量小、对体力要求更低,活动后不易出现疲劳的卧式八段锦。该阶段的主要目的是在改善胸闷乏力的同时,促进患者床上活动,减少卧床相关并发症,并提高患者免疫力。

【护理措施】

（一）生活起居

保持病室整洁安静,空气清新流通,每日至少通风3次,每次30min。注意防寒保暖,避风寒湿邪入侵。

（二）病情观察

密切观察生命体征、血氧饱和度变化,有无胸闷、气短突然加重的征象。遵医嘱给予氧疗,根据血气分析结果调整吸氧的方式和浓度,以减少二氧化碳潴留,必要时给予高流量呼吸湿化治疗仪或无创呼吸机辅助通气。

（三）用药护理

指导患者中药汤剂宜温服,分2次,早、晚餐后半小时服用。

（四）情志调理

向患者讲解胸闷的原因、机制,以及缓解胸闷的有效方法,如缓慢深呼吸,缩唇呼吸、腹式呼吸等。

（五）体位护理

根据胸闷的程度取舒适位,如高枕卧位、半卧位或端坐位,必要时安置床上桌,以利患者休息。

（六）中医特色护理技术

"八段锦序贯养生操"之卧式八段锦　运动过程中,需有医护人员床边协助并监测生命体征情况，第一次行卧式八段锦时，可根据患者的情况选择适合患者的招式，刚开始可每次 1～2 式，循序渐进，待患者情况逐渐好转，可每次增加 1～2 个招式，每日 1～2 次。切忌过度劳累，如有不适，应立即停止运动，给予对症处理。

卧式八段锦共八式，可重点练习第一式（图 3-9-2-2）和第七式（图 3-9-2-3）。第一式，顺逆呼吸畅气机。此举通过腹式呼吸可刺激人体腹部经络，促进气的升降出入，使人宁心静气，保持气机通畅。第七式，展臂推掌行气力。通过上肢的运动配合呼吸，可促进肺经经气的流通，提高心肺功能，从而缓解胸闷症状。

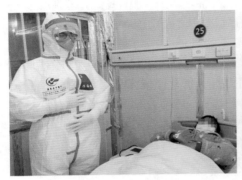
图 3-9-2-2　卧式八段锦第一式

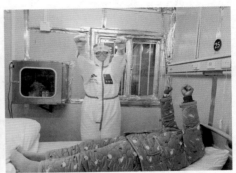
图 3-9-2-3　卧式八段锦第七式

【护理评价】

2 月 13 日，患者诉胸闷乏力症状有所缓解。血气分析结果示 PO_2 96mmHg，PCO_2 43mmHg。生命体征示 P 82 次 /min，R 20 次 /min，BP 135/68mmHg，SPO_2 100%。四肢肌力评估：双上肢为 5 级，双下肢为 4 级。呼吸困难分级（mMRC）2 级，乏力视觉模拟评分（VAS）3 分，St.Mary's 医院睡眠问卷评分 20 分，基本生活活动能力 BADL 量表评分 80 分。2 月 15 日，患者精神状态好转，胸闷乏力症状得到改善，生命体征平稳。

【分析思路】

此时患者精神状态好转，病情已趋于稳定，肌力逐渐恢复正常，胸闷乏力症状得到改善。该阶段的主要康复目的是进一步改善患者的呼吸循环功能和预后，促进其早日康复。可嘱患者在床上行坐式八段锦训练为主、卧式八段锦为辅的康复训练。在实施过程中，护理人员需实时监测患者的生命体征，同时教会患者进行自我监控，具体运动时长和强度以患者自我感觉舒适为度。

【护理措施】

"八段锦序贯养生操"之坐式八段锦　由护理人员指导患者进行床上坐式八段锦，每日 1～2 次，每个动作 4～8 次。锻炼量以患者自觉身体微微发汗，心率较安静时增加< 20 次 /min,呼吸增加< 20 次 /min 为宜。可根据患者的情况,循序渐进,增加或减缓动作的幅度。切忌过度劳累,如有不适,应停止运动。

坐式八段锦共八式,可重点练习第五式(图 3-9-2-4)和第七式(图 3-9-2-5)。第五式,抱头扩胸运气血。此举通过抱头扩胸,可宽胸理气,助心行血,促进气血运行流畅。第七式,左右划拳循气机。两手之握放可增丹田开合之感,两手之划拳有助于气机升降,气血运行,同时也能缓解胸闷症状。

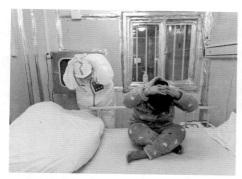 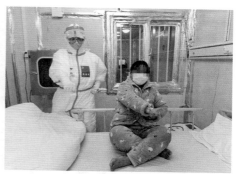

图 3-9-2-4　坐式八段锦第五式　　　　图 3-9-2-5　坐式八段锦第七式

【护理评价】

2 月 18 日,患者诉胸闷乏力症状已基本缓解,并可在床边进行少量活动。血气分析结果示 PO_2 99mmHg;PCO_2 39mmHg。生命体征示 P 85 次 /min;R 16 次 /min;BP 130/72mmHg;SPO_2 100%。四肢肌力评估均为 5 级,呼吸困难分级(mMRC)1 级,乏力视觉模拟评分(VAS)1 分,St.Mary's 医院睡眠问卷评分 23 分,基本生活活动能力 BADL 量表评分 95 分。

2 月 22 日,患者精神状态良好,可下床进行日常生活活动,无胸闷乏力,呼吸困难等症状,基本生活活动能力 BADL 量表评分 100 分。

【分析思路】

此时患者病情已由稳定期进入疾病恢复期,为改善患者的身体功能,增强体质,提高自身免疫力,促进患者早日回归家庭和社会,可考虑下床行立式八段锦。下床锻炼应循序渐进,逐渐延长活动时间,以最大限度地保障患者的安全。同时,应做好风险管理,随时评估患者下床锻炼存在的各种风险,并给予预见性护理和针对性防范。

【护理措施】

"八段锦序贯养生操"之立式八段锦　由护理人员指导患者下床行立式八段锦,每日 1～2 次,每个动作 4～8 次。锻炼量以患者自觉身体微微发汗为宜,应避免运动量过大、速度过快,注意动作的连贯性和稳定性。切忌过度劳累，如有不适，应停止运动。

立式八段锦共八式，可重点练习第一式（图3-9-2-6）和第二式（图3-9-2-7）。第一式，两手托天理三焦。通过两手交叉上托，缓慢用力，保持拉伸，可上调心肺，中调脾胃，下调肝肾，达到"三焦"通畅，调理脏腑功能，调和气血运行的功效。第二式，左右开弓似射雕。展肩扩胸，胸襟得以扩张，可消除胸闷，梳理气机，通滞散结，亦可刺激督脉和背部诸穴，调节手太阴肺经等经脉之气，使全身气血运行畅通。

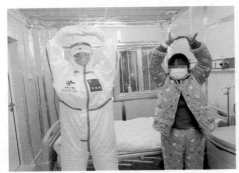

图3-9-2-6　立式八段锦第一式　　　　　图3-9-2-7　立式八段锦第二式

【护理评价】

2月24日，患者诉胸闷乏力症状已缓解，下床活动未见明显胸闷乏力，睡眠质量也得到改善。血气分析结果示 PO_2 98mmHg，PCO_2 37mmHg。生命体征示 P 87 次/min，R 18 次/min，BP 125/70mmHg，SPO_2 100%。四肢肌力评估均为 5 级。呼吸困难分级（mMRC）由起初的 3 级降为 0 级，乏力视觉模拟评分由起初的 4 分降为 0 分，St.Mary's 医院睡眠问卷评分由起初的 16 分升高为28 分（图3-9-2-8）。

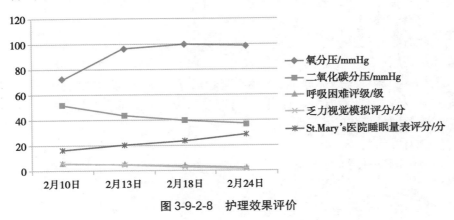

图3-9-2-8　护理效果评价

五、出院指导及延续护理

（一）出院小结

患者神清，精神可，无咳嗽咳痰，无胸闷、气短、乏力，无恶寒发热，无头痛，无胸痛、心悸，无呕吐、腹痛、泄泻，纳、眠可，二便调，新型冠状病毒核酸检测阴性。符合新型冠状病毒肺炎的出院标准，2月24日患者予出院。

（二）指导要点及延续护理

1. 定点医院要做好与患者居住地基层医疗机构间的联系，共享病历资料，及时将出院患者信息推送至患者辖区或居住地居委会和基层医疗卫生机构。

2. 患者出院后，建议应继续进行14天的隔离管理和健康状况监测，佩戴口罩，有条件的居住在通风良好的单人房间，减少与家人的近距离密切接触，分餐饮食，做好手卫生，避免外出活动。

3. 建议在出院后第2周和第4周到医院随访、复诊。

4. 保持充足的睡眠，合理安排休息与活动，避免过度劳累。

5. 积极进行体育锻炼，如八段锦，以增强体质，提高免疫力。

6. 饮食宜散寒祛湿宣肺之品，如生姜、红糖、胡椒、紫苏叶、陈皮、茯苓等；可食用药膳方，如胡椒猪肚汤、生姜红糖饮、陈皮扁豆饮、紫苏汤、葱白萝卜汤、陈皮茯苓瘦肉汤、冬瓜鲫鱼汤等。

7. 定期复诊，不适随诊，慎防外感。

8. 搭建延续护理信息平台，将患者加入微信群中，将延续护理移动化落实，出院后为患者提供线上健康管理指导，对患者进行定期线上随访。

胸闷案例2

一、病例简介

李某，男，44岁，身高172cm，体重65kg。

入院日期： 2020年1月28日。

发病节气： 大寒。

主诉： 发热、咳嗽，伴胸闷8天。

现病史： 患者于1月20日开始出现恶寒发热，咳嗽，咳痰，伴胸闷、气短，双侧胁肋部隐痛，四肢困重、倦怠乏力。体温最高达39.5℃，以干咳为主，痰少色黄质黏。胸部CT示双肺多发磨玻璃样感染病灶，考虑为新型冠状病毒肺炎。予抗感染、抗病毒治疗后，患者仍有发热、咳嗽、胸闷、气短。1月28日，患者于某医院门诊就诊，门诊予抗感染、抗病毒、增强免疫力等治疗后，患者已无恶寒发热，但仍诉胸闷、气短，伴双侧胁肋部隐痛。今为求系统治疗，门诊以"新型冠状病毒肺炎"收入院。

入院症见：患者神清，精神疲倦，咳嗽、咳痰，伴胸闷、气短，双侧胁肋部隐痛，四肢困重、倦怠乏力。纳呆，眠差，小便调，大便黏腻不爽、每日 1～2 次。舌淡红，苔腻微黄，边有齿印，脉滑。

T：37.0℃，P：70 次/min，R：20 次/min，BP：110/90mmHg，SPO_2：97%。

既往史：既往体健，无重大疾病史，无外伤史，否认家族疾病史，否认药物、食物过敏史。患者长居武汉，有疫区居住史和接触史。

相关实验室检查：

项目	正常值	1 月 28 日	2 月 11 日
C 反应蛋白（临）(mg/L)	<10	1.16	/
白细胞总数（×10⁹/L）	3.3～9.6	3.22↓	4.54
中性粒细胞百分数（%）	50～70	40.30↓	53.67
淋巴细胞百分数（%）	20～40	46.70↑	41.58↑
血液酸碱度	7.35～7.45	7.38	/
氧分压（mmHg）	71～104	88.00	/
二氧化碳分压（mmHg）	35～46	32.00↓	/
全血剩余碱（mmol/L）	−3～3	2.50	/
肌酸激酶同工酶（ng/ml）	0～4.97	1.13	/
肌红蛋白（ng/ml）	0～65	45.00	/
超敏肌钙蛋白 I（ng/ml）	0～0.04	0.01	/
新型冠状病毒核酸检测	阴性	阳性	阴性

其他检查：2020 年 1 月 28 日心电图示窦性心律；腹部 B 超示肝胆胰未见异常。

2020 年 2 月 5 日，胸部 CT 示右肺局灶毛玻璃样病变（图 3-9-3-1）。2020 年 2 月 11 日，复查胸部 CT 示病灶较前明显吸收（图 3-9-3-2）。

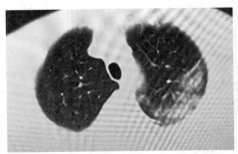

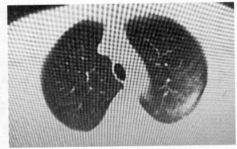

图 3-9-3-1　2020 年 2 月 5 日患者胸部 CT　　图 3-9-3-2　2020 年 2 月 11 日患者胸部 CT

护理评估：

一般护理评估	生命体征	T：37.0℃；P：70 次 /min；R：20 次 /min；BP：110/90mmHg；SPO$_2$：97%
专科评估	呼吸系统	视：呼吸运动正常 触：语颤正常，无胸膜摩擦感，无皮下捻发感 叩：正常清音 听：双侧呼吸音稍粗，伴明显干湿啰音；语音传导正常，无胸膜摩擦音
其他系统评估	神经系统	神清，头颅无畸形，双侧瞳孔等大等圆，直径 2.5mm，对光反射灵敏。生理反射存在，病理反射未引出
	循环系统	心前区无隆起，心尖搏动及位置正常，心相对浊音界正常，心率 70 次 /min，律齐，各瓣膜听诊区未闻及病理性杂音
	消化系统	腹平软，无包块，无压痛及反跳痛，肝脾肋下未触及，无移动性浊音，肠鸣音正常
	运动系统	脊柱、四肢正常，肌力 5 级
	内分泌系统	全身或局部浅表淋巴结无肿大
	泌尿 / 生殖系统	发育正常，出入量正常
量表评分	呼吸困难分级（mMRC）	2 级
	咳嗽视觉模拟评分（VAS）	4 分
	痰液黏稠度分级	Ⅱ度
	乏力视觉模拟评分（VAS）	3 分
	GAD-7 焦虑量表	14 分（可能有中重度焦虑症）
	PHQ-9 抑郁症筛查量表	15 分（可能有中重度忧郁症）
	St.Mary's 医院睡眠问卷评分	10 分

中医护理评估：

评估内容	评估结果				
望诊	望神	少神	问诊	一问寒热	无恶寒发热
	望面色	面色萎黄		二问汗	无汗出
	望形	形体正常		三问头身	肢倦乏力、神疲体倦
	望态	体态自如		四问便	小便调，大便黏腻不爽、每日1~2次
	望舌	舌淡红，苔腻微黄，边有齿印（图3-9-3-3）		五问饮食	纳呆

续表

评估内容		评估结果			
望诊	望皮肤	无异常	问诊	六问胸腹	胸闷、肋隐痛
	望排泄物	痰少色黄质黏,小便调,大便黏腻不爽		七问聋	无耳聋耳鸣
	闻声音	语声轻微低哑少言、喜叹息;咳声重浊有力		八问渴	口不渴
	闻气味	无		九问睡眠	眠差,不易入睡
切诊	脉诊	脉滑		十问妇科	/

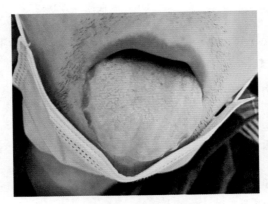

图 3-9-3-3　患者入院舌象

诊断:

中医诊断:疫病(湿热蕴肺证)

西医诊断:新型冠状病毒肺炎

诊疗经过:参照《新型冠状病毒肺炎诊疗方案》,西医予抗炎、抗病毒、抗感染、止咳化痰等对症治疗;中医以清热利湿,宣肺理气,健脾化痰,疏肝解郁,兼以扶正祛邪为法,辨证给予中药方药并配合中医特色护理技术。经过中西医结合治疗,患者症状明显好转。

二、辨证思路

新型冠状病毒肺炎当属中医"疫病"范畴。病因为感受"疫疠"之气。该患者为武汉输入病例,有疫区接触史,加之发病节气、地域因素考虑为寒湿疫。患者因外感寒湿之邪,湿郁日久化热,热酿成毒,浸淫肺脏,肺络受损,肺失敛降,邪热充斥内外,故可见咳嗽、咳痰,痰少色黄质黏,胸闷、气短,舌淡红、苔微黄；因胸闷顽固，不易缓解，因病致郁，肝失疏泄，气机郁滞，故可见胸闷、气短伴双侧胁肋部隐痛；肝气郁结，肝郁化火，邪火扰动心神，故可见眠差，不易入睡；然患者正气充足，正邪交争，但久病正虚，湿热之邪缠绵不愈，伤及脾胃，故可见四肢困重、倦怠乏力，苔腻、舌边有齿印；肺与大肠相表里，湿热侵袭肠道，大肠传导失司，腑气不通，胃气不和，故可见纳呆，大便黏腻不爽。

本病病机为邪毒犯肺，湿热壅肺，脾胃亏虚，累及肝、肠腑。病性属虚实夹杂。病位在肺、脾、胃、肝、大肠。结合患者症状，综合考虑为"湿热蕴肺证"。治法为清热利湿，宣肺理气，健脾化痰，疏肝解郁，兼以扶正祛邪。

三、主要护理问题

1. 胸闷　与湿热蕴肺，肺失敛降，肝失疏泄，气机升降失常有关。
2. 焦虑　与久病思虑过度，情志不畅有关。（参照《护理方案》）
3. 抑郁　与肝气郁结，情志不畅有关。（参照《护理方案》）
4. 不寐　与情志不遂，扰乱心神有关。（参照《护理方案》）
5. 咳嗽　与痰湿壅肺，肺失宣降有关。（参照《护理方案》）
6. 乏力　与久病正虚，脾胃亏虚有关。（参照《护理方案》）

四、临证护理

1月28日，患者诉胸闷，双侧胁肋部隐痛。外周血氧饱和度为97%，呼吸困难分级（mMRC）2级，GAD-7焦虑量表评分14分，PHQ-9抑郁症筛查量表评分15分，St.Mary's医院睡眠问卷评分10分。

【分析思路】

胸闷是指胸部满闷而不痛的一种自觉症状。古代医籍里未见"胸闷"一词，根据其发病机制、临床表现和特点，当属中医"胸痞""痞满"范畴。该患者胸闷之"闷"可从以下两个方面来理解。其一，肺失宣泄，气机升降失常。本病患者因感湿热之邪，浸淫肺脏，肺失宣泄，气机升降失司，影响肺、脾、肾、肝脏及三焦对水液的代谢，津液不归正化，聚湿成痰，痰上伏于肺，滞于胸胁，故见胸闷、气短。其二，情志失常，气机郁滞。因新型冠状病毒肺炎疫情具有传播快、传染性强、传播途径多的特点，伴随疫情的蔓延和感染，加之本病胸闷症状顽固，不易缓解，患者久病容易出现焦虑、抑郁等不良情绪。而肝失疏泄所致的气机郁滞反之又能引起胸闷，导致本病的发作，故见胸闷伴双侧胁肋部隐痛。

穴位按摩是在中医基础理论指导下，运用手法作用于人体穴位，通过局部刺激，可疏通经络，调理脏腑功能，激发人体内在的抵抗力，从而达到防病治病、保健强身效果的一种中医特色护理技术。根据患者情况，护理上当以宽胸理气，行气解郁为主，可遵医嘱予穴位按摩，选穴可为印堂、百会、膻中、合谷、太冲。印堂为经外奇穴，穴在两眉之间，具有宁心安神、补益脑髓、调节情志的作用，多用于神志诸病的治疗。百会又名"三阳五会"，属督脉入脑内，为手足三阳、督脉、足厥阴交会之处，既可调和脏腑、平衡阴阳又可醒神开窍、安神定志，常用于治疗情志疾病。膻中，心包经募穴，可宽胸理气，行气解郁。合谷为大肠经原穴，太冲为肝经原穴，一为阳主气，一为阴主血，两穴合用称之为"四关"，一升一降，相得益彰，可加强各自功效，治疗五脏六腑气血失和、气机升降失常之疾病。上述诸穴合用，可调和脏腑、平衡阴阳，达到宽胸理气、行气解郁之效。

【护理措施】

（一）生活起居

保持病室整洁安静，空气清新流通，每日至少通风 3 次，每次 30min。注意防寒保暖，避风寒湿邪入侵。

（二）病情观察

遵医嘱给予氧疗，密切观察患者生命体征、血氧饱和度变化，以及胸闷的程度、持续时间、有无短期内突然加重的征象。

（三）用药护理

指导患者中药汤剂宜温服，分两次，早、晚餐后半小时服用。

（四）情志调理

指导患者了解本病的发生、发展及转归，加强病情沟通，告知患者本病可防可控可治，多数为轻症病例，鼓励患者听取专家和正规消息渠道的信息发布，勿人云亦云，过悲过思，以免影响病势。

（五）体位护理

指导患者取舒适的体位。如胸闷、嗳气宜取半坐卧位，胸胁胀痛者取侧卧位。

（六）中医特色护理技术

穴位按摩　遵医嘱予穴位按摩，可选择印堂、百会、膻中、合谷、太冲等穴位，每日 1 次，每次 20～30min。按摩手法以"补虚泻实"为原则，着重从手法作用的时间、频率和轻重力度进行控制，通过对穴位长时间刺激，使患者身心愉悦、精神振奋、气血充足，达到"补虚"的作用。手法徐缓、频率低、幅度小以达到疏通气血、扶正补虚的功效；力度上，轻为补，重为泻，补泻结合，刺激时由轻而重，并逐渐增加刺激量，以患者能够耐受、自感舒适，有酸胀感为宜，以达到宽胸理气、疏肝解郁之效（图 3-9-3-4、图 3-9-3-5）。

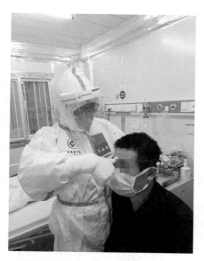

图 3-9-3-4　穴位按摩（印堂）

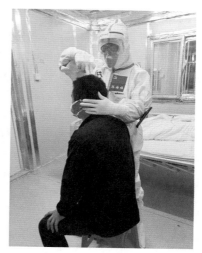

图 3-9-3-5　穴位按摩（百会）

【护理评价】

2 月 2 日，患者诉胸闷、双侧胁肋部隐痛较前好转。外周血氧饱和度为 100%，呼吸困难分级（mMRC）1 级，GAD-7 焦虑量表评分 7 分，PHQ-9 抑郁症筛查量表评分 9 分，St.Mary's 医院睡眠问卷评分 18 分。2 月 6 日，患者诉胸闷、双侧胁肋部隐痛已得到改善，但情绪激动时易感胸闷。

【分析思路】

中医认为七情可以致病，情绪的压抑是许多疾病发生的主要原因。音乐能通过情感体验，帮助人们释放或控制情绪，为人们提供一个情绪宣泄的方式。五行音乐疗法是在五音调式的基础，根据五音对应五脏的节律和特性对患者施乐，达到提高人体脏腑功能，促进气血津液协调运行的作用。五音即宫、商、角、徵、羽，其中宫为脾之音，能稳定全身气机，调理脾胃，具有养脾、补肺的作用；商为肺之音，能调节肺气的宣发和肃降，具有保肺、补肾之功效；角为肝之音，能促进气机宣发和展放，具有疏肝理气之功效；徵为心之音，能促进全身气机上升，具有补脾利肺、养阳助心之效；羽为肾之音，能促进全身气机的潜降，具有保肾藏精、泻肺热的功效。由此可见，五行音乐疗法具有调畅情志、调和脏腑、调理全身气机的作用，因而能改善患者胸闷的症状。

【护理措施】

1. 五行音乐疗法，每日 2～3 次，每次 30min 左右。由护理人员依据患者的实际情况和需求选取宫、商、角、徵、羽五种曲调的音乐各 2 首，共 10 首，选曲完成后，将患者所选的音乐播放给患者听。

2. 指导患者有效调畅情志的方法，如情志相胜法、移情易性法。

【护理评价】

2月11日,患者诉胸闷、双侧胁肋部隐痛较前明显好转。外周血氧饱和度为100%,呼吸困难分级(mMRC)由起初的2级降为0级,GAD-7焦虑量表评分由起初的14分降为3分,PHQ-9抑郁症筛查量表评分由起初的15分降为4分,St.Mary's医院睡眠问卷评分由起初的10分升高为24分(图3-9-3-6)。

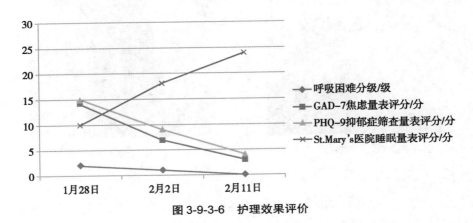

图3-9-3-6　护理效果评价

五、出院指导及延续护理

(一)出院小结

患者神清,精神可,无咳嗽、咳痰,无胸闷气短,双侧胁肋部隐痛、四肢身重困倦、倦怠乏力均较前明显好转。纳、眠可,二便调,新型冠状病毒核酸检测阴性。符合新型冠状病毒肺炎的出院标准,2月12日予出院。

(二)指导要点及延续护理

1. 定点医院要做好与患者居住地基层医疗机构间的联系,共享病历资料,及时将出院患者信息推送至患者辖区或居住地居委会和基层医疗卫生机构。

2. 患者出院后,建议应继续进行14天的隔离管理和健康状况监测,佩戴口罩,有条件的患者居住在通风良好的单人房间,减少与家人的近距离密切接触,分餐饮食,做好手卫生,避免外出活动。

3. 建议在出院后第2周和第4周到医院随访、复诊。

4. 指导患者正确对待各种事物变化,避免忧愁思虑过度,防止情志内伤。嘱家属多开导、多关心患者。

5. 鼓励患者适当进行体育锻炼,以增强体质;培养多种业余爱好,以陶冶情操。

6. 饮食宜清热利湿、宣肺理气、健脾化痰、疏肝解郁之品，如冬瓜、绿豆、薏苡仁、陈皮、枇杷、雪梨、山楂、佛手等；可食用药膳方，如绿豆薏米粥、参苓粥杏仁猪肺菜干汤、茯苓怀山炖瘦肉汤、合欢花茶等。

7. 定期复诊，不适随诊，慎防外感。

8. 搭建延续护理信息平台，将患者加入微信群中，将延续护理移动化落实，出院后为患者提供线上健康管理指导，对患者进行定期线上随访。

第四章
新型冠状病毒肺炎常用中医特色护理技术

　　本章提到的所有中医护理技术，在新型冠状病毒肺炎疫情期间，均遵循《新型冠状病毒肺炎诊疗方案（试行第五版、第五版修正版、第六版、第七版）》及《新型冠状病毒肺炎防控方案（第三版、第四版、第五版、第六版）》，做好相关的感染控制及消毒隔离措施。

第一节　耳穴贴压

　　耳穴贴压是使用特定的针具或丸状物，通过对耳郭上相应的穴位或反应点进行刺激的治疗技术。依据中医全息疗法中耳郭与人体各部位存在一定联系的理论、原理，通过刺激特定的耳部穴位来防治疾病。耳穴贴压从两千年前发展至今，其常用的针具包括15mm短柄毫针、图钉形揿针及王不留行籽、莱菔子等丸状物，此章介绍的耳穴贴压为无创的王不留行籽耳穴贴压。

（一）适用范围

　　适用范围较广，临床上常用于治疗各种疼痛性疾病及某些功能紊乱性疾病。

（二）评估

　　1. 病史　主要不适症状、既往史，女性患者的妊娠情况。

　　2. 耐受度程度　对疼痛的耐受程度。

　　3. 过敏史　有无对胶布、药物等过敏情况。

　　4. 皮肤情况　耳部皮肤情况。

（三）告知

　　1. 及时沟通　嘱关注局部皮肤组织的感觉，热、麻、胀、痛，如有不适及时通知护士。

　　2. 按压方式　自行按压，每日按压3～5次，每次每穴1～2min。

3. 疗效的保证　耳穴贴压脱落后，应通知护士补贴。

（四）物品准备

治疗盘、王不留行籽或莱菔子等丸状物、胶布、75% 乙醇、棉签、探棒、止血钳或镊子、弯盘、污物碗，必要时可备耳穴模型。

（五）基本操作方法

1. 核对及评估　核对医嘱，评估患者，做好解释。

2. 操作前准备　备齐用物，携至床旁，协助患者取合理且舒适的体位。

3. 探寻耳穴　遵照医嘱，探查耳穴敏感点，确定贴压部位。

4. 局部清洁祛脂　用 75% 乙醇自上而下、由内到外、从前到后清洁耳部皮肤。

5. 贴压方法　操作选用质硬而光滑的王不留行籽或莱菔子等丸状物黏附在 0.7cm×0.7cm 大小的胶布中央，用止血钳或镊子夹住、贴敷于选好耳穴的部位上，并给予适当按压（揉），使患者有热、麻、胀、痛的感觉，即"得气"。

6. 观察及询问　观察患者局部皮肤，询问有无不适感。

7. 常用按压手法

（1）对压法（图 4-1-1-1）：用拇指和示指的指腹置于患者耳郭的正面和背面，相对按压，至出现热、麻、胀、痛等感觉，示指和拇指可边压边左右移动或做圆形移动，一旦找到敏感点，则持续对压 20～30s。此法对内脏痉挛性疼痛、躯体疼痛有较好的镇痛作用。

（2）直压法（图 4-1-1-2）：用指尖垂直按压耳穴，至患者产生胀痛感，持续按压 20～30s，间隔少许，重复按压，每次按压 3～5min。

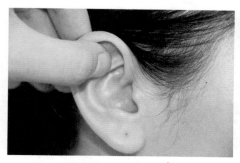
图 4-1-1-1　对压法

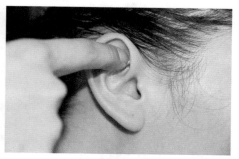
图 4-1-1-2　直压法

（3）点压法（图 4-1-1-3）：用指尖一压一松地按压耳穴，每次间隔 0.5s。本法以患者感到胀而略感刺痛为宜，用力不宜过重。一般每次每穴可按压 27 下，具体可视病情而定。

8. 操作结束　操作完毕，安排舒适体位，整理床单位。

（六）注意事项

1．耳郭局部有炎症、冻疮或表面皮肤有溃破者、有习惯性流产史的孕妇不宜施行。

2．耳穴贴压每次选择一侧耳穴，双侧耳穴轮流使用。夏季易出汗，留置1～3天，冬季留置3～7天。

3．观察患者耳部皮肤情况，留置期间应防止胶布脱落或污染；对普通胶布过敏者改用脱敏胶布。

4．患者侧卧位耳部感觉不适时，可适当调整。

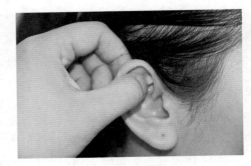

图 4-1-1-3　点压法

（七）耳穴贴压流程

操作前	操作要点	图例
用物准备 治疗盘、王不留行籽或莱菔籽等丸状物、胶布、75%乙醇、棉签、探棒、止血钳或镊子、弯盘、污物碗，必要时可备耳穴模型	**评估** 1．主要症状、既往史，是否妊娠 2．对疼痛的耐受程度 3．有无对胶布、药物等过敏情况 4．耳部皮肤情况	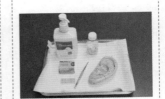 **备物**

操作中	操作要点	图例
根据医嘱在反射区内探寻反应点，并询问有无热、麻、胀、痛等"得气"的感觉	**寻找反应点** 寻找顺序：自上而下在反应区内探寻耳穴的敏感点	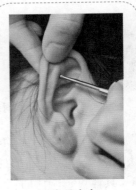 **寻找反应点**

操作中 | 操作要点 | 图例

用 75% 乙醇清洁耳部皮肤

耳郭清洁

乙醇湿度适中，防止流入耳道，自上而下、由内到外、从前到后

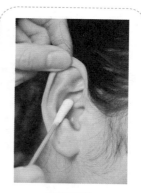

耳郭清洁

止血钳或镊子夹住、贴敷于选好耳穴的部位上，给予适当按压（揉）后指导患者按压方法

贴压

贴压后给予适当按压（揉），使患者有热、麻、胀、痛等"得气"的感觉；敷料贴敷贴平整、稳妥

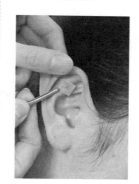

贴压

操作后 | 注意事项 | 图例

整理用物，垃圾分类处理

洗手，记录

1. 每次选择一侧耳穴，双侧耳穴轮流使用。留置时间：夏季1～3天，冬季3～7天
2. 留置期间应防止胶布脱落或污染；对普通胶布过敏者改用脱敏胶布
3. 患者侧卧位耳部感觉不适时，可适当调整

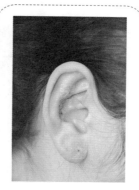

治疗外观

（八）耳穴贴压评分标准

程序	规范项目	分值	评分标准	扣分	得分
操作前准备20分	1. 仪表端庄，着装整洁	2	一项不符扣1分		
	2. 核对医嘱、治疗单	6	未核对扣6分，一处不符合扣3分		
	3. 操作前评估 （1）患者当前的主要症状、临床表现及既往史，女患者要评估是否妊娠期 （2）耳郭的皮肤情况 （3）解释操作目的、告知相关事项	6	评估不全1项扣1分，漏1项扣2分		
	4. 洗手	2	未洗手扣2分		
	5. 用物准备：治疗盘、治疗单、探棒、耳穴贴、棉签、镊子、皮肤清洁液、手消毒液	4	少一件或不符合要求扣0.5分		
操作流程60分	1. 携用物到患者床旁，核对床号、姓名、部位	3	未核对扣3分，核对不全扣1～2分		
	2. 做好解释，协助患者取舒适体位，暴露埋豆部位	7	未解释扣5分，体位不适扣2分		
	3. 术者一手持耳轮后上方，另一手持探棒由上而下在耳郭上寻找敏感点	15	手法不对扣5分，穴位不准扣10分		
	4. 再次核对患者、穴位后，用皮肤消毒液擦拭（其范围视耳郭大小而定）	15	未再次核对扣3分，核对不全扣1～2分，不能找到穴位扣8分，未脱脂扣4分		
	5. 用镊子夹取耳穴贴，对准穴位紧贴上轻压，观察是否有疼痛	10	方法不正确扣5分，未观察扣5分		
	6. 协助患者舒适体位，整理用物	6	一处不符合要求扣2分		
	7. 洗手				
	8. 记录：在治疗单上签名、记录时间	4	一处不符合要求扣2分		
操作后评分20分	1. 物品处置符合消毒技术规范要求	5	不符合规范酌情扣1～5分		

续表

程序	规范项目	分值	评分标准	扣分	得分
操作后评分20分	2.正确指导患者 （1）告知患者在埋豆期间自我按摩方法 （2）指导患者按压方式及时间 （3）嘱患者局部保持干燥	8	未指导一项按摩方法扣4分，指导不全扣分减半；余一项未指导扣2分，指导不全扣1分		
	3.语言通俗，态度和蔼，沟通有效	3	语言、态度不符合要求各扣1分；沟通无效扣2分		
	4.动作熟练、规范，符合操作原则	4	一处不符合要求扣1～2分		

第二节 穴 位 敷 贴

穴位敷贴是将药物制成一定剂型，敷贴到人体穴位，通过刺激穴位，激发经气，达到通经活络、清热解毒、活血化瘀、消肿止痛、行气消痞、扶正强身作用的一种操作方法。

（一）适用范围

适用于恶性肿瘤、各种疮疡及跌打损伤等疾病引起的疼痛；消化系统疾病引起的腹胀、腹泻、便秘；呼吸系统疾病引起的咳喘等症状。

（二）评估

1. 环境　病室环境、温度适宜。

2. 病史　主要症状、既往史、药物及敷料过敏史、是否妊娠、患者体质。

3. 局部皮肤　敷药部位的皮肤情况。

4. 接受程度　对穴位敷贴操作的接受程度，心理状态，二便情况。

（三）告知

1. 观察及注意　出现皮肤微红为正常现象。若出现皮肤瘙痒、丘疹、水疱等情况勿擅自触碰或抓挠局部皮肤，或敷料松动或脱落，均应及时告知护士。

2. 使用剂量　穴位敷贴时间根据病情、年龄、药物、季节调整，小儿酌减。

3. 药物易浸渍　局部贴药后可出现药物颜色、油渍等污染衣物的情况；深色中药可致皮肤着色，数日后可自行消退。

（四）物品准备

治疗盘，遵医嘱配制的药物，挖勺或压舌板，棉纸或薄胶纸，无菌棉垫或纱布、胶布或绷带，生理盐水棉球，必要时备屏风、毛毯。

（五）基本操作方法

1. 核对及注意　核对医嘱，评估患者，做好解释。

2．体位与保暖　备齐用物，携至床旁。根据敷药部位，协助患者取适宜的体位，充分暴露患处，注意保暖，必要时屏风遮挡患者。

3．清洁皮肤　用生理盐水棉球清洁皮肤并观察局部皮肤情况，若原有敷料，则更换敷料，以生理盐水棉球擦洗皮肤上的药渍，观察皮肤情况及敷药效果。

4．备药　根据敷药面积，取大小合适的棉纸或薄胶纸，用挖勺或压舌板将所需药物均匀地涂抹于棉纸上或薄胶纸上，厚薄适中。

5．贴敷　将药物敷贴于穴位上，做好固定。可加敷料或棉垫覆盖，避免药物受热溢出污染衣物，以胶布或绷带固定，松紧适宜。温度以患者耐受为宜。

6．观察　观察患者局部皮肤，询问有无不适感。

7．整理床单位　操作完毕后擦净局部皮肤，协助患者着衣，安排舒适体位。

（六）注意事项

1．用法禁忌　孕妇的脐部、腹部、腰骶部及某些敏感穴位，如合谷、三阴交等处都不宜敷贴，以免局部刺激引起流产。

2．贴敷用物规格　药物应均匀涂抹于绵纸中央，厚薄一般以 0.2～0.5cm 为宜，覆盖敷料大小适宜。

3．贴敷规则　敷贴部位应交替使用，不宜单个部位连续敷贴。

4．预防感染　除拔毒膏外，患处有红肿及溃烂时不宜敷贴药物，以免发生化脓性感染。

5．清洁　对于残留在皮肤上的药物不宜采用肥皂或刺激性物品擦洗。

6．局部并发症的处理　使用敷药后，如出现红疹、瘙痒、水疱等过敏现象，应暂停使用，报告医师，配合处理。

（七）穴位敷贴流程

操作前	操作要点	图例
用物准备 治疗盘，棉纸或薄胶纸，配制的药物，挖勺或压舌板，无菌棉垫或纱布、胶布或绷带，0.9% 生理盐水棉球，必要时备屏风、毛毯	**评估** 1．病室环境、温度适宜 2．主要症状、既往史、药物及敷料过敏史、是否妊娠、患者体质 3．敷药部位的皮肤情况 4．患者理解与接受度，心理状态，二便情况	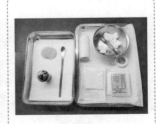 备物

操作中	操作要点	图例

穴位定位

核对医嘱,暴露敷药部位,注意隐私和保暖;用生理盐水棉球清洁或擦洗皮肤;定位贴敷穴位

使用穴位定位方法定穴位;常用简便取穴法、体表解剖标志法、同身寸法、骨度分寸法

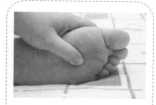

穴位定位

药物的准备

根据敷药面积,取大小合适的棉纸或薄胶纸,用挖勺或压舌板将所需药物涂抹于固定敷料上

药物应均匀涂抹于绵纸中央,厚薄一般以0.2~0.5cm为宜,温度以患者耐受为宜,覆盖敷料大小适宜

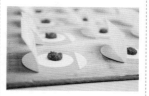

药物的准备

敷贴的固定

将药物敷贴于穴位上,做好固定

可加敷料或棉垫覆盖,以胶布或绷带固定,松紧适宜

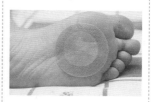

固定妥当

操作后	注意事项	图例

观察敷贴局部皮肤有无过敏情况,询问患者有无不适,协助患者取舒适体位,整理用物及床单位

洗手,记录

1. 敷贴部位应交替使用
2. 除拔毒膏外,患处有红肿及溃烂时不宜敷贴药物
3. 皮肤的清洁不宜采用肥皂或刺激性物品擦洗
4. 敷药后,出现红疹、瘙痒、水疱等过敏现象,应暂停使用,报告医师,配合处理

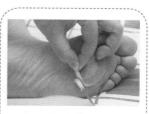

去除敷贴

（八）穴位敷贴评分标准

程序	规范项目	分值	评分标准	扣分	得分
操作前准备20分	1. 仪表端庄、态度和蔼，着装整洁	2	任意一项不符合扣1分		
	2. 核对医嘱、治疗单	4	一处未核对扣2分		
	3. 操作前评估及解释 （1）病室环境、温度适宜 （2）主要症状、既往史、药物及敷料过敏史、是否妊娠、患者体质 （3）敷药部位的皮肤情况 （4）接受度、心理状况，二便情况 （5）解释操作目的、告知相关事项	8	评估病情不全扣3分，余不全各扣1分；未解释扣2分		
	4. 洗手，戴口罩	1	任意一项不符合扣0.5分		
	5. 用物：治疗盘、配制药物、压舌板（挖勺）、棉纸（薄胶纸、无菌棉垫纱布、胶布或绷带）、0.9%生理盐水棉球	5	少一件或不符合要求扣1分		
操作流程60分	1. 携用物到患者床旁，核对床号、姓名、部位	6	未核对扣6分，核对不全每项扣2分		
	2. 做好解释，协助患者取舒适体位，根据敷药部位，暴露治疗部位，注意保暖	10	未解释扣6分，体位不适及未保暖各扣2分		
	3. 再次核对，更换敷料，擦洗皮肤上的药渍，观察创面情况及敷药效果	8	未再次核对扣3分，核对不全扣1～2分，未擦洗扣3分，未观察扣3分		
	4. 根据敷药面积，选取合适的敷料及固定方式，药物涂抹均匀、厚薄适中	12	一处不符合要求扣3分		
	5. 将药物敷贴于穴位上，做好固定，可加敷料或棉垫覆盖，以胶布或绷带固定，松紧适宜	10	固定过松、过紧、不牢固扣4分，药物外渗、污染衣物，每项扣3分		
	6. 涂药过程中随时询问患者有无不适，协助患者取舒适体位	8	一处不符合要求扣4分		
	7. 整理用物，洗手，记录所敷药物、时间、部位及皮肤情况	6	一处不符合要求扣2分		

续表

程序	规范项目	分值	评分标准	扣分	得分
操作后评分20分	1. 物品处置符合消毒技术规范要求	4	不符合规范酌情扣1～4分		
	2. 正确指导患者 （1）局部皮肤的正常和异常征象 （2）穴位敷贴的时间 （3）局部清洁宜忌 （4）药物可能渗出污染衣物	8	未指导扣8分，一项指导不全扣2分		
	3. 语言通俗，态度和蔼，沟通有效	6	语言、态度不符合要求各扣1分；沟通无效扣2分		
	4. 动作熟练、规范，符合操作原则	2	一处不符合要求扣1～2分		

第三节 推 拿 按 摩

一、穴位按摩

穴位按摩是以经络学说为指导，以穴位主治性能为基础，运用不同手法作用于人体体表特定部位或穴位，达到防病治病、保健养生的目的。

（一）适用范围

头痛、失眠、痛经、便秘、消化不良、神经性呕吐、扭伤、腰肌劳损等症。

（二）评估

1. 评估患者性别、年龄、诊断、体质、对疼痛的耐受程度，根据医嘱，确定按摩手法、力度、频率等。

2. 评估按摩部位的皮肤情况，若有感染、溃疡、瘢痕、肿瘤部位局部皮肤病、开放性损伤、未确诊的急性脊柱损伤等，或为孕妇腰腹部，则不宜按摩。

3. 腰、腹部进行按摩前，嘱患者排空膀胱。

（三）告知

1. 告知患者穴位按摩的目的，操作过程，取得患者配合。

2. 操作前排空二便，在治疗过程中不要变更体位。

3. 在极度疲乏、饥饿、饱餐或精神高度紧张时不宜进行按摩。

（四）物品准备

治疗盘、大毛巾、润滑油、纱块、棉签、抹手液、污物桶。

（五）基本操作方法

1．备齐用物至患者床前，三查七对。

2．暴露按摩穴位，正确取穴或阳性反应点，注意保暖。

3．在按摩部位涂抹润滑油，按摩开始时用力要轻，由轻到重，然后再逐渐减轻而结束。一般以肩带肘，以肘带腕，以腕带手，要求刚柔相济，由浅到深，均匀柔和，连续不断，轻而不浮，重而不滞，以渗透舒适为度。

4．根据医嘱选用适宜的手法，常用按摩手法有：

（1）按法：利用指尖或指掌，在患者身体适当部位，有节奏地一起一落按下，叫做按法。通常使用的有单手按法、双手按法。临床上，在两肋下或腹部，通常应用单手按法或双手按法。背部或肌肉丰厚的地方，还可使用单手加压按法。也就是左手在下，右手轻轻用力压在左手指背上的一种方法；也可以右手在下，左手压在右手指背上。

（2）摩法：摩，就是抚摩的意思。用手指或手掌在患者身体的适当部位，给以柔软的抚摩，叫做摩法。摩法多配合按法和推法，有常用于上肢和肩端的单手摩法，以及常用于胸部的双手摩法。

（3）推法：向前用力推动叫推法。临床常用的推法有单手和双手两种推摩方法。因为推与摩不能分开，推中已包括有摩，故推摩常配合一起用。像两臂两腿肌肉丰厚处，多用推摩。用拇指与示指夹持胳膊肌肉，用推法中的单手推摩法。手指可用推摩，手指面积太小，操作时，一般多用左手握住患者腕部，右手拇指与示指捏住患者一个手指进行推摩，或者只用右手拇指在患者手指上推摩。推摩的手法是多样的。把两手集中在一起，使拇指对拇指，示指对示指，两手集中一起往前推动，叫做双手集中推摩法，这种方法，是推摩法中最得手的一种手法。

（4）拿法：用手把适当部位的皮肤稍微用力拿起来，叫做拿法。临床常用的有在腿部或肌肉丰厚处的单手拿法。如果患者因情绪紧张、恼怒，突然发生气闷，胸中堵塞，出现类似昏厥的情况，可在锁骨上方肩背相连的地方，用单手拿法，把肌肉抓起来放下，再抓起，以每秒钟拿两下的速度，连拿20次，稍微休息，再连拿20次，则可胸中通畅，气息渐自调和。

（5）揉法：用手贴着患者皮肤，轻微地旋转活动的揉拿，叫做揉法。揉法分单手揉和双手揉。像太阳穴等面积小的地方，可用手指揉法，对于背部面积大的部位，可用手掌揉法。还有单手加压揉法，比如揉小腿处，左手按在患者腿肚处，右手则加压在左手背上，进行单手加压揉法。肌肉丰厚的小腿肚上，则可使用双手揉法。揉法具有消瘀祛积，调和气血的作用，对于局部痛点，使用揉法十分合适。

（6）捏法：在适当部位，利用手指把皮肤和肌肉从骨面上捏起来，叫做捏法。捏法和拿法,有某些类似之处,但是拿法要用手的全力,捏法则着重在手指上。拿法用力要重些,捏法用力要轻些。捏法是按摩中常用的基本手法,它常常与揉法配合进行。捏法,实际包括了指尖的挤压作用,由于捏法轻微挤压肌肉的结果,能使皮肤、肌腱活动能力加强,能改善血液和淋巴循环。浅捏可祛风寒,可化瘀血,深捏可以治疗肌腱和关节囊内部及周围因风寒湿而引起的肌肉和关节的疼痛。

(7)颤法:迅速、短促、均匀地振颤抖动。颤法与"动"分不开,所以又叫颤动手法。将大拇指垂直地点在患者痛点,全腕用力颤动,带动拇指产生震颤性的抖动,叫单指颤动法。用拇指与示指,或示指与中指,放在患者疼处或眉头等处,利用腕力进行颤动叫双指颤动法。

(8)打法:打法又叫叩击法。临床上多配合在按摩后进行。打法手劲要轻重有度,柔软而灵活。手法合适,能给患者以轻松感,否则就是不得法。打法主要用的是双手。常用手法有侧掌切击法、平掌拍击法、横拳叩击法、竖拳叩击法等。

5.操作结束后再次核对,协助患者取安全舒适卧位,整理床单位,清理用物,按医院感染控制规范处理。洗手,观察、记录并签名。

(六)注意事项

1.操作者手要保持清洁,指甲要剪短,冬天操作前要先把手搓热。

2.点穴时要发力在腿,用力在腰,促动肩臂,力灌指端;用适度的力量按穴位,使其有酸、麻、胀等得气感。

3.操作前要先摆好患者体位,按摩时用力要贯彻由轻到重、再由重到轻的原则。

(七)穴位按摩流程图

操作前	操作要点	图例
用物准备 治疗盘、大毛巾、润滑油、纱块、棉签、抹手液、污物桶	**评估** 1.根据患者性别、年龄、诊断、体质、对疼痛的耐受程度,按医嘱,确定按摩手法、力度、频率等 2.按摩部位的皮肤情况 3.腰、腹部进行按摩前,嘱患者排空膀胱	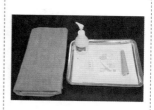 备物

操作中	操作要点	图例

操作中

1. 备齐用物至患者床前,三查七对
2. 暴露按摩穴位,正确取穴或阳性反应点,注意保暖
3. 在按摩部位涂抹润滑油,开始操作

操作要点

按法

利用指尖或指掌,在患者身体适当部位,有节奏地一起一落按下

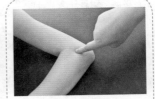

定穴

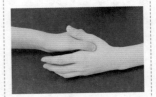

按法

摩法

手指或手掌在患者身体的适当部位,给以柔软的抚摩

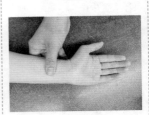

摩法

推法

向前用力推

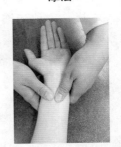

推法

拿法

用手把适当部位的皮肤,稍微用力拿起来

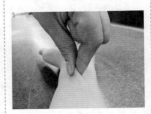

拿法

操作要点	图例

揉法

用手贴着患者皮肤，作轻微的旋转活动的揉拿

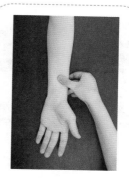

揉法

捏法

在适当部位，利用手指把皮肤和肌肉从骨面上捏起来，着重在手指上

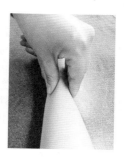

捏法

颤法

迅速、短促、均匀地振颤抖动

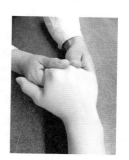

颤法

打法

打法手劲要轻重有度，柔软而灵活。手法合适，能给患者以轻松感

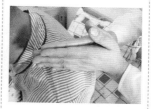

打法

操作后　　　　　　　　注意事项

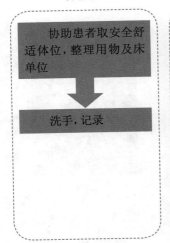

协助患者取安全舒适体位，整理用物及床单位

↓

洗手，记录

1．操作者手要保持清洁，指甲要剪短，冬天操作前要先把手搓热

2．点穴时要发力在腿，用力在腰，促动肩臂，力灌指端；用适度的力量按穴位，使其有酸、麻、胀等得气感

3．操作前要先摆好患者体位，按摩时用力要贯彻由轻到重、再由重到轻的原则

（八）穴位按摩评分标准

程序	规范项目	分值	评分标准	扣分	得分
操作前准备20分	1．仪表端庄，着装整洁规范	2	一处不规范扣1分		
	2．核对医嘱、治疗单	3	未核对扣3分，一处不符合扣1分		
	3．操作前评估 （1）评估患者性别、年龄、诊断、体质、对疼痛的耐受程度，根据医嘱，确定按摩手法、力度、频率等 （2）按摩部位的皮肤情况：有感染、溃疡、瘢痕、肿瘤部位局部皮肤病、开放性损伤、未确诊的急性脊柱损伤等，或为孕妇腰腹部，不宜按摩 （3）腰、腹部进行按摩前，嘱患者排空膀胱	6	未评估扣6分，评估不全一项扣1分		
	4．洗手、戴口罩	3	未洗手扣2分，未戴口罩扣1分		
	5．用物准备：治疗盘、大毛巾、润滑油、纱块、棉签、抹手液、污物桶	6	少一件或不符合要求扣1分		

续表

程序	规范项目	分值	评分标准	扣分	得分
操作流程60分	1．携用物到患者床旁，核对床号、姓名、部位	5	未核对扣5分，核对不全扣1～2分		
	2．做好解释，协助患者取舒适体位，暴露按摩部位，注意保暖	5	未解释扣3分，体位不适扣2分		
	3．再次核对，准确选择腧穴部位及推拿手法	15	未再次核对扣3分，核对不全扣1～2分，穴位不准扣5分		
	4．用力均匀，禁用暴力，推拿时间合理	15	手法不对扣5分		
	5．随时询问患者对手法的反应，及时调整或停止操作	10	未观察扣6分，观察不全面扣4分		
	6．治疗结束后，协助患者取舒适体位，整理用物 7．洗手	8	一处不符合要求扣2分		
	8．记录：在治疗单上签名、记录时间	2	一处不符合要求扣1分		
操作后评分20分	1．物品处置符合医院感染控制要求	4	不符合规范酌情扣1～4分		
	2．正确指导患者，按摩后，如局部出现酸胀感觉可自行消失	10	未指导扣10分，一项指导不全扣2～3分		
	3．语言通俗，态度和蔼，沟通有效	2	语言、态度不符合要求各扣1分；沟通无效扣2分		
	4．动作熟练、规范，符合操作原则	4	一处不符合要求扣1～4分		

二、头部按摩（开天门疗法）

开天门是指运用各种推拿手法，按摩头部穴位的操作技术，主要是刺激末梢神经，使机体产生感应，疏通经络，促进血液循环，加强机体代谢功能，从而达到阴阳平衡，有发汗解表、开窍醒神等作用，可以解除头晕、头痛、偏头痛、神经衰弱、失眠等症，也可起到增强体质，预防保健的作用。

（一）适用范围

适用于头晕、头痛、偏头痛、头胀、神经衰弱、失眠等症状。

（二）评估

1．主要症状、既往史、月经情况、是否妊娠。

2．对疼痛的耐受程度。

3．头部皮肤情况。

（三）告知

1．告知患者头部按摩的目的，操作过程，并指导患者配合。

2．头部按摩的局部感觉有热、麻、胀、痛，如有不适及时告知护士。

3．操作过程中观察患者，随时询问对手法的治疗反应、力度等，及时调整或停止操作，以防发生意外。

（四）物品准备

治疗盘、治疗巾、梳子、手消毒液。

（五）基本操作方法

1．核对医嘱，评估患者，做好解释。

2．备齐用物，携至床旁。

3．协助患者取合理、舒适体位（常采用仰卧位）。

4．头部垫治疗巾。

5．推上星：双手拇指交替，自印堂向上推至上星，36次。

6．推头维：双手拇指同时自印堂向上推至头维，36次。

7．抹眉：双手拇指，自两侧攒竹沿眉围至丝竹空，36次。

8．梳理太阳经：五指分开，双手交替用指腹梳理太阳经，10～20次。

9．叩印堂：中指弯曲，用指腹叩击印堂，36次。

10．叩百会：中指弯曲，用指腹叩击百会，36次。

11．揉太阳穴：大拇指指腹顺时针揉10次，逆时针揉10次。

12．轻拍前额3min：双掌合十，手指并拢从前额→左侧太阳穴→前额→右侧太阳穴→前额→额顶。

13．按揉风池及肩井：分别用指腹按揉风池及肩井5～10次。

14．操作完毕，为患者梳理头发，撤治疗巾，安置舒适体位，整理床单位。

（六）注意事项

1．操作前应剪指甲、洗手以防损伤患者皮肤。

2．根据性别、年龄，选择推拿手法、时间。体质柔弱者、年老者手法稍轻；经、带、胎、产的妇女手法宜轻；小儿气血未充，肌肤娇嫩，手法宜轻，时间宜短；体质强壮者手法可稍重。

3．操作过程中及时询问患者对手法的治疗反应，及时调整手法，以感觉舒适为度；操作力度均匀、柔和、深透、有力、持久。

4．治疗频次。症状重者可日行1次，症状轻者3日1次；每次20～30min。

（七）头部按摩（开天门疗法）流程

操作前　　　　　　　操作要点　　　　　　　图例

用物准备

治疗盘、治疗巾、梳子、手消毒液

评估

1. 主要症状、既往史、月经情况、是否妊娠
2. 对疼痛的耐受程度
3. 头部皮肤情况

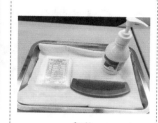

备物

操作中　　　　　　　操作要点　　　　　　　图例

1. 协助患者取合理、舒适体位（常采用仰卧位）
2. 头部垫治疗巾
3. 推上星：双手拇指交替，自印堂向上推至上星，36 次
4. 推头维：双手拇指交替，自印堂向上推至头维，36 次
5. 抹眉：双手拇指，自两侧攒竹沿眉围至丝竹空，36 次
6. 梳理太阳经：五指分开，双手交替用指腹梳理太阳经，10～20 次
7. 叩印堂：中指弯曲，用指腹叩击印堂穴，36 次
8. 叩百会：中指弯曲，用指腹叩击百会穴，36 次

一指禅推法

拇指指腹或指端着力按摩部位，以肘部为支点，沉肩、垂肘、悬腕、虚掌、指实，不可用蛮力，频率 120～160 次/min

抹法

单手或双手拇指腹紧贴皮肤，上下或左右往返移动，用力轻而不浮、重而不滞

按法

拇指端或指腹按压体表，稍留片刻。由轻而重、不可暴力按压

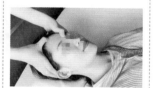

推上星

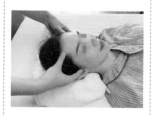

推头维

操作中　　　　　　　　　　操作要点　　　　　　　　　　图例

指揉法

9. 揉太阳穴：大拇指指腹顺时针揉 10 次，逆时针揉 10 次

指腹轻柔缓和摆动，频率 120～160 次 /min

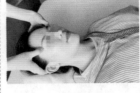

抹眉

10. 轻拍前额 3min：双掌合十，手指并拢从前额→左侧太阳穴→前额→右侧太阳穴→前额→额顶

11. 按揉风池及肩井：分别用指腹按揉风池及肩井 5～10 次

12. 操作完毕，为患者梳理头发，撤治疗巾，安排舒适体位，整理床单位

擦法

大鱼际、掌根或小鱼际贴着部位直线来回摩擦，手指自然伸开，动作均匀连续，推动幅度大，呼吸自然、不可屏气，频率 10～120 次 /min

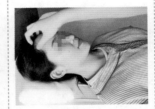

梳理太阳经

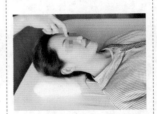

叩印堂

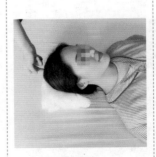

叩百会

图例

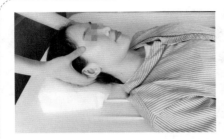

揉太阳穴

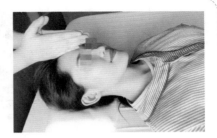

轻拍前额

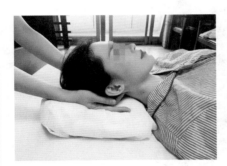

按揉风池

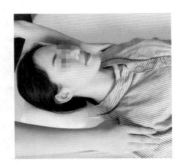

按揉肩井

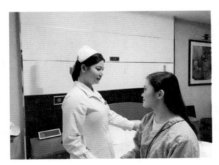

关注睡眠情况

操作后　　　　　　　　注意事项

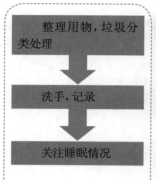

整理用物,垃圾分类处理

↓

洗手,记录

↓

关注睡眠情况

1．操作前应剪指甲、洗手,以防损伤患者皮肤

2．根据性别、年龄,选择推拿手法、时间。体质柔弱者、年老者手法稍轻;经、带、胎、产的妇女手法宜轻。小儿气血未充,肌肤娇嫩,手法宜轻,时间宜短;体质强壮者手法可稍重

3．操作过程中及时询问患者对手法的治疗反应,及时调整手法,以感觉舒适为度;操作力度均匀、柔和、深透、有力、持久

4．治疗频次:症状重者可日行1次,症状轻者3日1次;每次20～30min

（八）头部按摩法评分标准

程序	规范项目	分值	评分标准	扣分	得分
操作前准备20分	1．仪表端庄,着装整洁	2	衣、帽不整洁扣1分		
	2．核对医嘱、治疗单	5	未核对扣5分,一处不符合扣1分		
	3．操作前评估 （1）患者当前的主要症状、临床表现及既往史,女性患者要评估是否妊娠期 （2）头面部的皮肤情况 （3）解释操作目的、告知相关事项	5	未评估扣5分,评估不全一项扣1分,未解释扣2分		
	4．修剪指甲、洗手、戴口罩	4	未修剪指甲扣2分,未洗手扣2分		
	5．用物准备:治疗盘、治疗巾、梳子、手消毒液	4	少一件或不符合要求扣1分		

续表

程序	规范项目	分值	评分标准	扣分	得分
操作流程60分	1. 携用物到患者床旁,核对床号、姓名、部位	5	未核对扣3分,核对不全扣1～2分		
	2. 做好解释,协助患者取舒适体位,暴露按摩部位,注意保暖	10	未解释扣4分,体位不适扣3分,未注意保暖扣3分		
	3. 再次核对;准确选择腧穴部位及推拿手法	10	未再次核对扣3分,核对不全扣1～2分,穴位不准扣5分		
	4. 根据手法要求和腧穴部位的不同,正确运用	10	方法不正确扣10分		
	5. 用力均匀,禁用暴力,推拿时间合理	10	用力不均或使用暴力扣10分		
	6. 随时询问对手法反应,及时调整或停止操作	5	未观察扣5分		
	7. 协助患者取舒适体位,整理用物	8	一处不符合要求扣2分		
	8. 洗手				
	9. 记录:在治疗单上签名、记录时间	2	一处不符合要求扣1分		
操作后评分20分	1. 物品处置符合消毒技术规范要求	5	不符合规范酌情扣1～5分		
	2. 针对患者症状进行中医饮食及生活宣教	7	未指导扣7分		
	3. 语言通俗,态度和蔼,沟通有效	2	语言、态度不符合要求各扣1分,沟通无效扣2分		
	4. 动作熟练、规范,符合操作原则	6	一处不符合要求扣1～2分		

注:若损伤皮肤,扣20分。

附:开天门的穴位的定位(图4-3-2-13)

(1)上星:前发际正中直上1寸。

(2)印堂:两眉头连线的中点。

(3)头维:额角发际直上0.5寸。

(4)攒竹:眉头凹陷中。

（5）丝空竹：眉梢处凹陷中。

（6）百会：后发际直上7寸（两耳尖直上、头顶正中）。

（7）太阳：眉梢与目外眦之间后约1寸处凹陷中。

（8）风池：胸锁乳突肌与斜方肌之间、平风府穴处。

（9）肩井：位于大椎穴与肩峰线的中点处。

（10）风府：后发际正中直上1寸。

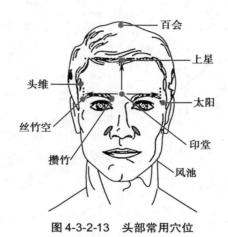

图4-3-2-13　头部常用穴位

三、腹部按摩

腹部按摩是运用手法作用于人体腹部穴位，并由体表深入体内，通过局部刺激，达到通腑泄热，促进排便的一种治疗方法。

（一）适用范围

适用于各种疾病及术后所致的便秘、胃脘痛、小儿疳积、慢性盆腔炎等。

（二）评估

1. 主要症状、既往史、体质，是否妊娠。

2. 对疼痛及力度的耐受程度，心理接受度。

3. 腹部皮肤情况（有无术口、有无破溃等）。

（三）告知

1. 腹部按摩时可能会出现局部皮肤发热、胀、痛等，如有不适及时告知护士。

2. 每日按摩1～2次，每次10min。

3. 勿于空腹或饱餐后行此项操作，于两餐之间时段按摩为宜。

4. 实施操作前嘱患者排空膀胱。

（四）物品准备

治疗盘、纱块、凡士林润滑油等介质、抹手液、棉签、松节油（备用）、屏风、大毛巾。

（五）基本操作方法

1. 核对医嘱，评估患者，做好解释。

2. 备齐用物，携至床旁。

3. 协助患者取合理舒适体位（以仰卧位为宜），注意保护患者隐私。

4. 根据患者腹部皮肤情况，酌情涂抹润肤品或去除胶布印等污垢。

5. 患者取仰卧位，两手于身体两侧平伸，解开腰带，腹部铺上治疗巾，呼吸调匀，按摩者面对患者右侧坐位，遵医嘱以右手操作；力度根据患者耐受程度来进行调整。

6. 按摩期间密切观察患者面部表情、体征等，操作过程中随时询问患者对手法的治疗反应，以感觉舒适为度；操作力度均匀、柔和、深透、有力、持久。

7. 常用按摩手法包括按法、摩法、推法、颤法（振法）。

（1）按法：利用指端、指腹或指掌，在患者身体的适当部位，有节奏地一起一落按下，叫做按法。通常使用的有单手按法、双手按法。临床上，在两肋下或腹部，通常应用单手按法或双手按法；也可以右手在下，左手压在右手指背上。在腹部皮肤上涂擦少许润滑油，以肚脐为圆心，以外腹部为按摩部位（把腹部均分为内外两个部分，内腹部主要为小肠部位，外腹部主要为大肠部位）；腹泻患者逆时针方向摩擦按摩腹部 10min，每天早晚各 1 次；便秘患者可顺时针方向摩擦按摩腹部 10min，每天早晚各 1 次。

（2）摩法：用手指指腹或手掌在患者身体的适当部位，给以柔软的抚摩，叫做摩法。摩法多配合按法和推法，有常用于上肢和肩端的单手摩法，以及常用于腹部的双手摩法。

（3）推法：向前用力推动叫推法。临床常用的有单手和双手两种推摩方法。因为推与摩不能分开，推中已包括有摩，推摩常配合一起用。常用方法为四指并拢，分别放在同侧剑突旁，沿季肋分推 5～10min。

（4）颤法（振法）：是一种振颤而抖动的按摩手法。动作要迅速而短促、均匀为合适。将大拇指垂直地点在患者痛点，全腕用力颤动，带动拇指产生震颤性的抖动，叫单指颤动法。用拇指与示指，或示指与中指，放在患者疼处，利用腕力进行颤动叫双指颤动法。常用方法为手指稍微弯曲，轻贴于腹部，上下颤动如鸟啄之势。颤动频率以 3～4 次/s 为宜，用力应均匀柔和。可从上腹部开始，由剑突下缓缓下行至脐部，来回往复移动，左右手可轮换交替进行。

（六）注意事项

1. 禁忌证

（1）未确诊的急性脊柱损伤禁做按摩。

（2）各种急性传染病、感染性化脓性疾病、结核性关节炎，烧伤、烫伤、皮肤破损、瘢痕等部位禁做按摩。

（3）妇女月经期、孕妇腰腹部禁做按摩。

2. 操作前修剪指甲、洗手以防损伤患者皮肤；预先去除局部有碍操作的物品。

3. 安排舒适体位以便于操作，以仰卧为主。

4. 按摩手法轻重适宜，随时观察患者表情，及时调整手法力度。

（七）腹部按摩流程

操作前	操作要点	图例
用物准备 治疗盘、纱块、凡士林润滑油等介质、抹手液、棉签、松节油（备用）、屏风、大毛巾	**评估** 1. 主要症状、既往史、体质，是否妊娠 2. 对疼痛及力度的耐受程度，心理接受度 3. 腹部皮肤情况（有无术口，有无破溃等）	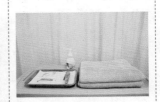 **腹部按摩用物**

操作中	操作要点	图例
核对医嘱，评估患者，做好解释；备齐用物，携至床旁	**用物的准备** 注意保护患者隐私，体位可灵活选择	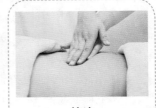 **按法** 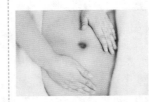 **摩法**

操作中

协助患者取合理舒适体位（仰卧位为宜），注意保护患者隐私

操作者根据患者腹部皮肤情况，酌情涂抹润肤品或去除胶布印等污垢

操作要点

皮肤准备

及时清除皮肤污垢或胶布印，干燥皮肤用润滑介质，以免影响手法操作

观察患者反应

操作期间密切观察患者面色、表情、体征等，随时询问对治疗的反应，及时调整手法；以患者舒适为度

图例

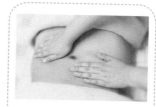

推法

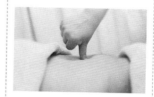

颤法

操作后

整理用物及床单位

洗手，记录

注意事项

1．禁忌证：未确诊的急性脊柱损伤、感染性化脓性疾病、结核性关节炎、烧伤、烫伤、皮肤破损、瘢痕等部位；妇女月经期、孕妇腰腹部

2．操作前修剪指甲、洗手以防损伤患者皮肤，预先去除局部有碍操作的物品

3．安排舒适体位以便于操作，以仰卧为主

4．按摩手法轻重适宜，随时观察患者表情，及时调整手法力度

（八）腹部按摩评分标准

程序	规范项目	分值	评分标准	扣分	得分
操作前准备20分	1. 仪表端庄,着装整洁	2	衣、帽不整洁扣1分		
	2. 核对医嘱、治疗单	7	未核对扣7分,一处不符合扣1分		
	3. 操作前评估 （1）患者当前的主要症状、临床表现及既往史、过敏史;女患者评估是否妊娠期或月经期 （2）对疼痛及力度的耐受度 （3）按摩部位的皮肤情况 （4）解释操作目的、告知相关事项	6	未评估扣4分,评估不全1项扣1分,未解释扣2分		
	4. 洗手	2	未洗手扣2分		
	5. 用物准备:治疗盘、沙块、凡士林等介质、抹手液、棉签、松节油（备用）、大毛巾,必要时备用屏风	3	少一件或不符合要求扣1分		
操作流程60分	1. 携用物到患者床旁,核对床号、姓名、部位	5	未核对扣3分,核对不全扣1~2分		
	2. 做好解释,协助患者取舒适体位（仰卧位为主）,暴露治疗部位,做好皮肤清洁	5	未解释扣3分,体位不适扣2分		
	3. 再次核对患者,确定症状后实施正确操作,注意根据患者感受及时调整手法及按摩力度	25	未再次核对扣3分,核对不全扣1~2分,手法不正确扣5分,力度不合适扣5分		
	4. 询问患者感受,观察患者反应	10	未询问患者感受扣5分,未观察患者反应扣5分		
	5. 交代患者按摩过程中感觉不适时,立即通知护士,暂停按摩	10	未交代患者扣5分		
	6. 操作完成,协助患者取舒适体位	5	一处不符合要求扣2分		
	7. 整理用物,洗手				
	8. 记录:在治疗单上签名、记录时间				

续表

程序	规范项目	分值	评分标准	扣分	得分
操作后评价20分	1. 物品处置符合消毒技术规范要求	5	不符合规范酌情扣1～5分		
	2. 正确使用技术 （1）按摩之前正确评估患者腹部皮肤情况 （2）告知患者因人体差异，相同的手法或力度可产生不同的感受及反应，属正常现象 （3）指导患者正确表达感受，利于操作的有效进行 （4）治疗过程中注意观察患者表情，当患者提出有疼痛或不舒适感觉时，要及时停止按摩动作，舒缓患者的不适感	8	未指导扣8分，一项指导不全扣1分		
	3. 语言通俗，态度和蔼，沟通有效	2	语言、态度不符合要求各扣1分，沟通无效扣2分		
	4. 动作熟练、规范，符合操作原则	5	一处不符合要求扣1～2分		

四、经穴推拿

经穴推拿是以按法、点法、推法等手法作用于经络穴位或局部，刺激和调动机体抗病能力的一项中医传统技术。其具有散寒止痛、健脾和胃、疏通经络、消积导滞等作用，更具有预防保健的效果。

（一）适用范围

广泛适用于发热畏寒、头痛身痛、脘痛纳呆、腹胀泄泻、痹证、痿证、中风后遗症、腰腿痛、关节不利等。

（二）评估

1. 主要症状、既往史、体质，是否妊娠。

2. 对力度的耐受程度，心理接受度。

3. 推拿部位局部皮肤情况（有无术口、有无破溃等）。

（三）告知

1. 经穴推拿中可能会出现局部皮肤发热、胀、痛等，推拿至穴位可出现酸、麻等得气感，如有不适及时告知护士。

2. 每日行推拿 1 次，每次 20～30min 为宜。

3. 勿于空腹或饱餐后行此项操作，于两餐之间时段推拿为宜。

4. 实施操作前嘱患者先行排空二便。

（四）物品准备

治疗盘、纱块、凡士林润滑油等介质、抹手液、棉签、松节油（备用）、热水袋（冬天）、屏风、大毛巾、小枕头。

（五）基本操作方法

1. 核对医嘱，评估患者，做好解释。

2. 备齐用物，携至床旁。

3. 协助患者取合理、舒适体位（根据治疗部位决定体位，偏瘫患者注意功能位的摆放），注意保护患者隐私。

4. 根据患者局部皮肤情况，决定是否清洁皮肤或涂抹凡士林等介质。

5. 遵照医嘱，根据患者的症状、发病部位、年龄及耐受性，辨证选用适宜的手法和刺激强度，进行推拿。例如，发热的患者根据其证型，选择不同的推拿手法。气分实热者，轻推督脉（自大椎至尾椎），以清泻气分实热；血分实热者，重推督脉（自大椎至尾椎），以清热凉血；表实热者轻推背部膀胱经（自下而上，膀胱俞至大杼）；表虚热者轻推背部膀胱经（自上而下，大杼至膀胱俞），以清热解表。每日行推拿 1 次，每次 20～30min 为宜。

（1）操作原则：力随形走，利用反作用力。

（2）操作要求：持久、有力、均匀、柔和、深透。

（3）操作要领：手法由易到难；力量由轻到重，由浅到深；频率由慢到快。

6. 推拿期间细心观察患者面部表情、体征等，操作过程中随时询问患者对手法的治疗反应，及时调整手法，以感觉舒适为度；操作力度均匀、柔和、有力、持久。

7. 常用推拿手法

（1）推法：分为一指推、二指推和平推，适用于头、额、胸腹、腰背、四肢等处。

①一指推：用拇指指腹或指侧面贴于穴位或局部，通过有节律的腕关节的活动和拇指关节的屈伸，使着力于治疗部位。

②二指推：示、中二指并拢，着力于治疗部位来回有规则地推动。

③平推：分为鱼际推和掌根推。分别以手掌或大小鱼际正侧面，或掌根紧贴体表作回旋推动或用双手向两边分别推动。

临床常用的有单手和双手两种推摩方法。因为推与摩不能分开，推中已包括有摩，推、摩常配合一起用。例如两臂两腿肌肉丰厚处，多用推摩，用拇指与示指夹持胳膊肌肉,用推法中的单手推摩法。推摩的手法是多样的。操作时,指、掌或肘要紧贴体表,用力要稳,速度缓慢均匀。

(2)拿法:用拇指和示、中指,或余四指相对拿提穴位或局部的皮肤、肌肉、筋腱,然后放手。操作时,用劲由轻而重,不可骤然用力,动作缓和而连贯。该法刺激性较大,一个部位每次拿1～3次即可。多用于颈项、肩背、腹部、四肢等处。

(3)点法:用指端或屈指骨突部或肘尖着力于经络穴位上,垂直下压,其余四指张开起支持作用,并协同助力。操作要求做到深透,点压的方向要与受术部位相垂直;用力要由轻到重,刺激由浅入深,由深入浅操作;不可用暴力下压。

(4)滚法:通过腕关节的伸屈和前臂的旋转、协调运动带动小指掌指关节背侧及部分小鱼际在体表一定部位往返滚动。操作时,小指掌指关节背侧及部分小鱼际要紧贴体表,肩臂放松,肘关节微屈约120°,压力、频率、腕臂摆动幅度要均匀,动作有节律,不可出现跳动或移动现象。来回摆动频率以120次/min为宜。

(5)一指禅推法:施者手握空拳,腕掌悬屈,拇指自然伸直并盖住拳眼,用拇指指端或罗纹面或桡侧偏峰着力于体表上,运用腕部的来回摆动带动拇指关节的屈伸运动,使用功力轻重交替、持续不断地作用于人体治疗部位(十字诀:沉肩、垂肘、悬腕、掌虚、指实),频率以120～160次/min,每次推拿时间为15～20min为宜。

(六)注意事项

1. 禁忌证

(1)各种感染性疾病:如丹毒、脓肿、骨髓炎、骨结核、蜂窝织炎等。

(2)皮肤病的病变部位:如溃疡性皮炎。

(3)各种恶性肿瘤。

(4)妇女经期或妊娠期,腹部和腰骶部。

(5)极度疲劳或酒醉后。

(6)严重心脏病及精神病。

2. 操作前修剪指甲、洗手以防损伤患者皮肤;预先去除局部有碍操作的物品。

3. 安排舒适的推拿体位以便于操作。

4. 操作过程中随时询问患者对手法的治疗反应,及时调整手法,以感觉舒适为度;操作力度均匀、柔和、深透、有力、持久。

（七）经穴推拿流程

操作前	操作要点	图例

用物准备

治疗盘、纱块、凡士林等介质、抹手液、棉签、松节油（备用）、热水袋、大毛巾、屏风

评估

1. 主要症状、既往史、体质，是否妊娠
2. 对力度的耐受程度，心理接受度
3. 推拿部位皮肤情况（有无术口、有无破溃）

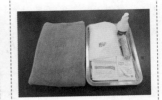

备物

操作中	操作要点	图例

核对医嘱，做好解释。协助患者取合适体位，暴露推拿部位

1. 注意保护患者隐私，体位选取以患者舒适且便于操作为宜

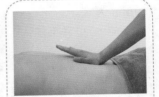

推法

评估患者推拿部位皮肤情况

2. 及时清除皮肤污垢或胶布印（松节油），干燥皮肤用凡士林等润滑介质，以免影响手法的操作

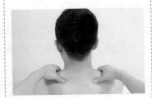

拿法

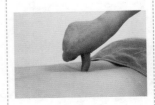

点法

操作中

操作者根据患者的症状、发病部位及耐受性，选用适宜的手法和刺激强度，进行手法操作

操作要点

3．操作期间密切观察患者面部表情、体征等，随时询问患者对治疗的反应，选择合适的手法，以患者舒适为度。手法要求力度均匀、柔和、深透、有力、持久

图例

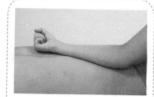

擦法

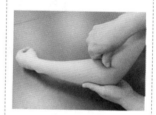

一指禅推法

操作后

整理用物及床单位

↓

洗手，记录

注意事项

1．禁忌证：各种感染性疾病、皮肤病的病变部位、各种恶性肿瘤，妇女经期或妊娠期、腹部和腰骶部，极度疲劳或酒醉后，严重心脏病及精神病

2．操作前修剪指甲、洗手以防损伤患者皮肤，预先去除局部有碍操作的物品

3．安排舒适的推拿体位以便于操作

4．操作过程中随时询问患者感受，选择合适手法，以感觉舒适为度

（八）经穴推拿评分标准

程序	规范项目	分值	评分标准	扣分	得分
操作前准备20分	1. 仪表端庄，着装整洁	2	衣、帽不整洁扣1分		
	2. 核对医嘱、治疗单	7	未核对扣7分，一处不符合扣1分		
	3. 操作前评估 （1）患者当前的主要症状、临床表现及既往史、过敏史，女患者评估是否妊娠期或月经期 （2）对手法及力度的耐受度 （3）推拿部位的皮肤情况 （4）解释操作目的、告知相关事项	6	未评估扣4分，评估不全一项扣1分，未解释扣2分		
	4. 洗手	2	未洗手扣2分		
	5. 用物准备：治疗盘、纱块、凡士林等介质、抹手液、棉签、松节油（备用）、热水袋、大毛巾，必要时可备用屏风	3	少一件或不符合要求扣1分		
操作流程60分	1. 携用物到患者床旁，核对床号、姓名、部位	5	未核对扣3分，核对不全扣1～2分		
	2. 做好解释，协助患者取舒适体位（可灵活选择），暴露治疗部位，做好皮肤清洁	5	未解释扣3分，体位不适扣2分		
	3. 再次核对患者，确定证型后辨证实施推拿手法操作，注意随时根据患者感受调整手法及动作力度	25	未再次核对扣3分，核对不全扣1～2分，手法不正确扣5分，力度不合适扣5分		
	4. 询问患者感受，观察患者反应	10	未询问患者感受扣5分，未观察患者反应扣5分		
	5. 交代患者推拿过程中感觉不适时，立即通知护士，暂停推拿	10	未交代患者扣5分		
	6. 操作完成，协助患者取舒适体位	5	一处不符合要求扣2分		
	7. 整理用物，洗手				
	8. 记录：在治疗单上签名、记录时间				

续表

程序	规范项目	分值	评分标准	扣分	得分
操作后评价20分	1．物品处置符合消毒技术规范要求	5	不符合规范酌情扣1～5分		
	2．正确使用该技术 （1）推拿之前评估患者推拿部位皮肤情况，选择适合的介质 （2）交代患者因人体差异，相同的手法或力度可产生不同的感受及反应，属正常现象 （3）指导患者正确表达感受，利于操作的有效进行 （4）治疗过程中注意观察患者表情，当患者提出有疼痛或不舒适感觉时，要及时停止推拿动作，舒缓患者的不适感	8	未指导扣8分，一项指导不全扣2分		
	3．语言通俗，态度和蔼，沟通有效	2	语言、态度不符合要求各扣1分，沟通无效扣2分		
	4．动作熟练、规范，符合操作原则	5	一处不符合要求扣1～2分		

第四节　刮痧疗法

一、刮痧

刮痧是在中医经络腧穴理论指导下，应用边缘钝滑的器具，如牛角类、砭石类等刮板或匙，蘸上刮痧油、水或润滑剂等介质，在体表一定部位反复刮动，使局部出现瘀斑，通过其疏通腠理，祛邪外出，疏通经络，通调营卫，和谐脏腑功能，达到防治疾病目的的一种中医外治技术。

（一）适用范围

适用于外感性疾病所致的不适，如高热头痛、恶心呕吐、腹痛腹泻等；各类骨关节病引起的疼痛，如腰腿痛、肩关节疼痛等症状。

（二）评估

1．病室环境、室温适宜，主要症状、既往史、有无妊娠及月经期、体质、对疼痛的耐受程度、刮痧部位皮肤情况。

2．禁忌证　严重心血管疾病、肝肾功能不全、出血倾向疾病、感染性疾病、极度虚弱、皮肤疖肿包块、皮肤过敏者。

3. 不宜刮痧的情况有空腹及饱食后,急性扭挫伤、皮肤出现肿胀破溃者,不配合者(如醉酒、精神分裂症、抽搐)。

4. 孕妇、月经期不宜刮腹部、腰骶部。

(三)告知

1. 刮痧的作用和简要程序。

2. 刮痧过程中皮肤有轻微疼痛、灼热感,如有不适及时告知护士。

3. 刮痧后皮肤呈现红紫色痧点或瘀斑,数日可消除。

4. 刮痧结束后,不宜食用生冷食物,出痧后4~6h后方可沐浴。

5. 冬季应避免感受风寒;夏季避免风扇、空调直吹刮痧部位。

(四)物品准备

治疗盘、刮痧板(牛角类、砭石类等刮痧板或匙)、刮痧油、毛巾、卷纸,必要时备毛巾、屏风等物。

(五)基本操作方法

1. 核对医嘱,评估患者,遵照医嘱确定刮痧部位,排空二便,做好解释。

2. 检查刮具边缘有无缺损。备齐用物,携至床旁。

3. 协助患者取合理体位,暴露刮痧部位,注意保护隐私及保暖。

4. 用刮痧板蘸取适量刮痧油涂抹于刮痧部位。

5. 单手握板,用拇指和示指、中指夹住刮痧板,无名指、小指紧贴刮痧板边角,从三个角度固定刮痧板,掌心虚空。刮痧时利用指力和腕力调整刮痧板角度,使刮痧板与皮肤之间夹角约为45°,以肘关节为轴心,前臂做有规律的刮拭动作,力度徐而和。

6. 刮痧顺序一般为先头面后手足,先腰背后胸腹,先上肢后下肢,先内侧后外侧,逐步按顺序刮痧。

7. 刮痧时用力要均匀,由轻到重,以患者能耐受为度,单一方向,勿来回刮,一般刮至皮肤出现红紫为度,或出现粟粒状、丘疹样斑点,或条索状斑块等形态变化,并伴有局部热感或轻微疼痛,对一些不易出痧或出痧较少的患者,不可强求出痧。

8. 观察病情及局部皮肤颜色变化,询问患者有无不适,调节手法力度。

9. 每个部位一般刮20~30次,局部刮痧一般5~10min。

10. 常用的刮痧手法

(1)轻刮法(图4-4-1-1):刮痧板接触皮肤下压刮拭的力量小,被刮者无疼痛及其他不适感。轻刮后皮肤仅出现微红,无瘀斑。本法宜用于老年体弱者、疼痛敏感部位及虚证的患者。

(2)重刮法(图4-4-1-2):刮痧板接触皮肤下压刮拭的力量较大,以患者能承受为度。本法宜用于腰背部脊柱两侧、下肢软组织较丰富处、青壮年体质较强及实证、热证、痛证患者。

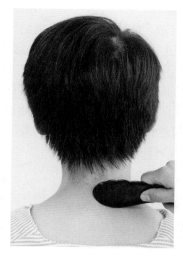

图 4-4-1-1　轻刮法

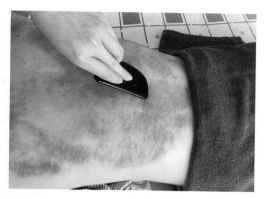

图 4-4-1-2　重刮法

（3）快刮法：刮拭的频率在每分钟 30 次以上。此法宜用于体质强壮者，主要用于刮拭背部、四肢，以及辨证属于急性、外感病证的患者。

（4）慢刮法：刮拭的频率在每分钟 30 次以内。本法主要用于刮拭头面部、胸部、下肢内侧等部位，以及辨证属于内科、体虚的慢性疾病患者。

（5）直线刮法：又称直板刮法，是用刮痧板在人体体表进行有一定长度的直线刮拭。本法宜用于身体比较平坦的部位，如背部、胸腹部、四肢部位。

（6）弧线刮法（图 4-4-1-3）：刮拭方向呈弧线形，刮拭后体表出现弧线形的痧痕，操作时刮痧方向多循肌肉走行或根据骨骼结构特点而定。本法宜用于胸背部肋间隙、肩关节和膝关节周围等部位。

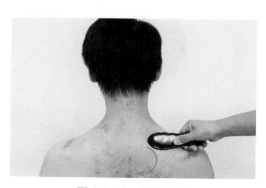

图 4-4-1-3　弧线刮法

（7）摩擦法：将刮痧板与皮肤直接紧贴，或隔衣布进行有规律的旋转移动，或直线式往返移动，使皮肤产生热感。此法适宜用于麻木、发亮或绵绵隐痛的部位，如肩胛内侧、腰部和腹部；也可用于刮痧前，使患者放松。

（8）梳刮法：使用刮痧板或刮痧梳从前额发际处，即双侧太阳穴处向后发际处做有规律的单向刮拭，如梳头状。此法适宜用于头痛、头晕、疲劳、失眠、精神紧张等病症。

（9）点压法（点穴法）（图4-4-1-4）：用刮痧板的边角直接点压穴位，力量逐渐加重，以患者能承受为度，保持数秒后快速抬起，重复操作5～10次。此法适宜用于肌肉丰满处的穴位，或刮痧力量不能深达，或不宜直接刮拭的骨关节凹陷部位，如环跳、委中、犊鼻、水沟和背部脊柱棘突之间。

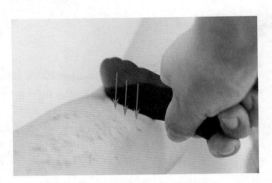

图4-4-1-4　点压刮法

（10）按揉刮法（图4-4-1-5）：刮痧板在穴位处做点压按揉，点压后做往返或顺逆旋转。操作时刮痧板应紧贴皮肤不滑动，每分钟按揉50～100次。此法适宜用于太阳、曲池、足三里、内关、太冲、涌泉、三阴交等穴位。

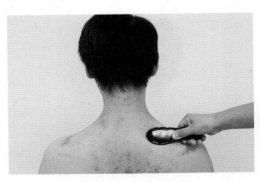

图4-4-1-5　按揉刮法

（11）角刮法：使用角形刮痧板或让刮痧板的棱角接触皮肤，与体表成 45°角，自上而下或由里向外刮拭。此法适宜用于四肢关节、脊柱两侧、骨骼之间和肩关节周围，如风池、内关、合谷、中府等穴位。

（12）边刮法（图 4-4-1-6）：用刮痧板的长条棱边进行刮拭。此法适宜用于面积较大部位，如腹部、背部、下肢等。

11．各治疗部位刮痧以皮肤变红或痧出为度，刮痧完毕，清洁局部皮肤，协助患者穿衣，安置舒适体位，整理床单位。

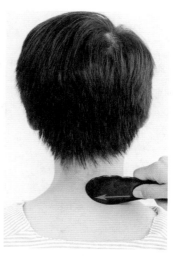

图 4-4-1-6　边刮法

（六）注意事项

1．孕妇、月经期的腹部、腰骶部不宜进行刮痧术。

2．刮痧应由轻到重，范围由小到大，以免造成晕痧。

3．刮痧过程中若出现头晕、目眩、心慌、出冷汗、面色苍白、恶心欲吐，甚至神昏扑倒等晕刮现象，应立即停止刮痧，取平卧位，立刻通知医生，配合处理，可先按压内关穴及腋下极泉穴，缓解后，嘱患者饮适量红糖水。

4．一般 5～7 次为 1 疗程，痧褪去后即可再行刮拭。

5．使用后的刮痧板等用具用 500mg/L 的含氯消毒液浸泡，对新型冠状病毒肺炎患者使用过的刮痧板则使用 2 000mg/L 的含氯消毒液进行浸泡，浸泡消毒 1h 后，再用清水冲洗干净，沥干待用。

（七）刮痧流程（以直线刮法为例）

操作前	操作要点	图例
用物准备　　治疗盘、刮痧板（牛角类、砭石等刮痧板或匙）、刮痧油、毛巾、卷纸，必要时备浴巾、屏风等物	**评估**　　1．病室环境、室温适宜　　2．主要症状、既往史，有无禁忌证、妊娠及月经期　　3．体质及对疼痛的耐受程度　　4．刮痧部位皮肤情况	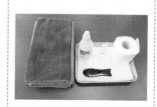 用物准备

操作中 操作要点 图例

用刮痧板蘸取适量刮痧油均匀涂抹于刮痧部位

油量适中

取刮痧油量适中，太多打滑不易出痧，过少易损伤皮肤

握板方法

从三个角度固定刮痧板，掌心虚空

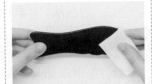

检查刮具

单手握板用拇指和示指、中指夹住刮痧板，无名指、小指紧贴刮痧板边角

以肘关节为轴心，前臂做有规律刮拭，另一只手自然下垂，每次刮的长度为6～15cm，视情况补充刮痧油

运板技巧

沉肩垂肘，用力均匀，由轻到重，以患者能耐受为度，单一方向，不要来回刮

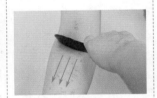

直线刮法

刮至皮肤出现红紫，粟粒状、丘疹样斑点，或条索状斑块等形态变化为止

刮拭程度

皮肤局部有热感或轻微疼痛为度，不强求出痧

操作后 注意事项 图例

整理用物，垃圾分类处理

观察，告知

洗手，记录

1. 告知患者刮痧部位出现红紫色痧点或痧斑，数日可消除

2. 刮痧结束后不宜食用生冷食物，清淡饮食，刮痧后4～6h方可沐浴

3. 冬季应避免感受风寒；夏季避免风扇、空调直吹刮痧部位

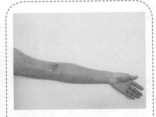

观察痧斑

（八）刮痧疗法评分标准

程序	规范项目	分值	评分标准	扣分	得分
操作前准备25分	1．仪表端庄，着装整洁	2	衣、帽不整洁扣1分		
	2．核对医嘱、治疗单	7	未核对扣7分，一处不符合扣3.5分		
	3．操作前评估 （1）患者当前的主要症状、临床表现及既往史，女患者要评估是否妊娠期、月经期 （2）有无禁忌证、不宜刮痧情况 （3）刮痧部位的皮肤情况 （4）解释操作目的、告知相关事项	7	未评估扣4分，评估不全一项扣1分，未解释扣2分		
	4．洗手	3	未洗手或洗手不合格扣3分		
	5．用物准备：治疗盘、刮痧板（牛角类、砭石等刮痧板或匙）、刮痧油、毛巾、卷纸	6	少一件或不符合要求扣1分		
操作流程55分	1．携用物到患者床旁，核对床号、姓名、部位	3	未核对扣3分，核对不全扣1～2分		
	2．做好解释，检查刮具边缘有无缺损，协助患者取舒适体位，暴露刮痧部位	7	未解释扣3分，体位不适扣2分，未检查刮具扣2分		
	3．再次核对患者、刮痧部位后，用刮痧板蘸取适量介质涂抹于刮痧部位	10	未再次核对扣3分，核对不全扣2～3分，未润滑扣2分		
	4．选择合适的刮痧手法及顺序进行刮痧治疗	20	手法不对扣3～10分，顺序不对扣1～2分，未消毒扣2分		
	5．刮痧时用力均匀，关注病情及局部皮肤颜色变化，询问患者有无不适，调节手法力度	10	未询问扣5分，未观察扣5分		
	6．协助患者取舒适体位，整理用物	3	一处不符合要求扣2分		
	7．洗手记录：在治疗单上签名、记录时间	2	一处不符合要求扣1分		

续表

程序	规范项目	分值	评分标准	扣分	得分
操作后评分20分	1. 物品处置符合消毒技术规范要求	5	不符合规范酌情扣1~5分		
	2. 正确指导患者 （1）告知患者刮痧部位出现红紫色痧点或瘀斑，数日可消除 （2）刮痧结束后不宜食用生冷食物，清淡饮食，刮痧后4~6h后方可沐浴 （3）冬季应避免感受风寒；夏季避免风扇、空调直吹刮痧部位	10	未指导扣10分，一项指导不全扣1~4分		
	3. 语言通俗，态度和蔼，沟通有效	2	语言、态度不符合要求各扣1分，沟通无效扣2分		
	4. 动作熟练、规范，符合操作原则	3	一处不符合要求扣1~2分		

二、铜砭刮痧

铜砭刮痧是指用黄铜刮痧板施行刮痧的一种方式，黄铜材质刮痧易于出痧，其刮痧方法也与平常刮法有明显不同，注重辨证施治全身调理，临床尤以上海李氏虎符铜砭刮痧常用。该法讲究手法整体"徐而和"，以通为治，以通为补，以通为泻，属于刮痧范畴。

（一）适用范围

除适用于常规刮痧病症，如外感性疾病、疼痛性疾病，对多个脏腑系统病症，如眩晕、失眠、肥胖、糖尿病、甲状腺疾病、妇科疾病、乳腺疾病等均有较好疗效。

（二）评估

1. 病史　患者主要症状、既往史、体质、对疼痛的耐受程度等。

2. 禁忌证　糖尿病坏疽皮肤脆弱溃烂状态，空腹或饱餐，孕期。

3. 不宜刮痧的情况　长期下焦不通者（如便秘）慎刮腹部穴位，以防气逆上行；严重心肺功能衰竭；酒醉者；乳头、阴部不刮，石门是绝育穴，慎刮；身体虚弱、正气不足者，不适合刮痧；严重出血性疾病等。

4. 环境　室温适宜，避免直吹当风。

（三）告知

1．刮痧的作用和简要程序。

2．刮痧部位的皮肤有轻微疼痛、灼热感，刮痧过程中如有不适及时告知护士。

3．刮痧部位出现红紫色痧点或瘀斑，数日可消除。

4．刮痧后4～6h后方可沐浴，慎避风寒生冷。

5．整体大面积（如全背）刮痧后需要辟谷24h，若进食，尤其是进食肥甘厚腻之品，会加重脾胃负担影响祛邪外出。除温水外可饮用适量温红糖水（不含姜）帮助化瘀血排痧毒，局部小面积（如肩颈部）刮痧后可以进食。若为糖尿病易低血糖患者或其他病情不耐受辟谷的患者，整体刮痧后进少量清淡饮食。

（四）物品准备

治疗盘、铜砭、刮痧油、毛巾、卷纸，必要时备毛巾、屏风等物。

（五）基本操作方法

1．核对医嘱，评估患者，遵照医嘱确定刮痧部位，嘱患者排空二便，做好解释。

2．检查刮具边缘有无缺损。备齐用物，携至床旁。

3．协助患者取坐位，暴露刮痧部位，注意保护隐私及保暖。

4．用铜砭蘸取适量刮痧油涂抹于刮痧部位。

5．操作者沉肩垂肘，单手或双手握板，力道温和持续。以肘关节为轴心，前臂做有规律的刮拭。

6．年老、肿瘤、虚弱卧床、心脏病患者首刮心经、心包经、肺经稳定上焦；背部刮痧首刮四穴（大椎、大杼、膏肓、神堂）。其余部位先阳后阴，先上后下，先左后右，先躯干后肢体。

7．刮痧时用力要均匀，由轻到重，以患者能耐受为度，以"徐而和"代表对手法的要求；根据刮痧部位，灵活运用铜板各部位刮拭肌肤，肌肉骨缝中间需要作为刮拭重点。

8．刮痧时方向以经络为依据顺人体纵行方向向下，不要来回刮，板回位时不离开皮肤，尤其是刮拭头部时避免铜板撞击。

9．刮四肢部位，肘下至掌，膝下至足，采取刮磨结合的手法刮拭称为四井排毒；同时以少油低角度刮磨时局部往往出现黑痧，称为磨痧。

10．除一般观察的出痧表现外，局部刮透的表现有局部同样力度刮拭不再出新的痧，毛孔张开似"猪皮样"等；同时局部出现舒适的皮肤发热感。

11．常用部位刮痧方法

（1）头部（图4-4-2-1）：刮头部时首先刮百会与四神聪，从前往后刮，其次再从前发际刮到后发际，分几段刮，最后刮两侧的胆经，先左后右，太阳→

角孙→风池。

（2）颈部：刮前颈（图4-4-2-2）时按照肌肉走向往下刮，此处有迷走神经及颈动静脉，手法宜轻柔。刮后颈部（图4-4-2-3）时要从颅底刮起，分五段刮，风府到大椎，左右风池到肩峰，风池与风府之间，大椎与肩峰之间，不留缝隙，全部刮到，刮拭长度不宜过长，徐而和。刮下颌骨（图4-4-2-4）时用铜砭小头抠进下颌骨，往下刮。刮锁骨（图4-4-2-5）时先用铜砭小头刮锁骨上，从外往里刮；再用铜砭小弯刮锁骨，从外往里刮；最后用铜砭小头刮锁骨下，从里往外刮。

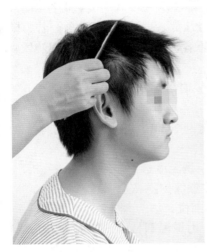

图4-4-2-1　刮头部

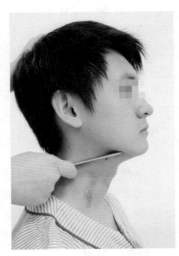

图4-4-2-2　刮前颈

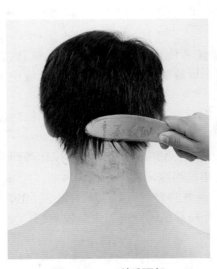

图4-4-2-3　刮后颈部

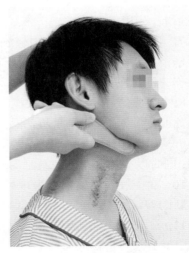

图4-4-2-4　刮下颌骨

（3）肩背部：背部首开四穴，大椎、大杼、膏肓、神堂，调用全身气血，再刮督脉及督脉旁的夹脊穴，膀胱经1.5寸线及3寸线；其次以向外向下为主要方向，沿左右肩胛刮拭，后肩胛下分别向左向右顺肋骨方向向腋前线刮拭。刮拭背部同样留意各处骨缝。

（4）胸腹部（图4-4-2-6）：胸部先任脉的天突到膻中，再两侧的胸部，从外往里，沿着肋骨走向往外刮。腹部先刮任脉膻中到神阙，生育期女性避免刮脐下石门；然后刮脐旁双侧胃经，刮至天枢；再沿着肋骨走向往外刮。

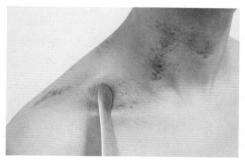

图4-4-2-5　刮锁骨

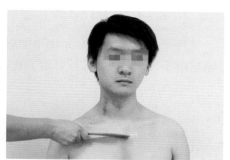

图4-4-2-6　刮胸腹部

（5）上肢部（图4-4-2-7）：先刮肩臂处起的心经、心包经、肺经等，从手臂刮到指尖且必刮到指尖，否则气会郁滞于手掌，排痧时手肿胀难受。刮手指（图4-4-2-8）时用铜砭小弯往指尖方向刮；再刮外侧三焦经、大肠经等，刮至手背手指，方法同内侧；再刮手部大小鱼际、后溪等处。

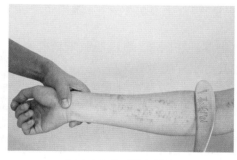

图4-4-2-7　刮上肢部

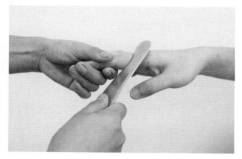

图4-4-2-8　刮手指

（6）下肢部（图4-4-2-9）先刮胫骨外侧，自上而下。刮胫骨时用铜砭小头及小弯自上而下。刮足部（图4-4-2-10）时先刮足背到足趾；然后是足的外侧和内侧，最后是足底，均是从足跟刮向足趾。

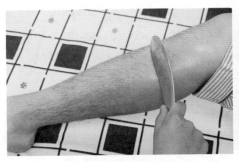

图 4-4-2-9　刮下肢部

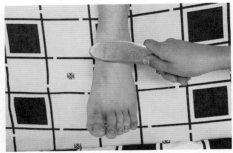

图 4-4-2-10　刮足部

（7）磨痧（图 4-4-2-11）：加少量刮痧油即可刮磨四肢。黑痧出到一定程度再加刮痧油刮拭。出痧后，使痧溶于油后彻底擦拭干净。原则是少油磨，多油洗。

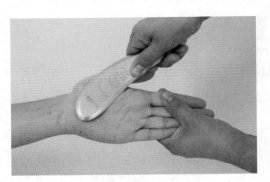

图 4-4-2-11　磨痧

12．刮痧完毕，清洁局部皮肤，协助患者穿衣，安置舒适体位，整理床单位。

（六）注意事项

1．疏通背部阳脉后，人体内流动的痧毒赶往四肢，通过四肢末梢的刮磨向外透发，达到治疗全身疾病的作用，尤其对重症患者效果好。

2．刮痧过程若出现头晕、脸色发白等晕板症状，应先让患者躺平，房间通风。声音平和且坚定地与患者保持沟通。先点内关，急救加极泉、腋窝顶点、腋动脉搏动处，待患者冷汗冒出或腹泻或呕吐后即安全。出现晕板的原因可能是不宜刮痧者刮痧（见刮痧禁忌），或施术者手法不当，或受刮者强忍疼痛。

3．四肢部位，肘下至掌，膝下至足，采取刮磨结合的手法刮拭。

4．7 天痧退后刮治 1 次，一般表证、急症 1～3 次为 1 疗程，慢性病 10 次为 1 疗程。

5．新型冠状病毒肺炎患者使用过的铜砭刮痧板在 100℃的沸水中持续煮沸 5min 后沥干至常温待用。

（七）铜砭刮痧流程（以肩背部为例）

操作前	操作要点	图例
用物准备 治疗盘、铜砭、刮痧油、毛巾、卷纸，必要时备毛巾、屏风等物	**评估** 1. 病室环境、室温适宜 2. 主要症状、既往史，是否有出血性疾病，妊娠及月经期 3. 体质及对疼痛的耐受程度 4. 刮痧部位皮肤情况	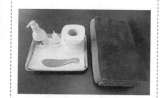 备物

操作中	操作要点	图例
用铜砭蘸取适量刮痧油均匀涂抹于刮痧部位	**油量适中** 取刮痧油量适中，太多打滑不易出痧，过少易损伤皮肤	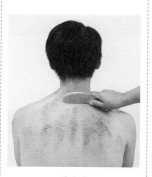 检查刮具
单手握板用拇指和示指、中指夹住刮痧板，无名指、小指紧贴刮痧板边角	**握板方法** 从三个角度固定刮痧板，刮痧板在手里有一定活动度，掌心虚空	
单手握板，以肘关节为轴心，前臂做有规律的刮拭	**运板技巧** 沉肩垂肘，手法应徐而和，单一方向，铜砭本身较重，可借助自身的重力	刮肩背

操作中	操作要点	图例

刮拭情况

从颅底刮起，分五段，风府到大椎，左右风池到肩峰，风池与风府之间，大椎与肩峰之间；背部首开四穴，大椎、大杼、膏肓、神堂，再刮督脉、膀胱经，沿左右肩胛刮拭，肩胛下分别向左向右顺肋骨方向向腋前线刮拭

以经络方向为依据顺人体纵行向下，不要来回刮，板回位时不离开皮肤，刮拭不同部位利用铜砭不同部位，以向外向下为主要方向

痧象判断

刮至局部同样力度刮拭不再出新的痧，毛孔张开似"猪皮样"，同时局部出现舒适的皮肤发热感为度

不同患者可出现不同痧象，不强求出痧，以患者能耐受为度

操作后	注意事项	图例

整理用物，垃圾分类处理

观察，告知

洗手，记录

1. 患者刮痧后4h内不宜沐浴，避免吹风

2. 大范围刮痧后，可耐受的患者辟谷24h，可适量喝点温红糖水帮助化瘀血排痧毒，不能耐受辟谷者，饮食应清淡，忌过饱

3. 告知患者痧退的过程仍有痛感，约5～7天可消失

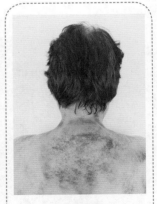

观察痧象

（八）铜砭刮痧评分标准

程序	规范项目	分值	评分标准	扣分	得分
操作前准备20分	1. 仪表端庄，着装整洁	2	衣、帽不整洁扣1分		
	2. 核对医嘱、治疗单	3	未核对扣3分，一处不符合扣1分		
	3. 操作前评估 （1）患者当前的主要症状、临床表现及既往史，女患者要评估是否为妊娠期、月经期，有无相关禁忌证 （2）刮痧部位的皮肤情况 （3）解释操作目的、告知相关事项 （4）患者配合积极	7	未评估扣4分，评估不全一项扣1分，未解释扣2分		
	4. 洗手	3	未洗手或洗手不合格扣3分		
	5. 用物准备：治疗盘、铜砭、刮痧油（油中加少量食盐）、毛巾、卷纸	5	少一件或不符合要求扣1分		
操作流程60分	1. 携用物到患者床旁，核对床号、姓名、部位	3	未核对扣3分，核对不全扣1~2分		
	2. 做好解释，检查刮具边缘有无缺损，协助患者取舒适体位，暴露刮痧部位	7	未解释扣3分，体位不适扣2分，未检查刮具扣2分		
	3. 再次核对患者、刮痧部位后，用铜砭蘸取适量刮痧油涂抹于刮痧部位	10	未再次核对扣3分，核对不全扣1~2分，未润滑扣5分		
	4. 刮痧手法徐而和，选择合适的刮痧顺序进行刮痧治疗	25	手法不对扣5分，力度不适扣5分，顺序不对扣5~10分		
	5. 刮痧时用力均匀，关注病情及局部皮肤颜色变化，询问患者有无不适，调节手法力度	10	未询问扣5分，未观察扣5分		
	6. 协助患者取舒适体位，整理用物	3	一处不符合要求扣2分		
	7. 洗手记录：在治疗单上签名、记录时间	2	一处不符合要求扣1分		

续表

程序	规范项目	分值	评分标准	扣分	得分
操作后评分20分	1. 物品处置符合消毒技术规范要求	5	不符合规范酌情扣1～5分		
	2. 正确指导患者 （1）告知患者刮痧后4～6h后方可沐浴，避免吹风 （2）开阳脉后24h禁食，但可以适量喝点温红糖水帮助化瘀血排痧毒，小面积刮痧可以进食 （3）告知患者刮痧部位出现红紫色痧点或瘀斑，为正常表现，数日可消除	10	未指导扣10分，一项指导不全扣1～4分		
	3. 语言通俗，态度和蔼，沟通有效	2	语言、态度不符合要求各扣1分，沟通无效扣2分		
	4. 动作熟练、规范，符合操作原则	3	一处不符合要求扣1～2分		

第五节　火龙罐综合灸

火龙罐综合灸以梅花瓣罐口设计，梅花瓣罐口为刮痧板和按摩齿旋转走罐；根据罐体大小，罐中可用1～3支艾条为灸疗火源，是集推拿、刮痧、艾灸于一体的中医特色疗法。具有温经散寒、通经活络、调节脏腑、补益强身的作用。

（一）适用范围

适用于脊柱软伤类病症、腰背部肌肉损伤、胃肠疾病、妇科疾病、中医痹证、外伤骨折后水肿、中风后遗症、糖尿病微循环障碍所致的酸、麻、胀、痛等。

（二）评估

1. 病史　患者当前主要症状、临床表现、既往史。
2. 过敏史　有无艾灸过敏。
3. 局部皮肤情况　患者体质和治疗部位皮肤是否完整、无破损等。
4. 其他　患者心理状态、对热的敏感及耐受程度。

（三）告知

1. 火龙罐综合灸操作的目的及过程。

2. 告知患者注意事项，做好解释，取得患者配合。

（四）物品准备

治疗盘、火龙罐（大、中、小、佛手）（图4-5-1-1）、艾炷（图4-5-1-2）、纱块、75% 乙醇、打火器、精油或按摩膏，必要时备浴巾、屏风、烫伤膏。

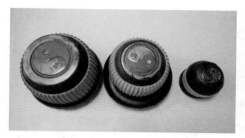
图 4-5-1-1　火龙罐不同型号

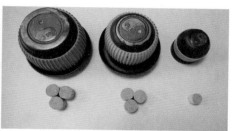
图 4-5-1-2　火龙罐不同型号及艾炷

（五）基本操作方法

1. 定位　按医嘱确定施术部位，检查罐口，洗手，插艾炷（背部用大罐、腹部用中罐、肩颈及四肢用小罐，肌肉肥厚患者用佛手罐）。

2. 点燃　火苗对准艾炷中心，使其全部点燃并升温。

3. 按摩　在施术部位抹上按摩膏或使用对症的精油抹匀。

4. 施术　手先接触皮肤然后落罐，运用推法、刮法、灸法三位一体进行操作（推法：平推法、旋推法；刮法：推刮、回悬刮；灸法：温和灸、透热灸）。

5. 观察　观察患者局部皮肤，询问有无不适感。

6. 结束　操作完毕，嘱患者卧床休息，保暖，可饮温开水。操作者整理床单位，待罐放至温度降低后，用水淋冲罐内艾灰，在确认无火星的情况下，将艾灰及水倒入垃圾桶。用含氯消毒剂浸泡火罐 1h，之后冲洗干净罐内及罐体；再用 75% 乙醇清洁罐壁与罐口，放置在专用配套托盘，通风晾干备用。

（六）注意事项

1. 禁忌　罐口接触性过敏者、艾烟过敏者、不明原因内出血者；严重外伤未缝合伤口局部、孕妇腰骶部和腹部；情绪激动、精神病患者、醉酒者、吸毒人员；糖尿病末梢神经损伤者。

2. 强度　由轻到重，施术过程中不可用暴力。

3. 温度　罐体温度适当，以操作者手部感控温度。

4. 保暖　治疗过程中暴露腰背部、腹部时注意保暖，必要时屏风遮挡及 TDP：治疗仪照射。

5. 时间　治疗时间以微微汗出的程度为宜，一般操作 20～30min。

6. 控温　大火龙罐用大的枪式打火器点燃，小火龙罐用小的枪式打火器点燃；切勿火焰过大使罐体温度迅速达到 1 000℃以上而炸裂。

7. 消毒　火龙罐用完后使用 500mg/L 的含氯消毒液浸泡，对新型冠状病毒肺炎患者使用过的火龙罐则使用 2 000mg/L 的含氯消毒液进行浸泡，浸泡消毒 1h 后，再用清水冲洗干净，沥干待用。

（七）火龙罐综合灸流程

操作前	操作要点	图例
用物准备 艾炷、火龙罐、打火器、纱块、75％乙醇、按摩膏或精油，必要时备大毛巾、屏风	**评估** 1. 患者当前主要症状、临床表现、既往史 2. 有无艾灸过敏 3. 患者体质和治疗部位的皮肤情况 4. 患者心理状态、对热的敏感和耐受程度	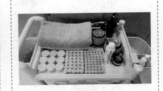 备物

操作中	操作要点	图例
确定施术部位，协助患者取合理体位，暴露施术部位，保暖	**用物的准备** 背部一般采用大罐、腹部用中罐、肩颈及四肢宜小罐	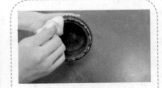 检查罐口
检查罐口、插艾炷、点燃艾炷，给患者抹上按摩膏或对症的精油在治疗部位抹匀	**充分点燃艾炷** 火苗对准艾炷中心，使之全部点燃并升温	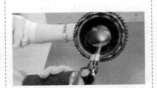 气枪点火

操作中	操作要点	图例

将点燃的火龙罐以推法、刮法、灸法三位一体进行操作

火龙罐的手法

推法：平推法、旋推法

刮法：推刮,回旋刮

灸法：温和灸,透热灸

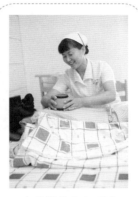

火龙罐综合灸手法

操作后	注意事项	图例

整理用物及床单位

洗手,记录

1. 具有火龙罐相关禁忌证的患者不宜操作

2. 操作强度由轻到重,治疗过程中不可用暴力;罐体温度适当,控制在患者耐受程度,具体因患者耐受而定,温控掌握在操作者手中;治疗时做好记录,注意保暖,必要时屏风遮蔽

3. 以毛孔微微张开,细微汗出,皮肤舒适为宜。操作时间一般20～30min,根据患者耐热程度,操作者用手掌控温度并决定治疗时间不同

4. 大火龙罐用枪式直喷式打火器点燃,小火龙罐用普通防风打火机点燃,切勿火焰过大使罐体温度迅速增高到100℃以上而导致罐体炸裂

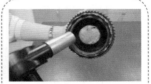

艾炷充分燃烧

（八）火龙罐综合灸评分标准

程序	规范项目	分值	评分标准	扣分	得分
操作前准备20分	1.仪表端庄，着装整洁	2	衣、帽不整洁扣1分		
	2.核对医嘱、治疗单	7	未核对扣7分，一处不符合扣1分		
	3.操作前评估 （1）患者当前主要症状、临床表现、既往史，有无对蕲艾过敏 （2）患者体质和治疗部位的皮肤情况 （3）患者心理状态、对热的敏感和耐受程度 （4）解释操作目的、告知相关事项	6	未评估扣4分，评估不全一项扣1分，未解释扣2分		
	4.洗手	2	未洗手扣2分		
	5.用物准备：治疗盘、火龙罐（大、中、佛手、小）、艾炷、纱块、75%乙醇、打火器、按摩膏或精油，必要时备浴巾、屏风、烫伤膏	3	少一件或不符合要求扣0.5分，累计不超过3分		
操作流程60分	1.携用物到患者床旁，核对床号、姓名、部位	6	未核对扣4分，核对不全扣2~3分		
	2.做好解释，协助患者取舒适体位，暴露治疗部位，注意保暖	7	未解释扣3分，体位不适及未保暖各扣2分		
	3.确定治疗部位，检查罐口，插艾炷	6	一处不符合要求扣2分		
	4.再次核对患者、部位后，再次检查罐口是否完好	7	未再次核对扣3分，核对不全扣1~2分，未检查扣2分		
	5.点燃艾炷，火苗对准每个艾炷中心，防止烧到罐口。观察艾炷是否全部点燃并升温	5	动作不正确扣5分		
	6.在治疗部位给患者抹上按摩膏或精油	6	治疗部位不准确、未涂抹按摩膏或精油、未进行按摩各扣2分		

续表

程序	规范项目	分值	评分标准	扣分	得分
操作流程60分	7. 治疗,手先接触皮肤然后落罐,推法、刮法、灸法三法一体进行操作;操作时间一般20～30min	15	手法演示少一处扣5分,操作手法不到位酌情扣5～8分		
	8. 观察患者局部皮肤,询问有无不适感	2	一处不符合要求扣1分		
	9. 协助患者取舒适体位,整理用物	4	一处不符合要求扣2分		
	10. 洗手	2	未洗手扣2分		
操作后评分20分	1. 物品处置符合消毒技术规范要求	4	不符合规范酌情扣1～4分		
	2. 能熟练掌握火龙罐技术的注意事项	6	不熟悉扣6分,少一处扣1分		
	3. 语言通俗,态度和蔼,沟通有效	4	语言、态度不符合要求各扣1分,沟通无效扣2分		
	4. 动作熟练、规范,符合操作原则	6	一处不符合要求扣1～2分		

第六节 皮 内 针

皮内针又称埋针,是将皮内针刺入并固定于腧穴的皮内或皮下,留置一定时间,利用其持续刺激作用,调整经络脏腑功能,达到防治疾病目的的一种方法。本法可以给穴位以持续刺激,减少反复针刺的不便与不适,患者还可以自己手压埋针以加强刺激。

(一)适用范围

适应证广泛,涉及内、外、妇、儿、五官各科病证。临床上常用于抑郁症、慢性肠胃病、失眠、功能紊乱性疾病,某些需要长时间留针的慢性顽固性疾病和经常发作的疼痛性疾病,如:头面痛、牙痛、肩痛、胃痛、痛经等痛症,以及咳嗽、哮喘、不寐、高血压等慢性病。

(二)评估

1. 患者既往史、过敏史、当前主要症状、发病部位及相关因素,有无感觉迟钝/障碍,对疼痛的耐受程度。

2. 患者年龄、体质、文化层次,当前精神状态、心理状态及合作程度。

3．埋针部位皮肤情况：有感染、溃疡、瘢痕或肿痛部位不宜埋针。

4．患者凝血功能。

（三）告知

1．皮内针的操作方法及目的。

2．患者在疲乏、饥饿或精神高度紧张时不宜进行操作。

3．埋针后，患者感觉刺痛或妨碍肢体活动时，及时告知操作人员。

4．埋针期间，针处不可着水，以免感染。

5．埋针时间视季节而定，天气热时，一般埋针 1～2 天；天气冷时，可埋针 3～7 天。埋针期间，每隔 4h 左右用手指按压埋针部位 1～2min，以加强刺激，增进疗效。

6．留针期间若出现皮肤红肿、瘙痒或疼痛明显者，应尽早取出皮内针并局部消毒。

（四）物品准备

治疗盘、无菌皮内针、75% 乙醇、棉签、镊子、胶布、弯盘、治疗单、抹手液等。

（五）基本操作方法

1．备齐用物，携至床旁，做好解释，取得患者合作。

2．患者取合理体位，松开衣物，选定穴位，注意保暖。

3．操作者消毒手指后，按常规消毒局部皮肤。

4．根据病情，实施相应的皮内针刺法。

（1）麦粒型皮内针法：用镊子夹住针身对准穴位，沿皮肤横刺入皮内，针身埋入 0.5～1cm，然后将留在皮肤表面的针柄用胶布固定。

（2）图钉型皮内针法：用镊子夹住针圈，将针尖对准穴位刺入，使环状针柄平整地留在皮肤表面，用胶布固定。

5．起针时，用干棉球按压针孔片刻，局部加强消毒。

6．操作结束后，再次核对，协助患者取安全舒适卧位，整理床单，清理用物，按医院感染控制规范处理。洗手，记录签名。

（六）注意事项

1．针刺前，应对针体详细检查，以免发生折针事故。

2．埋针要选择易于固定和不妨碍肢体活动的穴位。

3．埋针后，患者感觉刺痛或妨碍肢体活动时，应将针取出重埋或改用其他穴位。

4．留针期间若出现皮肤红肿、瘙痒或疼痛明显者，应尽早取出皮内针并局部消毒。

5．注意消毒，暑热天埋针时间不超过 2 天，以防感染。

（七）皮内针流程图

操作前 操作要点 图例

用物准备

治疗盘、无菌皮内针、75% 乙醇、棉签、镊子、胶布、弯盘、治疗单、抹手液等

评估

1. 患者既往史、过敏史、当前主要症状、发病部位，有无感觉迟钝或障碍，对疼痛的耐受程度

2. 患者年龄、体质、文化层次，当前精神状态、心理状态及合作程度

3. 埋针部位皮肤情况

4. 患者凝血功能

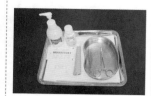

备物

操作中 操作要点 图例

1. 备齐用物，三查七对

2. 患者取合理体位，松开衣物，选定穴位，注意保暖

3. 操作者消毒手指后，按常规消毒局部皮肤

4. 根据病情，实施相应的皮内针刺法

麦粒型皮内针

用镊子夹住针身对准穴位，沿皮肤横刺入皮内，针身埋入 0.5～1cm，然后将留在皮肤表面的针柄用胶布固定

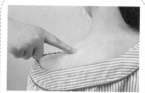

定穴

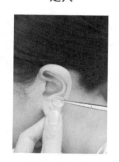

麦粒型皮内针

图钉型皮内针

用镊子夹住针柄，将针尖对准穴位垂直刺入，使环状针柄平整地留在皮肤外并用胶布固定

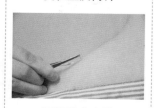

图钉型皮内针

操作后	注意事项	图例

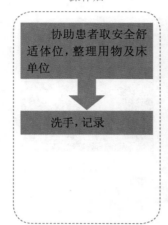

协助患者取安全舒适体位，整理用物及床单位

↓

洗手，记录

1. 埋针要选择易于固定和不妨碍肢体活动的穴位
2. 针刺前，应对针体详细检查
3. 埋针后，患者感觉刺痛或妨碍肢体活动时，应将针取出重埋
4. 注意消毒，暑热天埋针时间不超过2天，以防感染

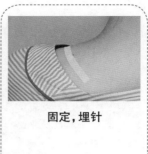

固定，埋针

（八）皮内针评分标准

程序	规范项目	分值	评分标准	扣分	得分
操作前准备20分	1. 仪表端庄，着装整洁规范	2	一处不规范扣1分		
	2. 核对医嘱、治疗单	3	未核对扣2分，治疗单不规范扣1分		
	3. 操作前评估 （1）患者既往史、过敏史、当前主要症状、发病部位及相关因素，有无感觉迟钝或障碍，对疼痛的耐受程度 （2）患者年龄、体质、文化层次、当前精神状态、心理状态及合作程度 （3）埋针部位皮肤情况：有感染、溃疡、瘢痕或肿痛部位不宜埋针 （4）患者凝血功能	6	未评估扣6分，评估不全1项扣1分		
	4. 洗手、戴口罩	3	未洗手扣2分，未戴口罩扣1分		
	5. 用物准备：治疗盘、无菌皮内针、75% 乙醇、棉签、镊子、胶布、弯盘、治疗单、抹手液等	6	少一件或不符合要求扣1分		

程序	规范项目	分值	评分标准	扣分	得分
操作流程60分	1. 携用物到患者床旁，核对床号、姓名、部位	5	未核对扣5分，核对不全扣1～2分		
	2. 做好解释，协助患者取舒适体位，暴露埋针部位	5	未解释扣3分，体位不适扣2分		
	3. 确定针刺穴位	15	手法不对扣5分，穴位不准扣5分		
	4. 再次核对患者、穴位后，用75%乙醇消毒，直径大于5cm	15	未再次核对扣3分，核对不全扣1～2分，未消毒扣2分		
	5. 根据病情，实施相应的皮内针刺法	10	方法不正确扣5分，未观察扣5分		
	6. 起针后，用干棉球按压针孔片刻，以防出血，局部加强消毒	8	一处不符合要求扣2分		
	7. 协助患者取舒适体位，整理用物，洗手				
	8. 记录：在治疗单上签名、记录时间	2	一处不符合要求扣1分		
操作后评分20分	1. 物品处置符合医院感染控制规范要求	4	不符合规范酌情扣1～4分		
	2. 正确指导患者 （1）埋针期间，针处不可着水，以免感染 （2）埋针时间视季节而定，天气热时，一般埋针1～2天；天气冷时，可埋针3～7天。埋针期间，每隔4h左右用手指按压埋针部位1～2min，以加强刺激，提高疗效	10	未指导扣10分，一项指导不全扣2～3分		
	3. 语言通俗，态度和蔼，沟通有效	2	语言、态度不符合要求各扣1分，沟通无效扣2分		
	4. 动作熟练、规范，符合操作原则	4	一处不符合要求扣1～4分		

第七节 中药沐足

中药沐足是将中药煎汤后置于沐足器中直接作用于双足，不断按摩足趾、足心，以促进血液循环，刺激神经末梢及穴位，以防病治病、增强体质为目的的一种治疗方法。

（一）适用范围

适用于呼吸系统疾病，如：支气管哮喘、急慢性支气管炎等；骨科疾病，如：肩周炎、网球肘、颈椎病、腰椎间盘突出症等；妇科疾病，如：月经失调、痛经、子宫内膜异位症、不孕、更年期综合征等；内分泌疾病，如：糖尿病、肥胖症等；心脑血管疾病，如：高血压、低血压、冠心病、中风等。也可用于慢性疲劳综合征及健康保健等。

（二）评估

1. 病史　患者当前主要症状、临床表现、舌苔、脉象、既往史、女性患者妊娠及月经情况。

2. 过敏史　有无对所用沐足药物过敏。

3. 皮肤情况　患者体质及沐足部位皮肤情况。

4. 耐受程度　患者对热的敏感性和耐受性。

5. 其他　患者心理状态及进食情况。

（三）告知

1. 沐足的目的及过程。

2. 沐足的温度、时间及其他注意事项，防止烫伤。

（四）物品准备

治疗盘、手消毒液、中药、沐足器（包括插电款与不可插电款）（图 4-7-1）、毛巾、一次性沐足袋、水温计（图 4-7-2）、纱布，必要时屏风遮挡。

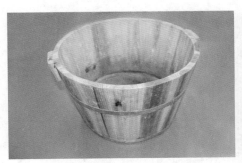

图 4-7-1　沐足盆

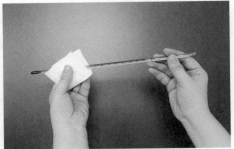

图 4-7-2　水温计

（五）基本操作方法

1. 核对及评估　核对患者姓名、性别、年龄、住院号、医嘱、诊断、中药、用法、用量，评估患者，做好解释。

2. 检查沐足器的性能　检查其性能是否完好、安全。

3. 按医嘱配制药液　将中药煎剂或中药免煎颗粒倒入容器盆中加热水，调节水温（夏天 38～41℃，冬天 41～43℃），取沐足器，套上一次性塑料袋，将已配制好的中药沐足液倒入沐足器中。

4. 操作前准备　备齐用物,携至床旁;协助患者取合理、舒适体位。

5. 操作过程　协助患者双足浸入中药沐足液中,沐浴液以浸过双足踝关节为宜,接上电源,选择沐足模式,调节时间,盖好毛巾,注意保暖。

6. 观察及询问　治疗过程中,护士每 10min 巡视患者 1 次,保持药液温度,询问患者有无不适感。专人负责,治疗结束方可离开,询问患者的感受,如有灼痛等不适,立即调试水温。

7. 操作结束　操作完毕后卸下电源,协助患者取舒适体位,整理床单位,交代注意事项,询问需求,分类处理用物,做好记录。

(六)注意事项

1. 沐足药液的温度　沐足药液温度适宜(夏天 38～41℃,冬天 41～43℃),糖尿病患者、足部皲裂患者,药液温度要适当降低,慎防烫伤。

2. 操作要求　沐足时水量应该以将双足放入沐足器中时,沐足液能浸没脚踝 10cm 以上为宜。沐足过程中可多按摩双足足趾和足心,常选的穴位有然谷、涌泉、阿是穴等。

3. 不适症状的观察及处理　中药沐足过程中严密观察患者的病情变化,患者出现头晕、乏力、心慌等症状时,立即停止沐足,并报告医师,配合处理。

4. 沐足时间及治疗疗程　中药沐足时间一般为 20～30min。一般可以每日 1 次或每日 2 次。

5. 保暖　治疗时做好记录,注意保暖,必要时屏风遮蔽。

6. 皮肤清洁　操作完毕,清洁局部皮肤,协助患者整理衣着并安置舒适卧位。

(七)中药沐足流程

操作前	操作要点	图例
用物准备 　　治疗盘、手消毒液、沐足器(包括插电款与不可插电款)、中药、毛巾、一次性沐足袋、水温计、纱布,必要时屏风遮挡	**评估** 　　1. 患者当前主要症状、临床表现、舌苔、脉象、既往史及药物过敏史 　　2. 体质、沐足部位皮肤情况、对热的敏感性和耐受性、心理状态 　　3. 进食情况 　　4. 是否妊娠、是否月经期	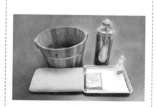 备物

操作中	操作要点	图例

配制药液

按医嘱配制药液：将中药煎剂或中药免煎颗粒倒入容器盆中加热水，调节水温。套上一次性塑料袋，将已配制好的中药沐足液倒入沐足器中

取沐足器，套上一次性塑料袋，将中药煎剂或中药免煎颗粒倒入容器盆中加热水，将已配制好的中药沐足液倒入沐足器中

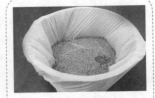

配制药液

调水温

调节水温至（夏天38～41℃，冬天41～43℃）。

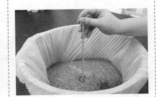

调水温

沐足

协助患者双足浸入中药沐足液中，保持药液温度，询问患者有无不适感

协助患者双足浸入中药沐足液中，沐足液以浸过双足踝关节为宜，接上电源，选择沐足模式，调节时间

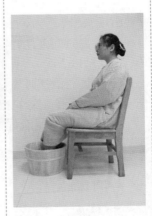

沐足

观察

观察：专人负责，询问患者的感受

治疗过程中，护士每10min巡视患者1次。专人负责，询问患者的感受，如有灼痛等不适，立即调试水温

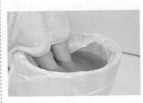

观察

操作后　　　　　　　　　注意事项　　　　　　　　　图例

整理用物及床单位

洗手,记录

1．沐足药液温度适宜（夏天 38～41℃，冬天 41～43℃），糖尿病患者、足部皲裂患者，药液温度要适当降低，慎防烫伤。沐足时水量应该以将双足放入沐足器中时，沐足液能浸没脚踝 10cm 以上为宜

2．中药沐足过程中严密观察患者的病情变化。患者出现头晕、乏力、心慌等症状时，立即停止沐足，并报告医师，配合处理

3．中药沐足时间为 20～30min。可以每日 1～2 次

4．沐足过程中可多按摩双足足趾和足心。常选的穴位有然谷、涌泉、阿是穴等

5．操作完毕，清洁局部皮肤，协助患者整理衣着并安置舒适卧位

（八）中药沐足评分标准

程序	规范项目	分值	评分标准	扣分	得分
操作前准备20分	1．仪表端庄，着装整洁	2	衣、帽不整洁扣1分		
	2．核对医嘱、治疗单	7	未核对扣7分，一处不符合扣1分		
	3．操作前评估 （1）患者当前主要症状临床表现、舌苔、脉象、既往史及药物过敏史，进食情况，女患者要评估是否妊娠、哺乳、是否月经期	6	未评估扣4分，评估不全一项扣1分，未解释扣2分		

程序	规范项目	分值	评分标准	扣分	得分
操作前准备20分	（2）体质、沐足部位皮肤情况、对热的敏感性和耐受性、心理状态 （3）解释操作目的、告知相关事项 （4）检查沐足器的性能是否完好、安全				
	4. 洗手	2	未洗手扣2分		
	5. 物品准备：治疗盘、手消毒液、沐足器（包括插电款与不可插电款）、中药、毛巾、一次性沐足袋、水温计、纱布，必要时屏风遮挡	3	少一件或不符合要求扣0.5分		
操作流程60分	1. 携用物到患者床旁，核对患者姓名、年龄、中药、用法、用量	5	未核对扣3分，核对不全扣1～2分		
	2. 做好解释，取合适体位，暴露沐足部位，注意保暖	5	未解释扣3分，体位不适及未保暖各扣1分		
	3. 按医嘱配制药液，测量药液温度，接上沐足盆电源，选择模式，调节时间	10	未测量药液温度扣5分，沐足盆使用不当扣5分		
	4. 再次核对，确定操作部位	5	未再次核对扣3分，核对不全扣1～2分		
	5. 协助患者双足浸入中药沐足液中，以浸过双足脚踝10cm以上为宜，保持药液温度，治疗过程中，专人负责，观察有无灼痛等不适，询问患者有无不适感	20	未浸过双足踝关节扣5分，未监测药液温度扣5分，未观察扣5分，未询问扣5分		
	6. 清洁局部皮肤，擦干。协助患者取舒适体位，整理用物 7. 洗手	8	一处不符合要求扣2分		
	8. 记录：在观察表和记录单上签名、记录时间、足部皮肤情况	7	一处不符合要求扣1分		

续表

程序	规范项目	分值	评分标准	扣分	得分
操作后评价20分	1. 物品按规范处理	5	不符合规范酌情扣1～5分		
	2. 正确指导患者 （1）沐足药液温度适宜（夏天38～41℃，冬天41～43℃），沐足液能浸没脚踝10cm以上为宜 （2）出现头晕、乏力、心慌等症状时，立即停止沐足，及时告知 （3）中药沐足时间为20～30min，每日1～2次 （4）沐足过程中可多按摩双足足趾和足心	8	未指导扣8分，一项指导不全扣1分		
	3. 语言通俗，态度和蔼，沟通有效	2	语言、态度不符合要求扣1分，沟通无效扣2分		
	4. 动作熟练、轻巧，符合操作原则	5	一处不符合要求扣1～2分		

第八节　中药热熨

中药热熨是将一种或多种中药混合，如四子散（莱菔子、紫苏子、芥子、吴茱萸），装入布袋，在人体局部或一定穴位上移动，利用温热之力使药性通过体表透入经络、血脉，从而达到温经通络、行气活血、散寒止痛、祛瘀消肿等作用的一种操作方法。

（一）适用范围

适用于风湿痹证引起的关节冷痛、酸胀、沉重、麻木；跌打损伤等引起的局部瘀血、肿痛；扭伤引起的腰背不适、行动不便；脾胃虚寒所致的胃脘疼痛、腹冷泄泻、呕吐等症状。

（二）评估

1. 环境　病室环境、温度适宜。

2. 病史　主要症状、既往史、药物过敏史、月经期及是否妊娠。

3. 敏感度　对热和疼痛的耐受程度。

4. 皮肤　热熨部位的皮肤情况。

（三）告知

1. 操作前准备　药熨前，排空二便。

2. 及时沟通　感觉局部温度过高或出现红肿、丘疹、瘙痒、水疱等情况，应及时告知护士。

3. 治疗时间　每次 15～30min，每日 1～2 次。

（四）物品准备

治疗盘、遵医嘱准备药物、粗盐、纱布袋、温度计、凡士林、棉签、大毛巾、纱布或纸巾，必要时备屏风、毛毯等。

（五）基本操作方法

1. 加热药物　根据医嘱，将药物加热至 50～70℃，备用。

2. 核对及评估　评估患者，做好解释，再次核对医嘱。嘱患者排空二便，调节病室温度。

3. 操作前准备　备齐用物，携至床旁。取适宜体位，暴露药熨部位，必要时屏风遮挡患者。

4. 推熨　先用棉签在药熨部位涂一层凡士林，将药袋放到患处或相应穴位处用力来回推熨，以患者能耐受为宜。力量要均匀，开始时用力要轻，速度可稍快，随着药袋温度的降低，力量可增大，同时速度减慢。药袋温度过低时，及时更换药袋或加温。

5. 观察与询问　药熨操作过程中注意观察局部皮肤的颜色情况，及时询问患者对温度的感受。

6. 操作结束　操作完毕擦净局部皮肤，协助患者着衣，安排舒适体位。嘱患者避风保暖，饮适量温开水。

（六）注意事项

1. 禁忌证　孕妇腹部及腰骶部、大血管处、皮肤破损及炎症、局部感觉障碍处忌用。

2. 保暖　操作过程中注意保暖，保持药袋温度，温度过低则需及时更换或加热。

3. 药熨温度　一般保持 50～60℃，不宜超过 70℃，年老、婴幼儿及感觉障碍者，药熨温度不宜超过 50℃，操作中注意保暖。

4. 不适症状的观察与处理　药熨过程中应随时询问患者对温度的感受，观察皮肤颜色变化，一旦出现水疱或烫伤时应立即停止，并给予适当处理。

（七）中药热熨流程

操作前　　　　　　　　操作要点　　　　　　　　图例

用物准备

治疗盘、药物（遵医嘱）、粗盐、纱布袋、温度计、凡士林、棉签、大毛巾、纱布或纸巾，必要时备屏风、毛毯等

评估

1. 病室环境、温度适宜

2. 主要症状、既往史、药物过敏史、月经期及是否妊娠

3. 对热和疼痛的耐受程度

4. 热熨部位的皮肤情况

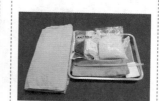

备物

操作中　　　　　　　　操作要点　　　　　　　　图例

加热药物并测量温度，根据敷药部位，取适宜体位，充分暴露操作部位，必要时用屏风遮挡患者

药熨温度

药熨温度适宜，一般保持 50～60℃，不宜超过 70℃，年老、婴幼儿及感觉障碍者，药熨温度不宜超过 50℃。操作中注意保暖

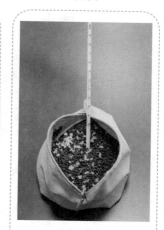

测量温度

局部涂凡士林，将药袋放到相应穴位处用力来回推熨，每次 15～30min。询问患者对温度的感受，药袋温度过低时，及时更换药袋或加温

推熨手法

操作过程力度要均匀，观察局部皮肤的颜色情况，若出现水疱，立即停止操作，报告医师，及时处理

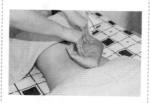

腹部推熨

操作后

擦净局部皮肤，协助患者着衣，安排舒适体位，整理床单位，整理用物

洗手，记录

注意事项

观察皮肤颜色变化，一旦出现水疱或烫伤时立即报告医生，给予适当处理

图例

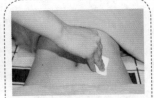

擦净皮肤

（八）中药热熨评分标准

程序	规范项目	分值	评分标准	扣分	得分
操作前准备20分	1. 仪表端庄，着装整洁	2	衣、帽不整洁扣2分		
	2. 核对医嘱、治疗单	5	未核对扣5分		
	3. 操作前评估 （1）患者当前主要症状、既往史及药物过敏史、是否月经期或妊娠 （2）热熨部位的皮肤情况、对热及疼痛的耐受程度 （3）解释操作的目的、告知相关事项	6	未评估扣6分，评估不全一项扣1分，未解释扣2分		
	4. 洗手	3	未洗手扣3分，未按七步洗手法洗手扣1~2分		
	5. 用物准备：治疗盘、遵医嘱准备药物、粗盐、凡士林、棉签、纱布袋2个、大毛巾、纱布或纸巾、温度计，必要时备屏风、毛毯、快速手消毒液等	4	未备物扣4分；少一件或备物不符合要求扣1分		
操作流程60分	1. 根据医嘱，将药物加热至50~70℃，备用	5	未加热扣5分，温度不符合酌情扣分		
	2. 备齐用物，携至床旁。核对床号、姓名、操作部位	5	未核对扣5分，核对酌情扣分		
	3. 做好解释，取适宜体位，暴露药熨部位，必要时用屏风遮挡患者	15	未解释扣3分，体位不适扣2分		

续表

程序	规范项目	分值	评分标准	扣分	得分
操作流程60分	4. 先用棉签在药熨部位涂一层凡士林,将药袋放到患处或相应穴位处用力来回推熨,以患者能耐受为宜。力量要均匀,开始时用力要轻,速度可稍快,随着药袋温度的降低,力量可增大,同时速度减慢	20	手法不对扣5分,穴位或部位不准扣5分,用力不恰当扣5分		
	5. 操作过程中注意观察局部皮肤的颜色情况,及时询问患者对温度的感受	5	未观察或询问扣5分		
	6. 擦干净局部皮肤,协助患者着衣,取舒适体位	5	一处不符合扣2分		
	7. 整理用物,洗手。在治疗单上签名,记录时间	5	一处不符合扣2分		
操作后评分20分	1. 物品处置符合消毒技术规范要求	5	不符合规范酌情扣1~5分		
	2. 观察与指导 (1)观察皮肤颜色变化情况,询问患者感受 (2)嘱患者避风保暖,饮适量温开水	7	未观察或指导扣7分,观察或指导不到位酌情扣分		
	3. 语言通俗,态度和蔼,沟通有效	2	语言、态度不符合要求扣1分,沟通无效扣2分		
	4. 动作熟练、规范,符合操作原则	6	一处不符合要求扣1~2分		

第九节　中医导引术

一、经典运气八段锦

(一)简介

功法采用腹式呼吸,鼻吸气,口呼气,呼吸宜匀细深长,整套动作柔和连绵,滑利流畅,动静相兼,气机流畅,骨正筋柔,自然打通经络和调动脏腑功能。通过八段锦锻炼可改善不良心理状态,疏通经络气血,具有保精、养气和存神的作用。经典运气八段锦要求练功时神与形合、气寓其中、动作柔和、刚柔并济,尤其强调在松静自然的状态中徐缓舒展肢体、吐故纳新和意念集中的协调动作。因此,八段锦是身心一体式的运动,并特别突出对情志的调摄。良好的情志应该是恬淡宁静、祥和愉悦,也是人体保持健康身心的良好基础。峨嵋气功,运气调真元,以呼吸吐纳为主要手段,练功时先动后静,以动为导,以静为养,吞吐浮沉,外采内应,注重调动意念,与舒缓圆活的动作,匀细深长的吐气相结合,打通经络和调动气血,从而把八段锦功法发挥得更好。

(二)养生功效

1. 养肺　从基本动作上看是四肢和躯干的伸展运动,加强四肢和躯干的伸展活动却可影响胸腹腔血流的再分配,有利于肺部的扩张,使呼吸加深,吸进更多的氧气,对消除疲劳有一定的作用。

2. 养胃　动作的上下用力对拉,使两侧内脏器官和肌肉进一步受到牵引,特别是使肝、胆、脾、胃受到牵拉,使胃肠蠕动和消化功能得到增强,久练有助于防治胃肠病。

3. 护腰　中医理论认为肾是"先天之本""藏精之脏",可见其重要性。八段锦可使腰肌拉伸而受到锻炼,使腰部各组织、各器官,特别是肾脏、肾上腺功能得到增强,既有助于防治常见的腰肌劳损,又能增强全身功能。

4. 强身健体　通过肢体躯干的屈伸俯仰和内部气机的升降开合,使全身筋脉得以牵拉舒展,经络得以畅通,从而实现"骨正筋柔,气血以流",有助于调节机体的阴阳平衡协调能力,促使经气流通,滑利关节,活血化瘀,强筋壮骨。

5. 促进血液循环　头部运动对活跃头部血液循环、加大眼球活动范围,增强眼肌及颈部肌肉活动有较明显的作用,而且对消除大脑和中枢神经系统的疲劳及一些生理功能障碍也有促进作用。另外,还可以保持颈部肌肉正常的运动功能,改善高血压和动脉硬化患者的平衡能力,减少眩晕感觉。

(三)动作要领

预备动作:峨嵋气功(图4-9-1-1)

1. 全身放松,两脚并步站立,两臂垂于体侧,目视前方。

2. 左脚向左开步,与肩同宽。两臂内旋向两侧摆起,与髋同高,掌心向后转。

3. 此时两臂外旋,向前合抱于胸前,掌心向内,两掌指尖距约10cm,缓慢放下垂于体侧。

4．同步骤2。

5．此时两臂外旋，示指伸直，其余四指向掌心向稍弯曲，缓慢往外推出，直到两臂伸直即可。

6．此时两臂内收，向前合抱于胸前，掌心向内，缓慢放下垂于体侧。

7．两侧手臂缓慢举起，手心朝上，仰头向上看，再缓慢放于胸前，从而向下垂于体侧。

如此以上动作共做1遍，配合呼吸，手由下向上举时慢慢吸气，手放下时吐气。伸开的手移近身体时吸气，手向外伸出时吐气。身体伸展时吸气，弯曲时吐气。呼吸自然，深长匀细。

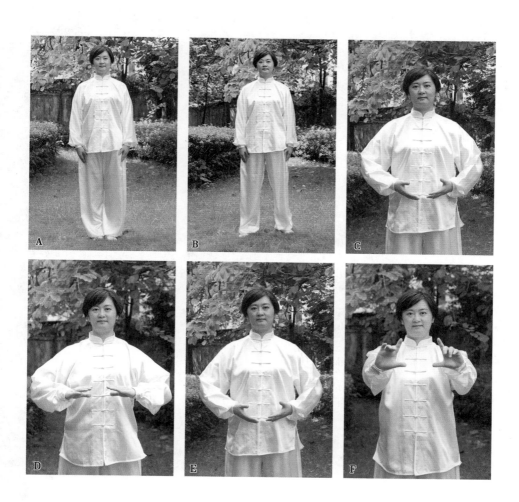

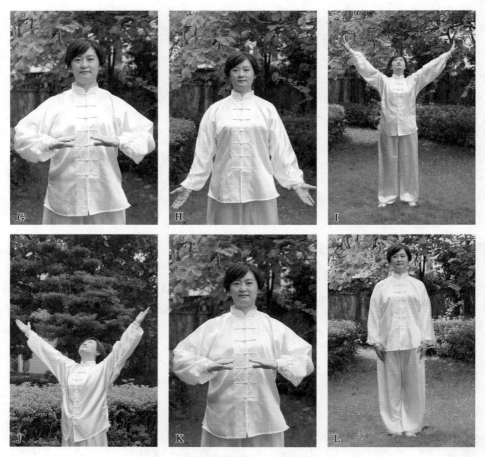

图 4-9-1-1　预备动作——峨嵋气功

A. 站姿　B. 迈开腿与肩同宽　C. 两臂抱于前　D. 缓慢放下　E. 两臂抱于前　F. 示指伸直，往前　G. 缓慢放下　H. 两臂上举　I. 抬头　J. 手心向上　K. 内收　L. 还原

第一式：两手托天理三焦（图 4-9-1-2）

1. 接上式，两手如捧物，手指相对。

2. 由腹前提至胸前，翻掌心向下；然后两小臂内旋，双手上托至头上，充分展臂如托天状，同时提起脚跟，吸气。

3. 两臂外旋转掌心向身体、顺体前下落至体两侧；同时，脚跟落地，呼气。

如此重复动作 6 遍，配合呼吸。

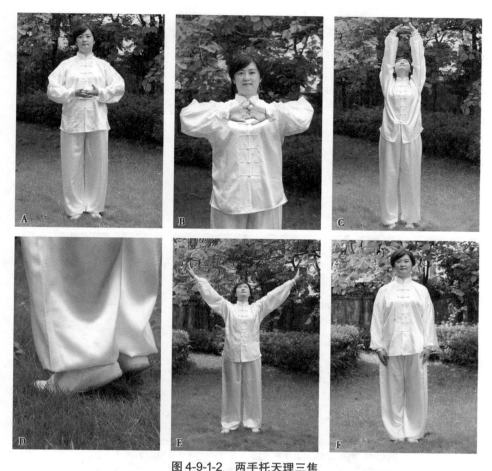

图 4-9-1-2　两手托天理三焦

A. 两手相对　B. 提至胸前　C. 双手托至头顶　D. 同时提起脚跟　E. 两臂下落　F. 还原

第二式：左右开弓似射雕（图 4-9-1-3）

1. 接上式，左脚步向左迈出一步成马步。两小臂胸前交叉，左臂在里，右臂在外，两手变拳左手示指上翘起，拇指与示指成八字撑开。

2. 左臂向左侧推出并伸直，眼看左手指；同时，右手向右侧平拉，如拉弓射箭状。

3. 两拳变掌经体侧划弧收回，右臂向右侧推出并伸直，眼看右手指；同时，左手向左侧平拉，如拉弓射箭状。

4. 两拳变掌经体侧划弧收回，同时收回左脚，恢复自然站姿。

如此以上动作共做 6 遍，配合呼吸，拉弓展胸时吸气，还原起立时呼气。

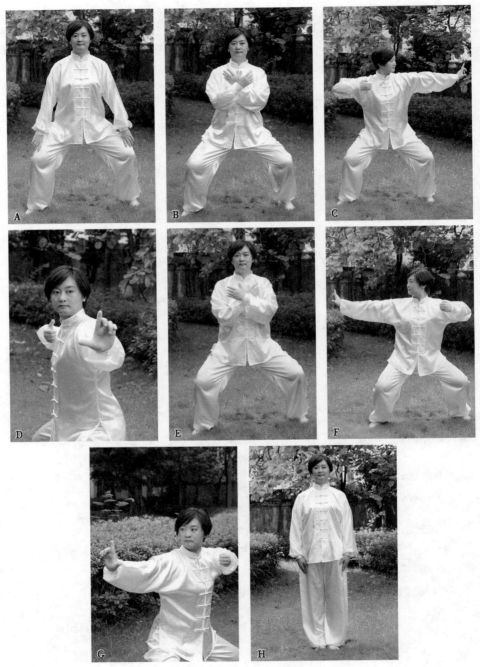

图 4-9-1-3　左右开弓似射雕

A. 蹲马步　B. 手指撑开　C. 向左推出　D. 眼看左手指　E. 两拳收回　F. 向右推出
G. 眼看右手指　H. 还原

第三式：调理脾胃须单举（图4-9-1-4）

1. 接上式，双手经腹前捧至胸前，左手翻掌上举成单臂托天状（掌心向上），右手翻掌下按于右胯旁（掌心向下），抬头向上看。

2. 左手臂外旋，转左掌心向后顺体下落，右手沿体前上穿，两手臂经胸前交会，右手臂上举成托天状，左手顺体下按停于左胯旁（动作要求同上）。

3. 右手臂外旋，转右掌心向后顺体下落，左手沿体前上穿，两手臂经胸前交会，向前合抱于胸前，掌心由上向下，缓慢放下垂于体侧。

如此以上动作共6遍。配合呼吸，手臂由胸前上举时吸气，上举手臂下落至胸前时呼气。

结束时，两手由胸前交叉同时下落至体侧还原自然站立式。

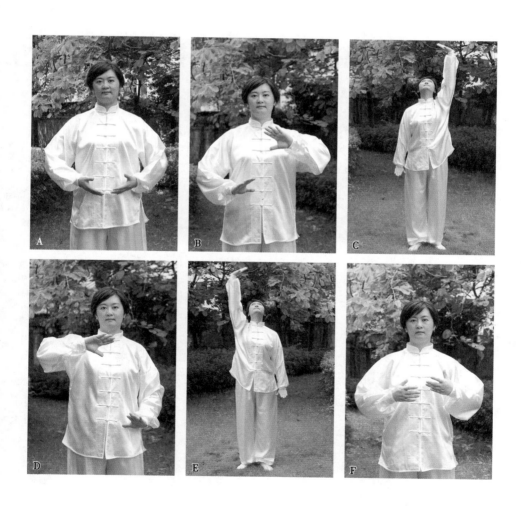

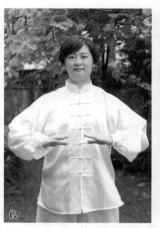
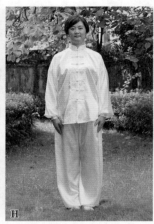

图 4-9-1-4　调理脾胃须单举

A. 双手捧前　B. 左手翻掌　C. 托天状　D. 两臂交会　E. 右手上举　F. 两臂交会　G. 手心向下　H. 还原

第四式: 五劳七伤往后瞧(图 4-9-1-5)

1. 接上式, 全身放松, 两脚并步站立, 双手放于背后交叉, 两臂外旋时下颌微收, 向后转动时上体正中, 头慢慢向左后转动, 转至最大限度, 同时斜看后下方 45°。尽量向左后看, 保持 2s 抻拉, 同时吸气。

2. 转头还原, 同时呼气。

3. 同步骤 1, 惟左右相反。

4. 转头还原, 两臂垂于体侧, 同时呼气。

如此以上动作共做 6 遍, 配合呼吸。

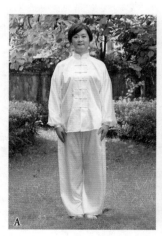
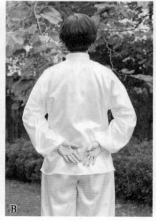
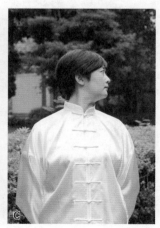

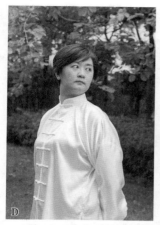
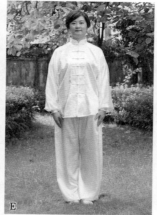
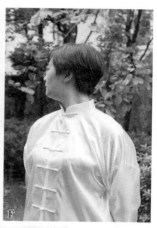

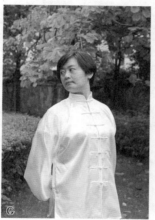
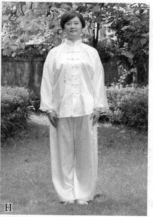

图 4-9-1-5　五劳七伤往后瞧

A. 并步站立　B. 双手于背后交叉　C. 头向左后转　D. 至最大限度　E. 还原　F. 头向右后转　G. 至最大限度　H. 还原

第五式：摇头摆尾去心火（图4-9-1-6）

1. 接上式，马步下蹲臀收敛，两手虚口向里扶在大腿上。

2. 上体及头前俯深屈，随即在左前方尽量作弧形摇转，同时臀部相应右摆，左腿及右臂适当伸展，以辅助摇摆，同时呼气。

3. 上体转正复原，同时吸气。

4. 同步骤2，惟左右相反。

5. 同步骤3，复原站立位。

如此以上动作共做6遍，配合呼吸。

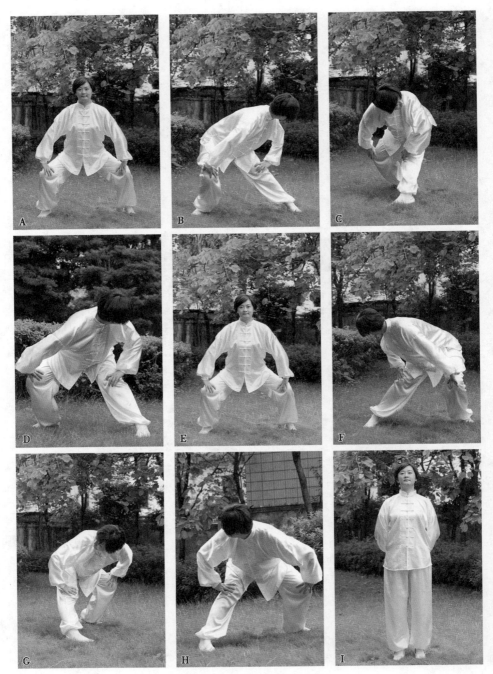

图 4-9-1-6　摇头摆尾去心火

A. 马步蹲　B. 向左后方弧形摇转　C. 左腿及右臂伸展　D. 抬头向后方看　E. 还原马步蹲　F. 向右后方弧形摇转　G. 右腿及左臂伸展　H. 抬头向左方看　I. 复原

第六式：两手攀足固肾腰（图4-9-1-7）

1. 接上式，双手夹住背脊两侧，上体慢慢后仰。同时继续吸气。

2. 上体缓缓向前深屈，直膝垂臂，双手反穿经腋下尽量旋腕，俯身摩运时脊柱节节放松，至足背时要充分沉肩，两手攀握足尖（如做不到，可改为手触足踝），头略抬高，同时呼气。

3. 起身时两掌贴地面前伸拉长腰脊，手臂主动上举带动上体立起。

4. 此时两臂内收，向前合抱于胸前，掌心向内，缓慢放下垂于体侧，还原成预备式，同时呼气。

如此以上动作共做6遍。如果呼吸配合有困难，可以先采用自然呼吸的方法进行练习，然后逐步过渡到本式的要求。

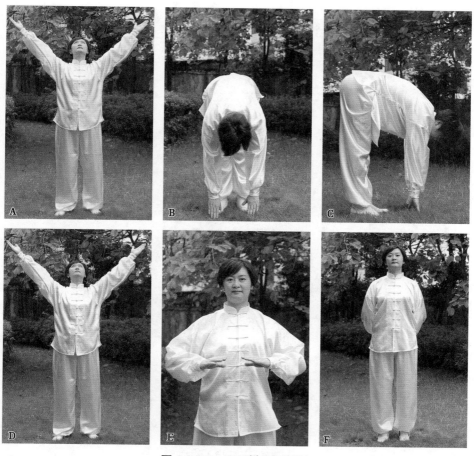

图4-9-1-7　两手攀足固肾腰

A. 上体后仰　B. 向前深屈　C. 直膝垂臂　D. 手臂上举立起　E. 两臂内收　F. 还原站式

第七式：攒拳怒目增气力（图 4-9-1-8）

1. 接上式，马步下蹲握固拳（拳心向上），左拳慢慢地旋臂前冲拳（拳心向下），同时瞪眼目视前方；呼气。

2. 旋臂握拳收腰间（拳心向上），同时吸气。

3. 左拳慢慢地旋臂前冲拳（拳心向下），同时瞪眼目视前方，呼气。

4. 同步骤 2。

5. 左拳慢慢地旋臂左冲拳（拳心向下），同时瞪眼目视左前方，呼气。

6. 同步骤 2。

7. 右拳慢慢地旋臂右冲拳（拳心向下），同时瞪眼目视右前方，呼气。

8. 同步骤 2，而后恢复立正姿势。

如此反复以上动作 6 遍，配合呼吸。

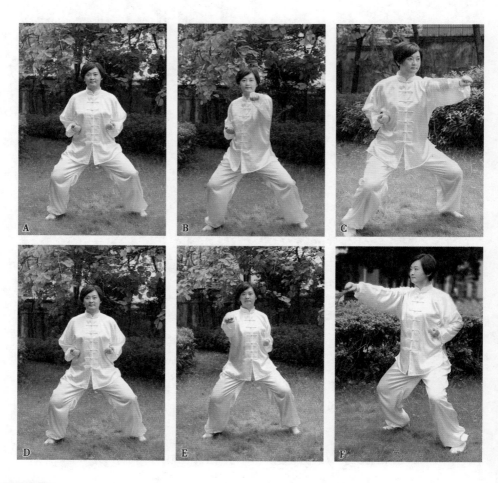

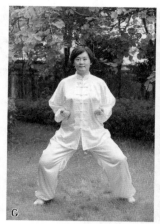
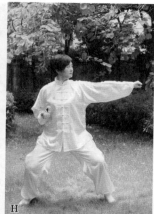
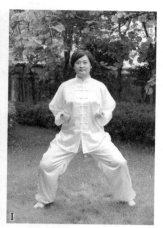
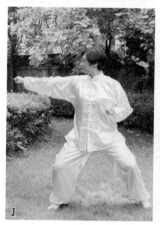
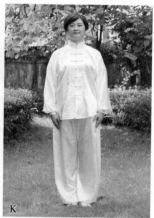

图 4-9-1-8　攒拳怒目增气力

A.马步蹲　B.左拳前冲拳　C.左拳拳心向下　D.握拳收腰间　E.右拳前冲拳　F.右拳拳心向下　G.握拳收腰间　H.左拳左冲拳　I.握拳收腰间　J.右拳右冲拳　K.恢复正姿

第八式：背后七颠百病消（图 4-9-1-9）

1.接上式，两脚提踵，头向上顶，脚跟抬起稍停顿，同时吸气。

2.两脚跟下落震地还原，同时呼气。

如此重复以上动作6遍，配合呼吸。

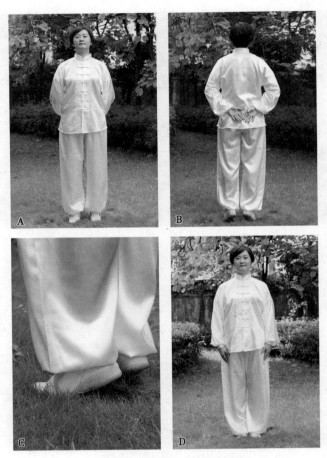

图 4-9-1-9 背后七颠百病消

A. 双手放于背后　B. 两脚提踵　C. 抬起稍停顿　D. 两脚下落还原

收势动作（图 4-9-1-10）

接上式，两侧手臂缓慢举起，手心朝上，仰头向上看，再缓慢放于胸前，从而向下垂于体侧。

如此以上动作共做 1 遍，配合呼吸，手由下向上举时慢慢吸气，手放下时吐气，呼吸自然，深长匀细。

（四）注意事项

1. 时间及频次　建议每天锻炼 1～2 次，每个动作 4～8 次。站式八段锦练完后，要意守丹田片刻，行自然呼吸 10 次，方可收功。

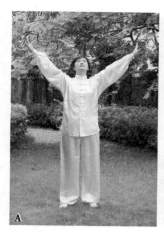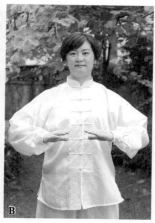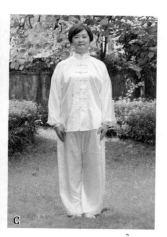

图 4-9-1-10　收势动作

A. 两侧手臂向上举起　B. 内收至胸前　C. 下垂手臂于体侧

2. 力度　对于初学者来说有一定的学习难度和动运强度。因此，在初学阶段，练习者首先要克服由于练功而给身体带来的不适，如肌肉关节酸痛、动作僵硬、紧张、手脚配合不协调、顾此失彼等。只有经过一段时间和数量的练习，才会做到姿势逐渐工整，方法逐步准确，动作的连贯性与控制能力得到提高，对动作要领的体会不断加深，对动作细节更加注意。练习中如果出现心慌、气短、头晕、抖动等不舒服现象，应马上中止练习，进行调理，避免出现意外不适。

3. 特殊人群　高血压和动脉硬化患者，头部不宜垂得太低。

二、八段锦序贯养生操

（一）简介

"户枢不蠹、流水不腐"，中医认为"动"这个字贯穿人体生命活动的整个周期。中医自古有很多传统特色的运动方式，如五禽戏、太极拳、八段锦、易筋经等，可增强体质，提高免疫力。八段锦渊源于南宋梁代，形成于宋代，其从动作要领到口诀诵读均能体现中医学的特点，深具中国文化内涵和特色，生动而易于接受，传至今日可谓源远流长。它融合了中医的脏腑、经络学说等理论，是中医养生与治疗学的重要部分，也是邓铁涛中医养生学术思想的核心部分。

"八段锦序贯疗法"是在国医大师邓铁涛养生学术思想及中医运动疗法基础上，传承创新，首创卧式 - 坐式 - 立式八段锦，形成八段锦序贯疗法，在疾病的不同阶段采用不同的训练方式。各式均通过八个动作锻炼人体四肢，从而提升人体阳气以及代谢功能，具有简单、安全、易学、适应范围广等特点，能够调心、调息、调形，改善气血运行，不仅可调节脏腑功能，疏导患者的不良情绪，符合低强度、长时间有氧运动的特点，非常适合各类患者的康复训练及健康人群的养生保健。

（二）养生功效

卧式八段锦

1. 第一式顺逆呼吸畅气机　腹式呼吸可刺激人体腹部经络，促进气的升降出入运动，保持气机通畅，可使人体宁心静气，保持气机通畅。

2. 第二式掌心互搓行血脉　可以刺激手上的各个穴位和经脉，从而保持经络的通畅，促进气血的运行。

3. 第三式调理脾胃须摩腹　摩腹可影响腹壁及腹腔脏器的血流，调节消化分泌功能，促进胃肠蠕动及消化吸收和排泄。

4. 第四式微撼天柱祛七伤　此式可刺激颈部大椎穴，可促进颈部血液循环，改善颈椎椎间关节的功能，改善椎动脉循环，使脑血管充盈度得到改善，解除神经疲劳。

5. 第五式屈膝钩攀舒筋骨　通过下肢骨骼肌的活动，能有效促进血液循环，增加关节活动度，降低肌张力，可滑利关节，有益于人体筋、骨、髓。

6. 第六式伸腰引肾利阴阳　此式锻炼脊柱，起到舒筋展脉的作用，脊柱的伸展活动还起到疏通经络，畅通气血之效，能补肾壮阳，强腰健肾。

7. 第七式展臂推掌行气力　上肢的运动并配合呼吸可促进肺经经气的流通，提高心肺功能。

8. 第八式足背屈伸定心神　通过足背屈伸运动，可以刺激腿部经络，促进气血的运行，而气血运行通畅，也有助于保持心神宁静。

坐式八段锦

1. 第一式两手托天理三焦　此举调理三焦，提升人体元气，达到人体气机与五脏调和，从而起到调养五脏，润泽吾身之效果。

2. 第二式内关曲泽通心包　内关、曲泽皆属厥阴心包经，通过拍打此穴达到清心泻火、除烦安神的作用，冠心病患者可常拍打此穴来保健。

3. 第三式膻中鸠尾调心经　此举不仅对配合治疗胸痛、心悸等病症有良好疗效，且贯通任脉，调畅人体阴经气血。

4. 第四式摇头摆脑去心火　摇头可刺激颈后大椎，有使血流畅旺，疏经泄热的作用，有助于祛除心火。

5. 第五式抱头扩胸运气血　人体此举开展肺气，心血与肺气相互为用，通过抱头扩胸，从而达到宽胸理气，缓解胸闷、心悸等病症。

6. 第六式背摩精门固心肾　此举摩擦刺激肾俞和腰眼，可温通经络，补益肾精,调理心肾。

7. 第七式左右划拳循气机　两手之握放可增丹田开合之感,两手之划拳有助于气机升降,尤其适合长期卧床患者。

8. 第八式雄鹰展翅定心神　此举能升提人体元、宗、营、卫四气,沿经络系统和腠理循环至全身,最后凝聚于心从而达到养心宁神、益寿延年之效。

立式八段锦

1. 第一式两手托天理三焦　活动颈椎及颈部诸肌、改善心脑血管循环,解除疲劳,清醒头脑。

2. 第二式左右开弓似射雕　增强呼吸功能与头部的血液循环,有利于心神健康。

3. 第三式调理脾胃须单举　促使胃肠蠕动,增强脾胃消化功能。

4. 第四式五劳七伤往后瞧　加强胸椎及胸骨的活动,对脏腑气血和全身有协调作用,对防治五劳七伤有好处。

5. 第五式摇头摆尾去心火　全身运动对颈椎、腰椎及下肢的疾病,皆有良好作用。

6. 第六式两手攀足固肾腰　主要运动腰部,健腰固肾,并能增强全身功能。

7. 第七式攒拳怒目增气力　激发大脑皮层和交感神经的兴奋,促进气血的运行。

8. 第八式背后七颠百病消　使全身肌肉放松,有利于脑和脊髓中枢神经的血液循环畅通,进而加强全身调节,防病祛病。

(三)动作要领

卧式八段锦

卧式第一式:顺逆呼吸畅气机(图4-9-2-1)

闭目,双手交叉置于腹部,自然呼吸。顺:用鼻缓慢吸气,腹部随吸气缓慢凸出,双手随腹部慢慢上抬,停顿屏气。缓慢用口吐气,腹部随吐气慢慢凹

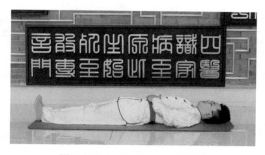

图4-9-2-1　顺逆呼吸畅气机

陷,双手随腹部凹陷慢慢下移。逆:用鼻缓慢吸气,腹部随吸气慢慢凹陷,双手随腹部凹陷慢慢下移,停顿屏气。缓慢用口吐气,腹部随吐气缓慢向上凸出,双手随腹部慢慢上抬。

卧式第二式:掌心互搓行血脉(图4-9-2-2)

两手相对合掌于胸前,互相来回搓动,搓至双手温热。搓动时掌心和手指尖均应相对,勿空心,应从掌根搓至掌心,体力好者,可以再伸直双手臂,用两臂用力带动双手,双手掌稍用力贴合,增加揉搓的力度。

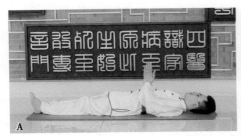 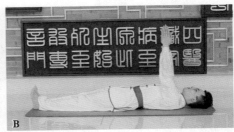

图4-9-2-2　掌心互搓行血脉
A. 两手相对合掌于胸前,互相来回搓动　B. 伸直双手臂,双手掌贴合揉搓

卧式第三式:调理脾胃须摩腹(图4-9-2-3)

双手重叠置于上腹部,以肚脐为中心,先顺时针摩腹,再逆时针摩腹。摩腹的时候要掌根用力,力量适中,紧摩慢移,按摩至腹壁微红或腹部透热为度。

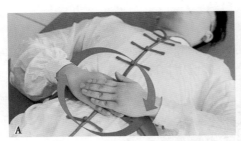 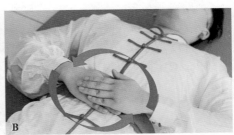

图4-9-2-3　调理脾胃须摩腹
A. 双手重叠置于上腹部顺时针摩腹　B. 双手重叠置于上腹部逆时针摩腹

卧式第四式:微撼天柱祛七伤(图4-9-2-4)

准备姿势:自然平躺,双足略分开,与肩同宽。肩胛自然下沉,两手自然垂放身体两侧,双眼目视前方。先将颈部缓慢转向左侧至最大幅度,目光平

视随头部转动，保留片刻；然后再将头缓慢摆正，摆正的同时，双肩向上收缩成"耸肩"姿势，这时应感觉到颈椎两侧的肌肉收紧，保持2s，双肩放下回到原始位置，还原准备姿势，目视前方。相反方向再重复1次，此动作缓和，以不感到头晕难受为宜。耸肩时吸气，沉肩时呼气，一左一右为1遍。

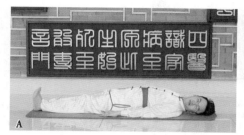
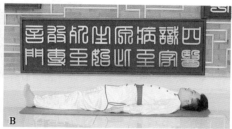
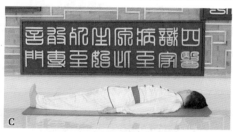

图4-9-2-4　微撼天柱祛七伤

A.肩胛下沉，颈部转向左侧至最大幅度，目光平视　B.头部摆正，双肩向上收缩成"耸肩"姿势，目视前方　C.肩胛下沉，颈部转向右侧至最大幅度，目光平视

卧式第五式：屈膝钩攀舒筋骨（图4-9-2-5）

仰卧，两腿上抬离开床面，尽量保持下肢伸直状态，保持片刻后，小腹收紧，双腿伸直，大腿带动小腿进行一上一下有节律的摆动，同时缓缓深呼吸，一上一下为1遍，缓缓放下。再上抬双下肢，保持双下肢伸直片刻后屈膝，进行缓慢、有节律的伸膝、屈膝，如踩单车状。先屈左膝，伸右小腿，再屈右膝，伸左小腿，双下肢交替进行，一屈一伸为1遍，缓慢放下。

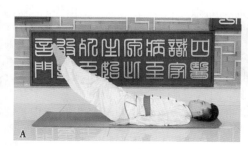
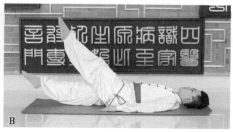

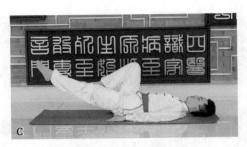

图 4-9-2-5　屈膝钩攀舒筋骨
A. 仰卧，两腿伸直上抬离开床面　B. 大腿带动小腿进行一上一下有节律的摆动
C. 双下肢伸直片刻后进行一左一右有节律的伸膝、屈膝

卧式第六式：伸腰引肾利阴阳（图 4-9-2-6）

身直气静，拱身、挺腰，一挺一放，自然呼吸，稳心静神，全身处于放松状态。两手掌平按床铺，屈膝，以手和足跟为支点，吸气，以背部及髋关节发力，缓缓使腰向上挺，臀部尽量上抬，使胸、腹、臀、膝关节在同一水平线上，呈石拱状，保持片刻；然后放松，腰缓慢放下恢复平躺式，同时呼气。

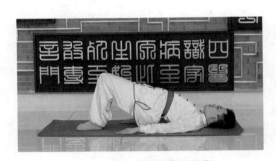

图 4-9-2-6　伸腰引肾利阴阳

卧式第七式：展臂推掌行气力（图 4-9-2-7）

两臂向前上方上抬举起至头顶上方，掌心向前，肘关节伸直，目视前方。掌心转向头，双掌徐徐下放于胸前，夹肘同时双手翻转掌心向上，稍停片刻，蓄力聚神，目视前方。两肩胛骨向脊柱靠拢，扩胸展肩，用力将双掌推出，用力旋腕、握拳，再收回。收拳时要吸气，推掌时要呼气。

卧式第八式：足背屈伸定心神（图 4-9-2-8）

平卧，屈踝，双脚最大限度向上勾脚，使脚尖朝向自己，使踝屈至最大角度保持 10s。伸踝，用力绷脚，使脚尖尽量朝下踩，使足背伸至最大角度保持10s。

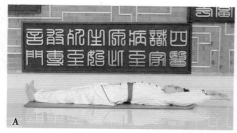
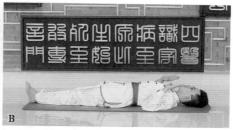
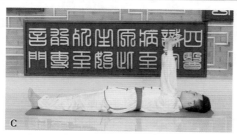

图 4-9-2-7　展臂推掌行气力

A. 两臂向前上方上抬举起至头顶上方，掌心向前，目视前方　B. 掌心转向头，双掌徐徐下放于胸前，夹肘同时双手翻转掌心向上　C. 扩胸展肩，用力将双掌推出，用力旋腕、握拳，再收回

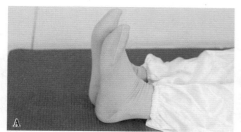
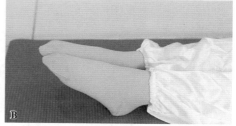

图 4-9-2-8　足背屈伸定心神

A. 平卧，屈踝，双脚最大限度向上勾脚　B. 伸踝，用力绷脚，使脚尖尽量朝下踩

坐式八段锦

坐式第一式：两手托天理三焦（图 4-9-2-9）

由坐式起势动作开始，两手自下而上，自胸前徐徐上举至头顶，于头前时翻掌向上，掌心朝上，两手上举至身体中轴线平行，双臂紧贴双耳，双目凝视掌背，随手上举缓缓抬头，双手上举时缓缓深吸气，脖颈保持放松，上举至顶屏息停留 3～5s 后，双臂保持伸直从身体两旁缓缓放下，同时缓缓深呼气，恢复至起势动作，再作收势。

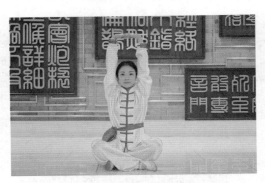

图 4-9-2-9　两手托天理三焦

坐式第二式：内关曲泽通心包（图 4-9-2-10）

双手自坐式起势起，缓缓抬起于身前，拍打双手曲泽、内关穴，一息一动。曲泽穴是手厥阴心包经的常用腧穴之一，位于肘横纹中，当肱二头肌腱的尺侧缘；内关穴是手厥阴心包经的常用腧穴之一，位于前臂掌侧，当曲泽与大陵的连线上，腕横纹上 2 寸，掌长肌腱与桡侧腕屈肌腱之间；大陵别名鬼心，属手厥阴心包经，在腕掌横纹的中点处，当掌长肌腱与桡侧腕屈肌腱之间。

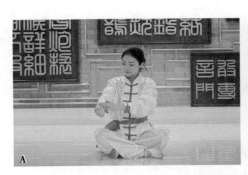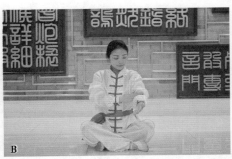

图 4-9-2-10　内关曲泽通心包

A. 盘腿而坐，双手抬起于身前，拍打右手曲泽穴、内关穴，一息一动　B. 盘腿而坐，双手抬起于身前，拍打左手曲泽穴、内关穴，一息一动

坐式第三式：膻中鸠尾调心经（图 4-9-2-11）

双手自坐式起势动作起，缓缓自身前上升，于胸前双手合十，平举于胸前，双手紧贴胸骨，然后以手掌桡侧面敲打胸前膻中穴，并配合呼吸，一息一动。膻中穴位于身体前正中线上，两乳头连线的中点。

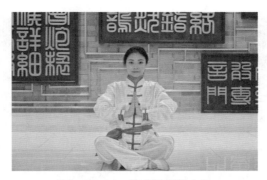

图 4-9-2-11　膻中鸠尾调心经

坐式第四式：摇头摆脑去心火（图 4-9-2-12）

坐式，头部、脖颈保持放松，腰背部保持正直，双手自然下垂置于双膝，闭目养神，低头，头部再分别以顺时针、逆时针方向缓慢旋转，旋转时缓慢呼吸，动作速率宜慢，充分放松脖颈，幅度以无不适为度。

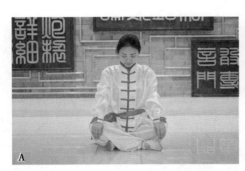
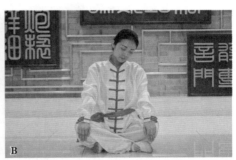

图 4-9-2-12　摇头摆脑去心火

A. 坐式，双手自然下垂置于双膝，低头闭目养神　B. 头部分别以顺时针、逆时针方向缓慢旋转，配合呼吸

坐式第五式：抱头扩胸运气血（图 4-9-2-13）

双手自坐式起势起，上抬至胸前，然后外展划圈至头枕部，双手置于枕后，双手上抬时外展至枕后。双手向前摆动，双肘内收，身体放松前屈，前屈时停留 1s 后将双肘外展分开，上体复位至坐位。前屈时双手切忌过度用力带动头部，以免损伤颈部肌群。

坐式第六式：背摩精门固心肾（图 4-9-2-14）

双手自坐式起势起，上抬至胸前后自腋下翻掌至背后，双手呈抚背状，双手上抬时深吸气，身体保持正直，脖颈放松；双手下滑至后背肾区，约为腰部，上下来回揉搓肾区，以肾区稍感温热为度。

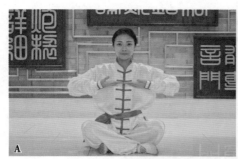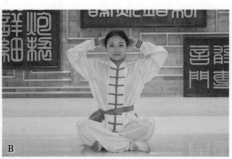

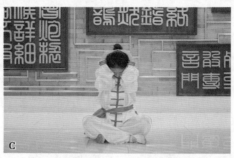

图 4-9-2-13　抱头扩胸运气血

A. 双手自坐式起势起，上抬至胸前　B. 双手外展划圈至头枕部，置于枕后　C. 双肘内收，身体放松前屈，然后复位

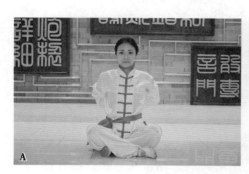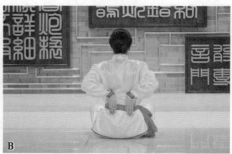

图 4-9-2-14　背摩精门固心肾

A. 坐式，双手上抬至胸前后自腋下翻掌至背后，呈抚背状，上抬时深吸气　B. 双手下滑至后背肾区，上下来回揉搓肾区

坐式第七式：左右划拳循气机（图 4-9-2-15）

双手自坐式起势起，握拳上收于两腰际，手臂紧贴躯干，身体保持正直，先向身体左前方出右拳，同时目视右拳；手臂保持伸直，顺时针方向于身前划

圈后收回至右腰际，保持缓慢深呼吸；后向身体右前方出左拳，以逆时针方向划圈后收回左腰际。

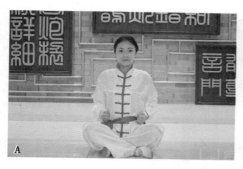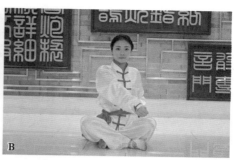

图 4-9-2-15　左右划拳循气机

A. 坐式，双手握拳上收于两腰际　B. 向左前方出右拳，目视右拳，顺时针划圈后收回右腰际，反方向亦然

坐式第八式：雄鹰展翅定心神（图 4-9-2-16）

自坐式起势起，上体缓慢向前屈，保持上体前屈状态约一息时间，然后抬头目视前方，双掌自双肋旁向身后外展上举，呈雄鹰展翅状，停留 3～5s，保持缓慢深呼吸，后双臂内收自然垂于双膝，上体复位至坐位起势，动作宜缓，幅度以无不适为度。

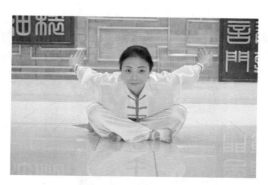

图 4-9-2-16　雄鹰展翅定心神

出院后的患者，可根据自身情况，选择卧式、坐式与立式八段锦相结合的方法，亦可单独进行八段锦序贯疗法立式八段锦，促进后期身体康复及日常中医养生保健。

立式八段锦

立式第一式：两手托天理三焦（图 4-9-2-17）

双臂徐徐上举，至头前时，翻掌向上，肘关节伸直，头往后仰，两眼看手背，两腿伸直，两臂放下，使呼气吸气均匀，最后十指松开，两臂由身前移动垂于两侧，以作收势。

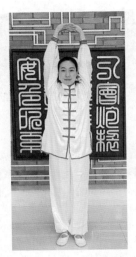

图 4-9-2-17　两手托天理三焦

立式第二式：左右开弓似射雕（图 4-9-2-18）

两手上抬于胸前交叉，出左脚，双脚与肩齐宽，左手向左侧平伸，同时右手向右侧猛拉，肘屈与肩平，眼看左示指，同时扩胸吸气，模仿拉弓射箭姿势。右手外展后两手从身体下部收屈于胸前，成复原姿势，但左右手指伸展相反，同时呼气。如此左右手轮流进行开弓，最后还原收势。

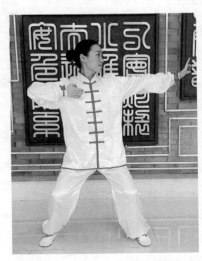

图 4-9-2-18　左右开弓似射雕

立式第三式：调理脾胃须单举（图4-9-2-19）

左手翻掌上举，五指并拢，掌心向上，指尖向内，同时右手下按，掌心向下，指尖向前。如此左右手轮流进行，呼吸保持均匀，一息一动。

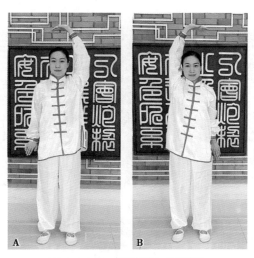

图4-9-2-19　调理脾胃须单举

A. 左手翻掌上举，掌心向上，指尖向内，右手下按，掌心向下，指尖向前

B. 右手翻掌上举，掌心向上，指尖向内，左手下按，掌心向下，指尖向前

立式第四式：五劳七伤往后瞧（图4-9-2-20）

身体保持正直，双臂外展后伸，掌心向前，头往后瞧，左右反复，呼吸保持均匀，一息一动。

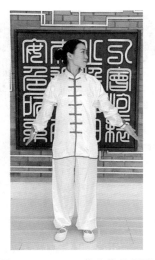

图4-9-2-20　五劳七伤往后瞧

立式第五式：摇头摆尾去心火（图4-9-2-21）

两腿分开，呈马步，双手置于双腿，上体及头前俯深屈，随即在左前方尽量做弧形旋转，同时臀部向右摆，左膝伸直，右膝屈曲。再从右向左做重复动作，最后回到直立收势。

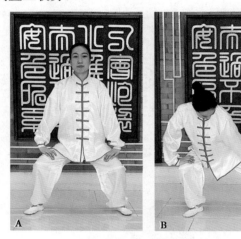

图4-9-2-21　摇头摆尾去心火
A．两腿分开，呈马步，双手置于双腿　　B．上体及头前俯深屈在
左前方做弧形旋转，臀部右摆，反方向亦然

第六式：两手攀足固肾腰（图4-9-2-22）

两掌指尖向前，两臂向前、向上举起；再两臂屈肘，两掌下按于胸前，掌心向下；两臂外旋掌心向上，两掌掌指随腋下后擦。两掌心向内，沿脊柱两侧向

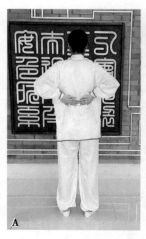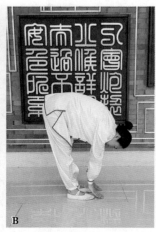

图4-9-2-22　两手攀足固肾腰
A．两掌心向内，沿脊柱两侧向下摩运至臀部　　B．经脚两侧置于脚面，两掌沿地面前伸

下摩运至臀部。随之上体前俯,沿腿后向下摩运,经脚两侧置于脚面,两掌沿地面前伸,随之用手臂带动上体立起。

第七式:攒拳怒目增气力(图4-9-2-23)

左拳向前猛冲击,拳与肩平,拳心向下,两眼睁大,向前虎视;左拳收回至腰旁,同时右拳向前猛冲,拳与肩平,拳心向下,两眼睁大,向前虎视,右拳收回至腰旁。最后两手下垂,身体直立。

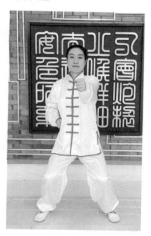

图4-9-2-23 攒拳怒目增气力

第八式:背后七颠百病消(图4-9-2-24)

脚跟尽量上提,头向上顶,同时吸气。脚跟放下着地且有弹跳感,同时呼气。最后恢复预备姿势而收势。

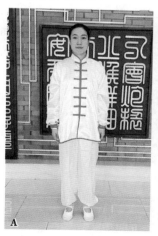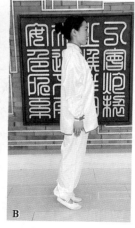

图4-9-2-24 背后七颠百病消
A. 脚跟尽量上提,头向上顶,同时吸气 B. 脚跟放下着地且有弹跳感,同时呼气

(四) 注意事项

1. 频次　①病情需卧床阶段,在携带生命监测仪器的基础上,医护人员协助进行卧式八段锦训练。卧式八段锦动作主要以锻炼手部及腰腿部力量为主,动作的幅度及力量以患者自身舒适及安全为度,每日1~2次,每个动作4~8遍,若患者不适,立即停止运动。②患者可床上坐起时,予坐式八段锦。坐式八段锦动作需盘腿而坐,故对于部分下肢无法盘坐的患者可选择以坐位进行,每日1~2次,每个动作4~8遍。③患者可下床及出院后,可根据自身情况进行评估,予立式八段锦训练,立式八段锦动作需站立,如下肢力量不足的患者则避免进行,老年人需有陪同,对过程加以注意,防止跌倒意外发生。每日1~2次,每个动作4~8遍。切记勿饱餐后进行。

2. 运动量　在院期间,医护人员对患者各系统进行安全性评估后方可进行锻炼。锻炼过程中,监测患者生命体征并根据主诉,及时调整动作幅度及运动量。出院后居家患者,根据运动前后的身体感觉来确定运动量,患者可监测脉搏及呼吸变化,在训练前、中、后进行监测,脉搏在活动前后,一般增加或减少15~20次/min,属正常范围。另外,患者可根据自身感觉,增加或减小动作幅度。如果运动后脉搏稳定、血压正常、食欲及睡眠良好,练习后次日身体无不良反应,表明运动量适宜;如果运动后身体明显疲劳,脉搏长时间得不到恢复,食欲不振、睡眠不佳,表明运动量过大,应及时进行调整。

3. 适应人群　①八段锦序贯疗法——卧式八段锦:适合卧床阶段,无法坐起时。②八段锦序贯疗法——坐式八段锦:无法下床活动,但可床上坐起,或下肢肢体行动不便者。③八段锦序贯疗法——立式八段锦:适合出院后及可下床活动者的序贯康复治疗。由于八段锦序贯疗法动作柔和,简单易记,为递进式的动作练习,亦适合男女老少平日进行锻炼,增强体质,预防疾病。

4. 相对禁忌人群　疾病危重、病情不稳定者;严重心、肺功能障碍者;孕妇或哺乳期妇女。

三、肺功能训练操(呼吸操)

(一) 简介

呼吸操通过改善呼吸运动方式,增强膈肌、腹肌的活动,呼气时配合缩唇呼吸,使呼气延长,增加呼吸量,促进肺部残气排出,改善通气功能,有效促进血液循环及组织换气,促进痰液排出,减轻呼吸困难,增强呼吸肌的肌力和耐力,调节人体五脏六腑,达到强身健体之目的。

（二）养生功效

1. 促进肺气肃降、气血运行、降气平喘　肝主升发，肺主肃降，肝升肺降，气机调畅，气血流行，脏腑安和。呼吸操可使肺气肃降，促进气血运行，达到降气平喘之功效。

2. 健脾益肺　脾主运化，为气血生化之源；肺司呼吸，主一身之气。肺气的盛衰在很大程度上取决于脾气的强弱，故有"肺为主气之枢，脾为生气之源"之说。肺司呼吸和脾主运化功能是否健旺与气之盛衰有密切关系，而呼吸操可促进全身气血运行，达到健脾益肺的功效。

3. 补肾固本　肺属金，肾属水，金生水，故肺肾关系称之为金水相生，又名肺肾相生。《黄帝内经》认为肾为"藏精之所，主骨生髓"，意即为生命的发动机，故古代医家又称肾为"先天之本"。因肺肾相生的关系，呼吸操在降气平喘、改善肺功能同时也起到了补肾固本的作用。

4. 抵御外邪　肺主皮毛，"皮毛"为一身之表，有分泌汗液、润泽皮肤、抵御外邪等功能。皮毛的这些功能是卫气的作用，而卫气之所以能发挥这些作用，主要依靠肺气宣发的力量。呼吸操可以宣发肺气，增强机体抵御外邪的能力。

5. 调畅气机、促进排便　肺与大肠相表里，肺气清肃下行，气机调畅，可促进大肠传导下行，促进排便。呼吸操可以促进肺气肃降，使大肠传导如常。

（三）动作要领

第一式：松弛训练（图4-9-3-1）

先正常呼吸，调整好呼吸后，鼻子深吸一口气，同时握紧拳头，默数"1、2"；再用嘴巴哈气放松，同时放松拳头，默数"1、2、3、4"。

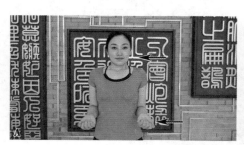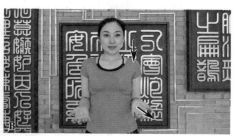

图4-9-3-1　松弛训练

A. 鼻子深吸，握紧拳头　B. 嘴巴哈气，放松拳头

第二式：腹式缩唇呼吸训练（图4-9-3-2）

先正常呼吸，调整好呼吸后，鼻子深吸一口气，深吸气时腹部鼓起，再缩唇缓慢呼气，呼气时将口形缩成口哨状，腹部收紧。吸气与呼气时间比为1∶2～3。

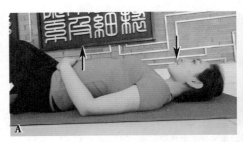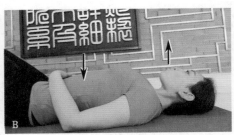

图 4-9-3-2　腹式缩唇呼吸训练
A. 鼻子深吸，腹部鼓起　B. 缩唇呼气，腹部收紧

第三式：抗阻呼吸肌力训练（图 4-9-3-3）

先正常呼吸，调整好呼吸后，鼻子深吸一口气，再用力缓慢呼气，呼气时间尽可能长。呼吸肌可以依靠一些辅助器材来训练（如：水瓶与吸管、气球、

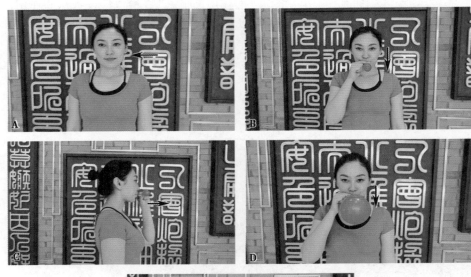
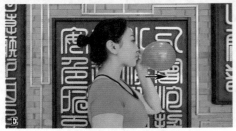

图 4-9-3-3　抗阻呼吸肌力训练
A. 鼻子深吸　B. 缓慢呼气　C. 缓慢呼气　D. 缓慢呼气　E. 缓慢呼气

三球呼吸训练器、升降呼吸训练器），这些器材提供一些适当的阻抗，就好比一般训练手臂肌肉的哑铃。

第四式：主动循环呼吸训练（图 4-9-3-4）

1. 呼吸控制　先正常呼吸，调整好呼吸后，按自身的速度和深度进行潮式呼吸（即深吸和深呼）2～3 次，放松上胸部和肩部。

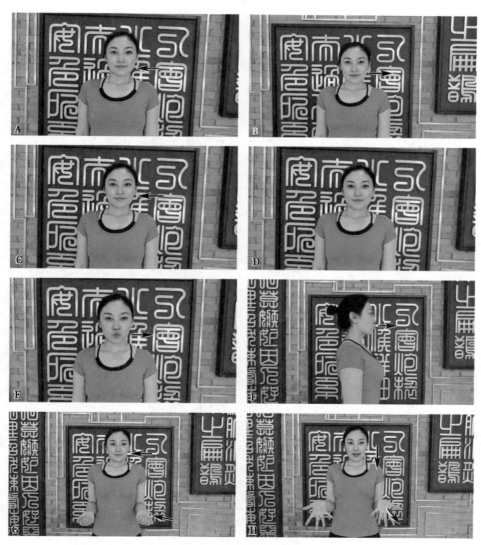

图 4-9-3-4　主动循环呼吸训练

A. 鼻子深吸　B. 鼻子深呼　C. 鼻子深吸　D. 憋气　E. 缩唇呼气　F. 缩唇呼气　G. 鼻子深吸，握紧拳头　H. 用力哈气，用力松拳

2. 胸廓扩张运动　鼻子深吸一口气，在吸气末憋气 3s，再缩唇慢慢呼气，吸气与呼气时间比 1∶2～3。

3. 用力呼气技术　鼻子深吸一口气，同时握紧拳头，默数"1、2"；再用嘴巴用力哈气，同时默数"1、2、3、4"，使气体经过气道，刺激气管而引发咳嗽，利用哈气使痰液咳出。

第五式：有效咳嗽咳痰训练（图 4-9-3-5）

先正常呼吸，调整好呼吸后，鼻子深吸一口气，把空气吸到支气管内有痰部分的更深处，稍屏气，身体前倾，然后从容而有力地咳嗽 2～3 次，使黏痰脱落咳出。

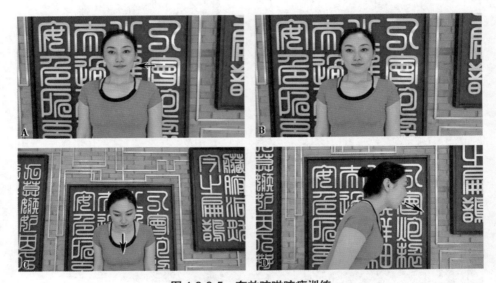

图 4-9-3-5　有效咳嗽咳痰训练
A. 鼻子深吸　B. 屏气　C. 身体前倾，用力咳嗽　D. 身体前倾，用力咳嗽

第六式：指压天突穴（图 4-9-3-6）

先正常呼吸，调整好呼吸后，鼻子深吸一口气，在吸气末用拇指用力按压天突穴（即胸骨上窝处）以刺激咳嗽，然后从容而有力地咳嗽 2～3 次。

（四）注意事项

1. 训练时间及环境　训练环境以安静、安全为原则，可在晨起、午睡后进行训练，避免饱餐后练习。

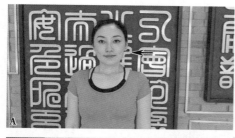
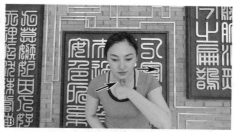
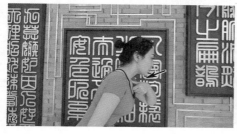
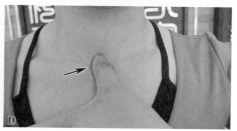

图 4-9-3-6　指压天突穴

A. 鼻子深吸　B. 身体前倾, 指压天突穴　C. 身体前倾, 指压天突穴　D. 指压天突穴

2. 衣着体位　穿宽松的衣物, 采取舒适放松的体位, 训练初期可选半坐卧位或卧位, 利于腹部放松, 从而感受腹部起伏; 熟练后可选坐位或站位, 训练时避免情绪紧张。

3. 训练频次及强度　每天练习 3~5 次, 每次 10~15min, 以稍感疲劳为度; 练习过程中如有唾液溢出, 可徐徐下咽。练习时如有胸闷、气促、心慌、虚汗、头晕等症状, 应停止训练, 稍作休息, 待症状缓解。训练一般持续 4 周左右可以看到效果, 持之以恒是重中之重。

4. 适用人群

（1）慢性阻塞性肺疾病稳定期, 慢性支气管炎和肺气肿。

（2）慢性限制性肺疾病, 包括胸膜炎后和胸部手术后。

（3）慢性肺实质疾病, 包括肺结核、肺尘埃沉着病等。

（4）哮喘及其他慢性呼吸系统疾病伴呼吸功能障碍。

（5）广大群众均适用, 如老年人、运动员等。

5. 慎用人群

（1）肺大疱、气胸患者应在医护人员的指导下练习抗阻呼吸肌力训练。

（2）咳血患者应在医护人员的指导下进行主动循环呼吸训练、有效咳嗽咳痰训练及指压天突穴。

四、六字诀健身气功

（一）简介

六字诀是一种以呼吸吐纳为主要手段的健身气功，其特点是通过读音口型来调整与控制体内气息的升降出入，形成分别与人体肝、心、脾、肺、肾、三焦相应的"嘘、呵、呼、呬、吹、嘻"六种特定的吐气发声方法，进而达到调节脏腑气机平衡的作用，可用于治疗脏腑功能失调的病证。

（二）养生功效

1. 嘘字功平肝气　中医认为，"嘘"字诀与肝相应，肝属木，木旺于春，开窍于目。口吐"嘘"字具有泄出肝之浊气，调节肝脏功能的作用。嘘字功可以治疗目疾、肝大、胸胁胀闷、食欲不振、两目干涩、头目眩晕等症。

2. 呵字功补心气　木能生火，心属火，应时于夏，在窍为舌。夏日炎热，心火上炎，咽喉肿痛，口舌生疮，出气灼热、心烦不安等症时有发生。"呵"字诀与心相应，口吐"呵"字具有泄出心之浊气，调节心脏功能的作用。呵字功可治疗心悸、心绞痛、失眠、健忘、盗汗、口舌糜烂等心经疾病。

3. 呼字功培脾气　脾（胃）属土，应时于四季之末十八天内，开窍于口。"呼"字诀与脾脏相应，口吐"呼"字具有泄出脾脏之浊气，调节脾胃功能的作用。呼字功可治疗腹胀、腹泻、四肢疲乏、食欲不振、肌肉萎缩、皮肤水肿等脾经疾病。

4. 呬字功补肺气　土能生金，肺属金，应时于秋，开窍于鼻。秋天气候凉爽，但是还有炎夏蒸热之余威，显得干燥。口吐"呬"字有疏通太阴经脉、调和全身气机的作用。呬字功可治疗肺经郁热，风热感冒、气短、肺胀等疾病。

5. 吹字功补肾气　肾为先天之本，各种病都离不开肾，肾精充足，各脏器得到肾阳的温煦而使身体恢复健康。"吹"字诀与肾相应，可强腰补肾，泄肾脏之浊气。吹字功可治疗腰膝酸软、盗汗遗精、阳痿、早泄、子宫虚寒等肾经疾病。

6. 嘻字功理三焦　三焦主相火，其根在命门，与各脏腑经络的关系极其密切，是全身通调气机的道路。五脏六腑功能的调节完全靠气的运行；而气的运行主要靠三焦。所以练"嘻"字诀是为了理三焦气。嘻字功可治疗由三焦不畅而引起的眩晕、耳鸣、喉痛、胸腹胀闷、小便不利等疾病。

（三）动作要领

预备起势（图 4-9-4-1）

两脚平行站立，与肩同宽，两膝微曲，头正颈直，吸气，两臂从体侧徐徐抬起。呼气，两手如按球状，由胸前徐徐下落至腹前。

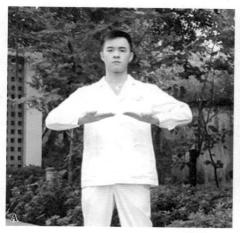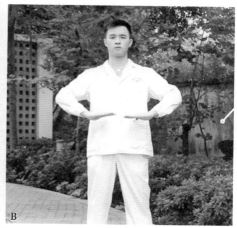

图 4-9-4-1　预备起势

A. 吸气,两臂从体侧徐徐抬起　B. 呼气,两手如按球状,由胸前徐徐下落至腹前

第一式:嘘字诀(图 4-9-4-2)

接预备式,双手由带脉穴起,手背相对向上提,经章门、期门上升入肺经之中府、云门,两臂如鸟张翼,手心向上,向左右展开时口吐"嘘",两眼反观内照(垂眼帘,尽量往下看),随呼气之势尽力瞪圆。

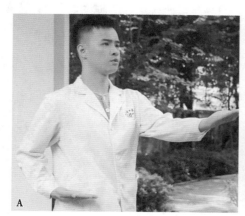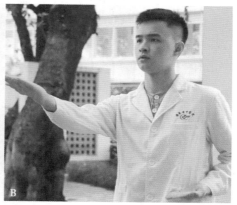

图 4-9-4-2　嘘字诀

A. 手心向上,向左展开时口吐"嘘"　B. 手心向上,向右展开时口吐"嘘"

第二式:呵字诀(图 4-9-4-3)

接预备式,双手掌心向内,自冲门处,循脾经上提,至胸部膻中,向外横掌,掌心向上,托至眼部。呼气尽吸气时,翻转手心向下,经面前,胸腹前,外拨下按时口吐"呵"。

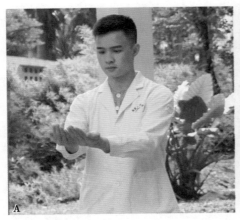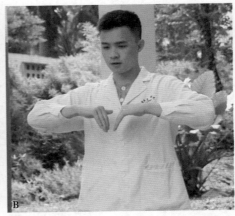

图 4-9-4-3 呵字诀

A. 向外横掌,掌心向上,托至眼部　　B. 胸腹前,外拨下按时口吐"呵"

第三式:呼字诀(图 4-9-4-4)

接预备式,双手由冲门起,向上提,至章门翻转手心向上,左手外旋上托至头顶,右手内旋下按至冲门,呼气尽吸气时,左臂内旋变为掌心向里,从面前下落,同时右臂回旋变掌心向里上穿,口吐"呼",两手在胸前相叠下垂。

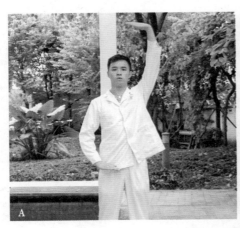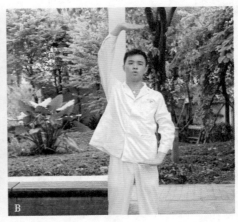

图 4-9-4-4 呼字诀

A. 左手外旋上托至头顶,右手内旋下按至冲门,口吐"呼"　　B. 右手外旋上托至头顶,左手内旋下按至冲门,口吐"呼"

第四式:呬字诀(图 4-9-4-5)

接预备式,两手由急脉起向上提,抬至膻中时,内旋翻转手心向外成立掌,左右展臂宽胸椎如鸟张翼,开始呼气"呬",呼气尽,随吸气之势两臂自然下落。

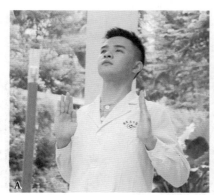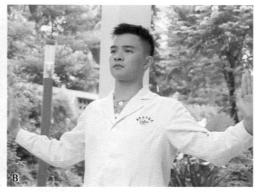

图 4-9-4-5　呬字诀

A. 抬至膻中时,内旋翻转手心向外成立掌　B. 左右展臂宽胸椎如鸟张翼,开始呼气"呬"

第五式:吹字诀(图 4-9-4-6)

接预备式,吸气自然,呼气读"吹",两臂从体侧提起,两手绕长强、肾俞向前弧并经体前抬至锁骨俞府处,两臂撑圆如抱球,两手指尖相对。身体下蹲,两臂随之下落,吹字尽时,两手落于膝盖上部。随吸气之势慢慢站起,两臂自然下落垂于身体两侧。

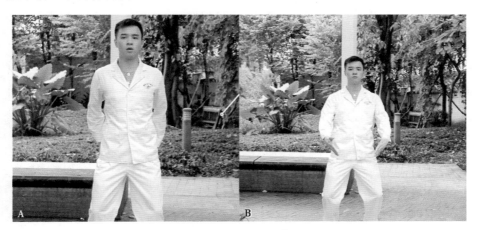

图 4-9-4-6　吹字诀

A. 两臂从体侧提起,两手绕长强、肾俞向前画弧　B. 经体前招至锁骨俞府处,两臂撑圆如抱球,两手指尖相对

第六式:嘻字诀(图 4-9-4-7)

接预备式,两手由体侧耻骨处抬起,过腹至膻中,翻转手心向上,指尖相对,口吐"嘻",吸气时,两臂内旋,两手五指分开由头部循胆经路线向下,拇指经过风池,其余四指过侧面部。

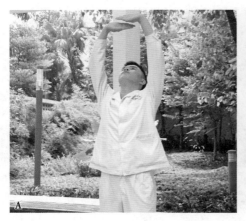 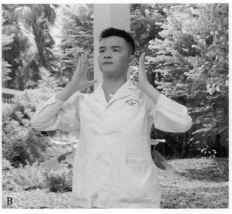

图 4-9-4-7　嘻字诀

A. 两手由体侧耻骨处抬起，过腹至膻中，翻转手心向上，指尖相对，口吐"嘻"　B. 两臂内旋，两手五指分开由头部循胆经路线向下，拇指经过风池，其余四指过侧面部

（四）注意事项

1. 训练时间及环境　训练宜于空气清新、环境幽静之处，保持身心放松，思想安静，专心练功，可早、晚练习。

2. 衣着体位　衣着宽松，除去装饰，以利于完成动作和促进体内气血流通。练功时宜穿平底布鞋或运动鞋，因为站式要求全脚掌着地，这样有利于保持全身的平衡和膝部的弯曲。

3. 训练频次及强度　六字诀的锻炼应注意发音、口型、动作及经络走向四个方面。它们与三调操作的关系是：发音与口型属调息，动作是调身，关注经络走向属调心。每个字读 6 次后需调息 1 次，配合呼吸，早、晚各练 3 遍。

4. 适用人群

（1）慢性阻塞性肺疾病稳定期，慢性支气管炎和肺气肿。

（2）慢性限制性肺疾病，包括胸膜炎后和胸部手术后。

（3）慢性肺实质疾病，包括肺结核、肺尘埃沉着病等。

（4）哮喘及其他慢性呼吸系统疾病伴呼吸功能障碍。

（5）广大群众均适用，如老年人、运动员等。

5. 慎用人群　饱食饥饿、疲倦劳累之时，或患有严重心脏病、急性传染性疾病和精神病的人，暂时不宜习练六字诀。

附录

新型冠状病毒肺炎常用中医特色护理技术操作视频

耳穴贴压

穴位贴敷

头部穴位按摩

腹部穴位按摩

经穴推拿技术

刮痧技术

铜砭刮痧技术

火龙罐技术

皮内针技术

中药沐足

中药热熨

经典运气八段锦

八段锦序贯养生操

肺功能训练操

六字诀

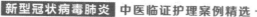
新型冠状病毒肺炎患者中医护理总结体会

庚子鼠年的春节，一场突如其来的疫情牵动着华夏儿女的心。自疫情发生以来，党中央高度重视，习近平总书记亲自指挥、亲自部署，多次召开会议、听取汇报、作出重要指示，要求各级党委和政府及有关部门制定周密方案，组织各方力量开展防控。疫情暴发后，国家卫生健康委员会、国家中医药管理局立即组织中医专家深入临床一线。

为进一步指导全国科学规范做好新型冠状病毒感染的肺炎病例诊断和医疗救治工作，积极发挥中医药对于新型冠状病毒防治的独特优势，促进医疗救治取得良好效果，国家卫生健康委员会和国家中医药管理局组织专家对诊疗方案进行修订，接连发布了《新型冠状病毒感染的肺炎诊疗方案》，中医药覆盖了新型冠状病毒肺炎治疗的全流程。

中央指导组成员、国家卫生健康委党组成员、国家中医药管理局党组书记、副局长余艳红指出，中医药防治传染病，注重增强人体自身抵抗力和修复能力，注重维护整体平衡，这使得中医药在应对那些病因不明确、缺乏疫苗和特效药物的传染病时，有自己的用武之地，提供了不一样的防治策略。中医药在疫情暴发时，通过症状收集和临床分析，即可确定中医治疗方案，迅速用于临床救治，具有快速反应、迅速应对等优势。在这一次新型冠状病毒肺炎疫情中，中医药的及早使用、快速改善症状，增强了患者战胜疾病的信心和勇气。实践证明，中医药治疗新型冠状病毒肺炎效果明确。

国家中医药管理局医疗救治专家组组长、中国科学院院士、中国中医科学院首席研究员仝小林表示，中医一大特色是通过益气健脾、益气养阴、化痰通络的一些方法，包括非药物疗法，比如火罐、针灸、刮痧、食疗、心理治疗等帮助患者恢复。中国工程院院士、中国中医科学院院长黄璐琦指出，"中西医结合的平均住院时间明显比纯西医治疗时间短"，肯定了中医药的作用。

自2020年1月24日开始，在国家支援湖北第二支中医医疗队队长、广东省中医院张忠德副院长的带领下，我院88名医务工作者先后奔赴湖北省武汉市、荆州市投身抗疫一线。为规范中医护理行为，掌握辨证施护要点，提高中医护理效果，在广东省中医院梳理制定的《新型冠状病毒肺炎中医护理方案》的指导下，54名护理工作者，积极运用中医护理措施，为荆楚大地的新型冠状病毒肺炎患者们送去了中医"法宝"，缓解了患者们的多种不适症状，取得了良好的临床效果。

常言道"三分治疗，七分护理"，在新型冠状病毒肺炎重症患者的治疗中，护理工作尤为关键。中医护理人不仅要料理患者细碎的日常需求，还要使用中医护理措施帮助患者缓解身心的不适，更重要的是，他们始终用爱心和无微不至的关怀陪伴着患者共渡难关。

护士们依据医生的辨证分型辨证施护，为患者制定个性化的护理方案。身穿厚重的防护服的他们，不停穿梭在病房，陪伴在患者身边，纵然汗水浸透了衣服，模糊了双眼，也丝毫没有影响他们对患者无微不至的关心。

针对新型冠状病毒肺炎患者大多出现乏力、胸闷、咳嗽、失眠、焦虑等症状的情况，护士将刮痧、穴位敷贴、耳穴贴压等中医特色护理技术引进隔离病房。对发热的患者运用刮痧帮助退热；针对干咳的患者运用穴位敷贴、耳穴贴压以平喘止咳；针对乏力的患者，指导患者练习八段锦以改善身心状况；针对失眠、焦虑的患者采用耳穴贴压配合中医情志护理缓解焦虑情绪，提高睡眠质量……在中医护理措施的帮助下，不适症状改善效果明显，得到患者的高度认可，很多患者俨然成了中医迷，连声夸赞祖国医学的博大精深，在隔离病房形成了信中医、爱中医、用中医的浓厚文化氛围。

截至3月11日，广东省中医院护理骨干在援鄂期间开展的部分中医特色疗法治疗人次总计：穴位敷贴538人次、耳穴贴压240人次、火龙罐30人次、刮痧25人次、开天门20人次，八段锦、下肢体功能锻炼、腹部/穴位按摩指导各580人次。这些独具特色的中医护理措施，不仅真正改善了患者的症状，预防了并发症的发生，也拉近了护患关系，让患者真正感觉到"隔离病毒不隔心"。

武汉的樱花已经开放了，她告诉我们，冬天已过去，春天来了。相信在党中央的正确领导下，在全国人民的共同配合下，在全体医护人员的奋勇冲锋下，战胜新型冠状病毒肺炎的那一天必然不会遥远！

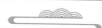

参 考 文 献

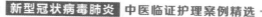

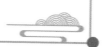

[1] 王玉光，齐文升，马家驹，等. 新型冠状病毒肺炎中医临床特征与辨证治疗初探［J］. 中医杂志，2020，61（4）：281-285.

[2] 苗青，丛晓东，王冰，等. 新型冠状病毒感染的肺炎的中医认识与思考［J］. 中医杂志，2020，61（4）：286-288.

[3] 张伯礼. 新型冠状病毒肺炎中医诊疗手册［M］. 北京：中国中医药出版社，2020.

[4] Huang C，Wang Y，Li X，et al. Clinical features of patients infected with 2019 novel coronavirus in Wuhan，China［J］. Lancet，2020，395（10223）：497-506.

[5] 李春深. 黄帝内经［M］. 天津：天津科学技术出版社，2017.

[6] 周鸿飞，叶磊，张庆凯. 伤寒论；注解伤寒论［M］. 郑州：河南科学技术出版社，2017.

[7] 吴正耀. 中国传统体育养生的哲学基础及其独特的风格［J］. 体育科学研究，2001，5（1）：19-22.

[8] 施仁潮. 中华气功导引养生宝典［M］. 上海：上海科学技术文献出版社，1998.

[9] 马凤阁，卓大宏. 中国古代健身法八段锦［M］. 北京：人民体育出版社，1957.

[10] 李高中. 峨眉真功夫［M］. 成都：四川科学技术出版社，1985.

[11] 杨利. 邓铁涛教授"冠心三论"［J］. 湖南中医药导报，2004，10（6）：8-10.

[12] 于涛，曹洪欣. 胸痹（冠心病）证候演变规律的临床研究［J］. 中医药信息，2004，21（3）：44-45.

[13] 窦思东. 六字诀［J］. 现代养生，2013，11：13-18.